王 琪

孕前准备专家指导

北京妇产医院及妇幼保健院围生医学科主任医师
中国生殖健康网嘉宾 ｜ 王 琪 ◎编著

U0225685

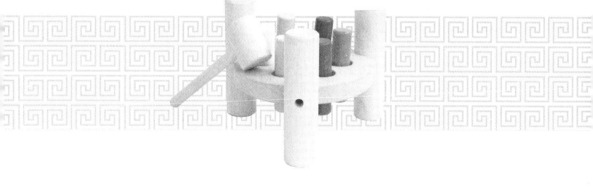

中国妇女出版社

图书在版编目（CIP）数据

王琪孕前准备专家指导/王琪编著. —北京：中
国妇女出版社，2015.2
ISBN 978 - 7- 5127- 1021- 4

Ⅰ.①王… Ⅱ.①王… Ⅲ.①优生优育—基本知识
Ⅳ.①R169.1

中国版本图书馆 CIP 数据核字（2014）第 298332 号

王琪孕前准备专家指导

作　　者：王　琪　编著
责任编辑：李　里
封面设计：尚世视觉
责任印制：王卫东
出版发行：中国妇女出版社
地　　址：北京东城区史家胡同甲 24 号　　邮政编码：100010
电　　话：(010) 65133160（发行部）　　65133161（邮购）
网　　址：www. womenbooks. com. cn
经　　销：各地新华书店
印　　刷：北京联兴华印刷厂
开　　本：170×240　1/16
印　　张：20
字　　数：260 千字
版　　次：2015 年 2 月第 1 版
印　　次：2015 年 2 月第 1 次
书　　号：ISBN 978 - 7- 5127- 1021- 4
定　　价：39. 80 元

序

生育一个健康、聪明的孩子，是所有年轻父母的共同心愿，也是国家、民族的希望所在。

自古以来，孕育本应是人类一个很简单的繁衍子孙的事情，只要遵从自然的原则，在夫妻双方身心状态良好的情况下自然受孕，就能够顺利得到一个健康、聪明的小宝宝。但是现在随着人们生存环境和生活方式的改变，以及工作压力的增加和生活节奏的加快，对于很多都市年轻人来说，孕育似乎成为一件比较困难的事情，不孕不育、难孕难育现象逐年增加，给很多家庭造成难言之隐，有的甚至影响到婚姻的存续。

在此情况下，了解和掌握一些必要的孕育知识很有必要了。

实际上，只要对孕育有一个科学而又清晰的认识，并掌握一些科学的孕育方法，再加上夫妻共同养成良好的生活方式，在天时、地利、人和的情况下，就能孕育出一个优质、健康的宝宝。

本书以孕前6个月、孕前6个月、孕前5个月、孕前4个月、孕前3个月、孕前2个月、孕前1个月以及怀孕第1个月为时间线索，以通俗易懂、生动平实的文字，详细介绍了孕育前进行身体检查的必要性、怎样排除影响孕育的疾病、有利于孕育的生活环境和作息习惯、孕育前运动的要点与方法、孕育前如何做好身体排毒、孕育前的营养补充、孕育前的心理和物质准备以及最佳的孕育方法等内容，从心理、生理、营养、医学等方面详细介绍了备孕备育知识和方法，为广大育龄夫妻进行专业化、全方位的指导。

希望本书能够带给育龄夫妻切实可行的方法，祝育龄夫妻做好孕育前的准备，孕育出一个健康、聪明的小宝宝。

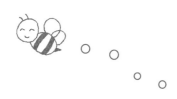

目 录

第三章　孕前6个月：精心准备，成功启动孕计划·89

第四章　孕前 5 个月：调整身体状态，修炼最佳孕力·123

第五章 孕前 4 个月：建立最适合怀孕的生活方法·165

第六章　孕前3个月：储备营养，进入备孕关键期·201

第七章　孕前 2 个月：怀孕倒计时，夫妻齐努力·239

第八章 孕前1个月：放松心情，随时迎接宝宝的到来·267

第九章　孕1月：怀孕进行时·285

第一章

孕前 1 年：孕前必修课

——优生优育知识全攻略

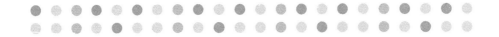

001 优生优育应从孕前准备开始

凡事预则立，不预则废。优生优育也需要预先做准备。夫妻提前了解一些孕育知识，对于优生受孕、避免遗传病的发生很有必要。就像栽树、种花、种庄稼之前，先要施基肥、翻整耕地、选种一样，夫妻双方在孕育前也需要调整好生理、心理状态，以迎接优良"种子"，为孕育合格优良的胎儿而努力。

①**慎饮食、调起居，养成良好的生活习惯**。在孕前 3 个月，要注意饮食多样化，加强营养，养精蓄锐，为夫妻双方备好良好的精子和卵子创造有利的物质条件；尽量不熬夜，早睡早起；根据自己的喜好，因地制宜地进行必要的体育锻炼，如晨起慢跑、打羽毛球、晚间散步，以增强体质，保持良好的身体状态。

②**夫妻体贴恩爱**。夫妻间经常加强感情交流，能使爱情不断深化，使妻子有一种幸福感、安全感和归属感，这对稳定妻子的情绪，培养良好的心境是十分有益的；和谐美满的性生活，使得妻子的情绪始终处于愉悦状态，有利于妻子排出高质量的卵子。

③**预先测定排卵期**。预先每日测定基础体温，必要时配合 B 超测定排卵日期，以此来安排夫妻性生活，以保证在排卵期有效地受孕。当然测定好排卵期并不是马上就一定要怀孕，掌握排卵的规律，对以后安排夫妻性生活，获得性快感都会带来相当的益处。

④**重视提高性生活的质量**。排卵期前，应有计划地减少性交次数，以保证精子的数量和质量，在排卵期前再尽量争取性生活时双方有个好心情，并全身心地投入，使女方能更顺利地达到性高潮，以促使子宫收缩上提，阴道后穹形成较大的精液池，使宫颈口与精液池有更多的接触，有更多的、优质的精子游向子宫、游向输卵管。

⑤**避免不良干扰因素的伤害**。卵子在从初级卵细胞到成熟卵子时的 14 天内最易受药物等因素的影响，所以，女方在怀孕前 20 天内不宜服用一般药物，不宜大量饮酒，也不宜接受 X 线检查及有毒化学品等不良因素的刺激。由于内服避孕药

物的排泄速度较为缓慢，采用避孕药避孕或夫妻一方因病长期服药的女性应在孕前6个月时开始停药。特别是那些在有毒化学品等重度污染环境下工作的男女应提前离开这样的环境，以免对精子、卵子造成伤害。

⑥**保证身体状况良好**。如果刚经历过流产或早产，则应一年后再怀孕，以便使子宫有一个休养生息的机会。如果原来使用节育环避孕，则应于怀孕前3个月取环，使子宫黏膜得到恢复，以便更好地担负起孕育胚胎的责任。

⑦**学习相关知识**。夫妻有意识地学习相关的性知识、孕育知识和胎教知识，不要轻信社会流传的种种旧观念和孕育谬论，要相信科学，向有经验者请教。

002 计划要孩子前要有心理准备

大量的研究表明，有心理准备的孕妇与没有心理准备的孕妇相比，前者的孕期生活要更顺利和从容，胎宝宝能在母体内更健康地成长。女性必须懂得，从怀孕的那天起就意味着责任也随之而来，宝宝未来的养育和成长从现在开始将由自己来承担。孕育宝宝是夫妻双方的共同责任，因此，在决定孕育宝宝之前夫妻俩要做好以下心理准备：

①掌握孕育和一些关于妊娠、分娩和胎宝宝生长发育的知识，了解如何才能怀孕及妊娠过程中会出现什么特殊生理现象，如早孕反应、胎动、妊娠水肿、腰腿痛等。当出现这些生理现象时，能够正确地对待，避免不必要的紧张和恐慌。

②树立"生男生女都一样"的新观念，解除孕妇的后顾之忧。如果孕妇总是为宝宝的性别担心，就会加重心理负担，这不利于优生。

③保持乐观稳定的情绪状态，不要把生产想得那么可怕。在怀孕的过程中，孕妇要尽量放松自己的心情，及时调节和转移不良情绪，调节的方式有夫妻谈心、给胎宝宝唱歌、共同欣赏音乐等。

④心理上要重视产前检查，接受医生指导。产前检查有利于对妊娠情况、循序的掌握，发现新的问题可及时得到解决，这是优生的关键，也是保证母子平安的重要措施。

003 怀孕是夫妻双方的事情

　　有的丈夫认为，生孩子是女人的事情。其实，这是一个很大的误区。精子的好坏直接影响着胎儿的健康。从精子发育的周期来看，从精原细胞发育到精子需要 75~90 天的时间。因此男性保健至少要从计划妊娠前 3 个月开始，如要戒烟戒酒，远离不良环境，避免滥用药物等。同时要做一些相应的检查，如精液常规、叶酸等维生素的检测等，以便及时发现问题进行矫正，这样才能保证精子的健康。

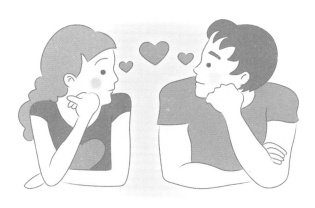

　　女性孕前保健则更为重要。作为胎儿的"载体"，孕妇的方方面面都影响着孩子的发育，孕前保健更是一个坚实的物质基础。首先要做到有计划地妊娠，避免高龄妊娠。其次，要在孕前进行充分的营养准备。身体所摄入的营养物质几乎都来自饮食，尤其是要保证孕期需要的叶酸等维生素及钙、铁等微量元素的摄入。由于每个人的膳食结构不同，对食物的烹调手法不同，身体的吸收功能也不同，即使是相同的饮食，对于不同的人来说，其摄入的营养成分也是不同的。再次是身体的准备。孕前要根据需要做一些常规的基础检查，比如血尿常规、肝肾功能、血糖、TORCH、叶酸等检测，避免在疾病的急性期、传染期妊娠，调整机体的营养状况，使之适合妊娠。最后是心理的准备。妊娠是一种正常的生理现象，孕前无须特别紧张焦虑。过于紧张焦虑容易引起不孕、妊娠后胎儿畸形或是发育迟缓。

从环境的角度说，要尽可能避免一些不利于生育的环境因素。比如计划妊娠前夫妻双方不能乱用药物；不要接受放射线的照射；不要装修住房以防止接触苯、甲醛、氨等有害物质；远离宠物，注意饮食卫生。

004 女性备孕的基本生殖条件

受孕是一个比较复杂的过程，要顺利完成这一过程，女性必须具备健康的生殖系统，这是备孕的基本条件。了解女性生殖器构造及其作用，对优生优育有很重要的意义。

■ 卵巢——存放卵子的仓库

卵巢呈椭圆形，大小如同葡萄，有 2 个，分别位于子宫两侧，与输卵管处在邻近位置。卵巢是腺体，会分泌出激素，主要是雌激素和孕激素。卵巢还存放女性的卵子，它在女性行经后开始排卵，到绝经时，卵子全部消失。卵子成熟后，会"跑"到输卵管里等待着精子的到来。

卵子的质量与女性年龄有很大关系，女性年龄增长，卵子的年龄也会增长。因此，卵子受精，在子宫里受培养和生长的能力，都会随着女性年龄的增长而大幅下降。所以说保养卵巢尤为重要，女性要保持良好的生活饮食规律，避免熬夜、过度减肥和烟酒；适量的运动也有利于保养卵巢。同时，维持和谐的性生活，也可增强生活的信心，缓解心理压力，对保持卵巢功能和内分泌均有益处。

■ 子宫——未来胎儿的栖息地

子宫的大小如同人的拳头，它位于膀胱后侧的盆腔和直肠前端。子宫在孕期可以让胎儿有一个良好的栖息地，在没有怀孕的时候，则会不停地形成或脱落其内膜。内膜也叫子宫内膜，对于受精卵的培养和成长是极为重要的。

■ 输卵管——受精卵植入子宫的通道

输卵管是一条长而歪曲的管道，位于子宫两侧，它的顶端还有着手指样的突出部分，从卵巢的表面横向伸出，它能够"拾取"卵子，"运送"精子，把受精卵"输送"到子宫腔。如果输卵管堵塞，精子和卵子就没法进入并结合。

005　保持阴道正常的细菌环境有助于受孕

很多女性并不知道，保持阴道正常的细菌环境对促进生育有着非常重要的作用。人体所有皮肤及有黏膜的地方，一般都有细菌存活在表层，阴道也不例外。阴道内有许多种的健康细菌存活，但最主要的一种细菌称为嗜酸菌。这些细菌在阴道内形成一个生态系统，健康细菌的存在能阻止不健康细菌或真菌入侵。酵母菌感染就是正常微生物平衡发生变异造成的典型后果，酵母菌很快生长，刺激阴道表皮，导致阴道发炎。嗜酸菌和其他正常细菌使阴道保持酸性，其酸性 pH 值约为 4（低于 7 的 pH 值都是酸性）。在大多数情况下，正常细菌群和酸性环境都能有效阻止其他有害生物体进入阴道或在里面过快生长。

阴道冲洗对阴道的 pH 值没有影响，或影响极小，却会打破阴道内生物体正常的平衡。对于某些女性，进行阴道冲洗会使感染阴道的细菌增生症概率增大一倍，阴道炎是阴道内异常细菌过度增长造成的一种病症。有时这种增生症会并无症状表现出来，但会增大流产、异位受孕和盆腔炎的风险，并可能导致受孕速度减缓。许多女性喜欢在月经后冲洗阴道，其实这样做没有必要，因为阴道有自洁功能。为了最大限度地提高受精可能性，最好不要人工冲洗，让阴道自行进行清洁工作。

006　如何使子宫处于最佳受孕位

在正常情况下，子宫位于骨盆中央处于前倾位，整个子宫颈与子宫好像一杆秤，支点在子宫颈，如子宫在前倾位，子宫颈向下向后，这样有利于婚配后孕卵卵子受精，早早发育成胎儿，因为夫妻同房后，由于精液积聚在阴道后穹窿，故向下的子宫颈浸泡在精液内，有利于精子向子宫腔内移动，有利于怀孕。

备孕女性要注意经期卫生和外阴卫生；婚前婚后不要频繁进行人工流产；备

孕女性性交时可抬高臀部，使女性呈头低臀高位，也便于精液积聚在阴道后穹窿，从而有利于怀孕。

女性要避免卵巢功能衰退

卵巢是女性重要的生殖器官，它所分泌的雌激素、孕激素直接或间接地支持全身多系统的生理功能。如果卵巢功能衰退，患者会出现雌激素低下的症状，不易受孕。而过早绝经，过早缺乏雌激素，还会造成骨质吸收速度过快，使骨胶原丢失增加。因此，卵巢早衰的女性更容易患骨质疏松症，髋部骨折危险性会大大增加，而且患心血管疾病的概率也会增加。一旦卵巢停止生产卵子，女性就进入绝经期，随之而来的是一系列内分泌改变。卵巢早衰意味着女性更年期的提前到来，对于那些尚未做妈妈的女性来说，可能导致不孕。因此，女性要警惕容易导致卵巢衰退的因素。

007 呵护宝宝的未来宫殿——子宫

在女人的一生中，子宫扮演着非常关键的角色，它是孕育胎儿的重要器官。可以说，子宫影响并陪伴着女性的大半生，需要极其细致的关心与呵护。

■ 呵护子宫的几个要点

避免婚外性行为：大多数婚外性生活都是在非正常情况下进行的，婚外性行为普遍属不洁性行为，女性容易被感染而患上阴道炎、子宫内膜炎、附件炎、宫颈糜烂，甚至传染上性病、艾滋病等。

避免早婚、早孕：女性真正性成熟要到18岁以后。如果子宫尚未成熟，过早受到刺激或担负孕产重任，必有后患。

不要反复流产：不要误以为人工流产是普通小手术，如果反复手术，特别是在短时期内重复进行，对子宫损害也很大。

不宜多次妊娠：每增加一次妊娠，子宫就增加一分风险。

不私自堕胎：出于各种原因，私自堕胎或找江湖医生进行手术，这样做的严重后果是子宫破损或继发感染者增多。

注意性生活卫生：性生活要避开月经期、妊娠初期和临产前期。做爱前双方要认真清洗会阴。男性有包皮过长者及时做包皮环切术，平时经常清洗包皮垢，以免病原体经阴道进入子宫，引起女性的子宫内膜炎、附件炎或因包皮垢刺激宫颈导致宫颈炎。

专家提醒

子宫的功能——为受精卵准备适于着床的空间；在胚胎、胎儿发育时，可提供保护与营养；在分娩之际能够使胎儿和胎盘娩出；通过子宫层的肌肉收缩可使胎盘脱落部位不致出血过多。

008 男性备孕的基本生殖条件

男性的生殖系统主要分内、外两大部分，睾丸、附睾、输精管、精囊和前列腺属于内生殖器，阴茎、尿道和阴囊属于外生殖器。其中内生殖器的健康是产生并排出正常精子的必要条件。

■ 睾丸——制造精子的"工厂"

睾丸位于男性的阴囊内，左、右各1个，是制造精子的地方。阴囊柔软而富有韧性，可以保护睾丸，避免睾丸受到损伤。睾丸每天可以产生上亿个精子，这些精子需要大约90天才能趋于成熟，然后储存在精囊内，等待射精的反射，然后通过输精管排出体外。

■ 附睾——精子发育、储藏的地方

睾丸生产的精子，通常要在附睾中停留 5~25 天，才逐渐成熟并获得运动和授精的能力，同时附睾还会分泌少量的液体，精子借助这种液体和附睾本身的收缩力量，才能向外输送。

■ 输精管——输送精子的管道

输精管开始于附睾的尾部，终止于前列腺部位，左、右各 1 条，每条全长为 40 厘米左右。输精管是输送精子的管道，精子通过输精管由附睾输送到前列腺、尿道的通道中。输精管还有强烈的收缩能力，在射精的瞬间，输精管的收缩能力，可以迅速把精子输送到射精管内，帮助精子进入女性体内。

■ 雄激素对生育的关键作用

雄激素促使胎儿期性器官的分化和发育，更重要的是它在男性青春期始后是性兴奋、勃起的关键因素之一。倘若因病导致雄激素缺乏时，阴茎会丧失勃起能力而出现阳痿。当补充外源性雄激素后，则可恢复勃起能力，这说明雄激素在勃起中的关键性作用。

■ 精液颜色重透露的健康信息

正常的精液呈乳白色或淡黄色。呈现淡黄色可能是因为较长时间没有射精，因而颜色稍有变化且较黏稠，属于正常现象，不必担忧。不过，如果男性生殖道有炎症时，精液也会呈黄色，在显微镜下可看到大量脓球，很可能是前列腺和精囊的化脓性感染所引起的。

如果精液呈红色或淡红色，有时还会出现棕红色或酱油色，且在显微镜下可见到大量红细胞，这是通常称的"血精"。某些男性是在某次射精后才发现精液变成粉红色，或者混有血丝的。这种症状多数由精囊炎或前列腺炎所致。这种症状并不难治疗，不必恐慌。患者一定要去正规的大医院检查，找准原因治愈后，精液的颜色就会恢复正常。有时可能根本不需治疗就可痊愈，比如夫妻分居，久未享受性生活的乐趣，相聚时往日储存在精囊中不断增多的分泌液会一泄而空，使精囊的压力一下降到最低，这可能会使毛细血管破裂出血，这种情况稍作休整便会自行愈合，不必担忧。

009 等候精子的卵子

孕育新的生命，需要男女双方共同努力，其中，女性除了承担怀孕、分娩的重任之外，最重要的就是提供形成生命的另一半——卵子。

■ 卵子的秘密一：生存密码

卵子就是女性的生殖细胞，也是人体中最大的一种细胞，承担着繁衍人类生命的使命。卵子是由通常所说的女性性腺卵巢产生的，直径约为 0.2 毫米。女孩在胚胎时期 3~6 孕周时卵巢的雏形就已形成。出生前，卵巢中已有数百万个卵母细胞形成，经过儿童期、青春期，到成年只剩 10 万多个卵母细胞了。卵母细胞包裹在原始卵泡中，在性激素的影响下，每月一般只有一个原始卵泡成熟，成熟的卵子会从卵巢排出。

一般来讲，女性一生成熟的卵子为 300~400 个，最多也不过 500 个。绝大部分的卵母细胞都自生自灭。

■ 卵子的秘密二：遇到精子

卵子一般的存活时间为 12~24 小时，但也有卵子可以存活 36 小时，这应该是比较"强壮"的卵子了。卵子在这段时间内等待着与精子相遇、结合。若卵子排出后不能与精子相遇形成受精卵，便会自然死亡。失去这次受精的机会，就要等到 1 个月后另一个卵子成熟并被排出，重复同样的过程。左、右两个卵巢通常是轮流排卵，少数情况下能同时排出两个或两个以上的卵子。如果分别与精子相结合，就会孕育出少见的双卵双胞胎和多卵多胞胎。从女人的生理规律来说，生育能力最强在 25 岁，30 岁后缓慢下降，35 岁以后迅速下降。

010 寻觅卵子的精子

精子是体内最小的细胞，作为男性的生殖细胞，也有一个漫长的形成过程。

精子的产生是由带着 46 条染色体的未分化的精原细胞转变为仅含 23 条染色体的精子的一系列过程。在整个成人生命中,睾丸恒定地提供精子,将之运输并储存在附性生殖器官中。与女性的排卵能力在女性年长后逐渐衰退不同,研究发现,男性在 80 多岁~90 多岁时还能见到正常精子的排出。这使男性具有难以置信的生殖能力。

■ 精子的秘密一:生存密码

人类成熟的精子,外形酷似一种常见的生物——蝌蚪。精子长约 60 微米,由含亲代遗传物质的头和具有运动功能的尾所组成,具体可分头、颈、中、尾四部分。早在男性胚胎发育第 24 天,就可以辨认其原始生殖细胞。到第 42 天,可产生多达 1300 个原始生殖细胞,以后变为精原细胞存在于未分化的性腺中。这些细胞在整个幼儿期保持静止,到了青春发育早期,精原细胞开始增殖,分裂成为初级精母细胞,直到青春发育期才开始减数分裂。

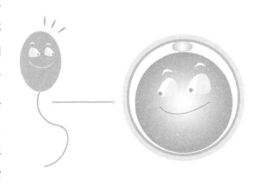

■ 精子的秘密二:运动方式

想要知道精子怎样与卵子结合,首先就要理解精子的运动方式。最常见的有两种:一种是直接朝前运动,也就是朝前游动;另一种是摆动,精子只摆动尾,却不前进。精液中不同组分的精子,运动类型也是不同的,通常来说,最初一部分射出精液中的精子的运动速度最快。有趣的是,在遇到输卵管黏液和卵泡液的情况下,精子运动速度还会加快。

■ 精子的秘密三:怎样与卵子结合

正常男子一次射精虽然排出数千万甚至高达 2 亿左右个精子,但是当精子争先恐后地到达子宫腔内时,其数量只有射精时的 1%~5%。这是因为留存在精液中的精子可以得到精液里果糖和酶的保护,当精子进入子宫腔后,其生存条件远远不如在精液之中,因此寿命也就大为缩短。经过道道关卡,最终能够到达输卵管受精部位的精子也就所剩无几了。因此，任何一次射入女性生殖道的几亿精子只有不到 100 个精子能运行到受精部位。然而，精子只要进入输卵管内，就具有很强的受精能力。当然，最后仅有 1~2 个精子有幸能与卵子结合，其余的精子则在 24~36 个小时内先后死亡。

011 了解受孕的过程

精子和卵子结合的过程就是受孕（也叫受精）的过程，受孕就是怀孕的开始。性交时，男性每次排出 2 亿~4 亿个精子，其中大部分精子会随着精液从女性阴道排出，只有小部分精子依靠尾部的摆动向前游动，先后通过子宫颈管、子宫腔，最后到达输卵管壶腹部，并在那里等待与卵子的结合。

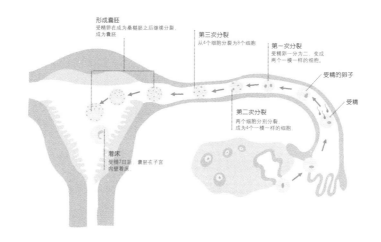

（排卵和受精的过程）

■ 卵子的期待

当成熟的卵子从卵巢排出后，经 8~10 分钟就进入输卵管，经输卵管伞部到达输卵管和峡部的连接点处，即输卵管壶腹部，并停留在这里，如遇到精子即在此受精。

◼ 射精

在受精的过程中，精子需要经过"长途跋涉"才能与卵子完成"生命之吻"，达到孕育的目的。性交时精液射进阴道后，大部分积存在阴道后穹隆，宫颈口正好浸泡在这个精液池中。此时阴道内的精子以 30~50 微米/秒的速度缓慢前进，正常情况下，数分钟后精子就可以进入子宫颈管。

◼ 危险的酸性阴道内环境

其实，进入阴道的精子碰上的第一个危险就是阴道内环境。正常阴道内环境呈酸性，这种环境可以保护女性不受细菌感染，但对精子来讲却是致命的。几分钟内，阴道壁上就布满了上千万死去的精子。1 小时内，精子大军就会死伤过半。不过，由附睾、精囊腺、前列腺和尿道球腺分泌液混合而成的精浆呈碱性，可以对阴道的酸性液体进行稀释及中和。另外，性交时呈碱性的子宫颈分泌液增多，可使宫颈口周围变为中性或碱性。这些都为精子在阴道内的生存和活动创造了条件。

◼ 穿过宫颈

好不容易挺过这一关，精子又面临着能否穿过宫颈的考验。这与宫颈黏液的生化性质密切相关。在女性排卵期，宫颈黏液所含水分增加，通路变得比较宽阔，便于精子进入；非排卵期或条件不宜时，宫颈黏液会变得难以通过，因此，宫颈对精子起到一个筛选的作用，只有那些形态正常的高活动力的精子才能顺利通过宫颈。但是，对精子来说，宫颈黏液也并非全无好处，要知道，精浆中存在一种抑制精子活化的物质，附着在精子头部，精子通过宫颈黏液过程中，可以去除这些物质而获得受精能力，这一过程叫作"获能"。也就是说，通过宫颈黏液不仅是精子受筛选的一个必要过程，也使精子在这个考验中获得了更大的本事——使卵子受精的能力。

◼ 进入输卵管

通过宫颈的精子进入子宫腔后，借子宫腔液体的帮助，继续向上游动，经过子宫角，到达输卵管峡部。接下来就要进入输卵管了。精子在输卵管内主要通过输卵管肌壁短暂的分段性收缩，使精子和管液向输卵管壶腹部流动。

◼ 卵子的三层防护

最后的冲刺阶段到了！仅剩的精子终于看到了望穿秋水的卵子。那么，究竟谁才能第一时间与卵子结合呢？让卵子受精绝非易事。当卵子到达受精区的时候，身外有三层防御物质，都是精子必须突破的堡垒。最外面的是由一堆形状不定的细胞堆积而成，下面的一层防御物质是一层平滑的薄膜，叫作"透明层"，它是卵子本身的外皮，而位于透明层下面的最脆弱的一层，叫作"卵黄膜"。

◼ 受精卵诞生

最先冲到卵子面前的精子还来不及喘上一口气，就立即用自己的头部切入有数层外围的卵细胞里。如果这一步成功了，它就能到达下面的透明层。接下来，精子继续用头部前端的尖针往卵子里面钻，它的尾部会剧烈摆动往前推进。如果这个精子能最先钻到透明层，它就能穿过下面一层空间，到达卵黄膜，而只要迎进一个精子，卵子的表面就会释放出某种化学物质，宣布"战争"结束，受精过程开始了。

精卵结合后，受精卵在输卵管内膜纤毛的运动和管壁的蠕动作用下，慢慢向宫腔游入，直至着床。这个过程需要7~8天。受精卵着床后逐渐发育成胚胎及与母体建立联系的附属物——胎盘、胎膜、脐带及羊水等，从此时开始，一颗"种子"就发芽了，神奇的生命之旅即将启程。

孕前准备小百科

性生活频度与优生有关系吗

在性生活频度问题上，有人认为性生活次数越多，精卵相遇的机会也就越多。也有人认为性生活次数少，蓄精量多，容易受孕。其实，在婴儿时期，女性卵巢皮质内约有10万个始基卵泡，但是，生育年龄期间，卵巢每月排卵1次，每次1个，其余均在卵巢中自行吸收。卵子排出后的寿命不超过24小时，因此，从排卵到受孕仅在1天内完成。如果失去机会，只好再等28天了。所以，增加性生活次数的方法并不能增加受孕率。

性生活次数太少，精子在附睾内存储时间过长，实际上使精子质量降低，也不能达到优生的目的。为了创造出优秀的受精卵，应该根据月经周期，安排在预计下次月经日前推 14 天进行性生活。

012 谁的精子与谁的卵子不该匹配

精子与卵子天生就该在一起！但是，有些精子与卵子却像是双方的克星，无论如何不能结合在一起。随着现代医学的发展，人们开始认识到想要生出一个健康聪明的宝宝，有些男女是不能彼此婚配的。主要有两种情况：一种是近亲血缘的男女，另一种是带有同型致病基因的异性。

■ 近亲精卵不能匹配

一些因近亲结婚而尝到苦果的父母不解地问，为何各自的祖父母以及夫妻双方都没什么缺陷却会有畸形儿的诞生呢？究竟精子、卵子出了什么毛病呢？婚姻法明确规定：直系血亲和三代内的旁系血亲禁止结婚。因为从生物学角度来说，血缘的关系越远越好，民间因此常有"同姓不通婚"的说法。事实上，近亲结婚生下的孩子患遗传病的机会远远高出非近亲结婚的人。据不完全统计，在数千种遗传病中，约有 36% 是由于近亲结婚

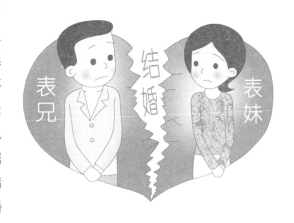

所造成的。近年来遗传医学的研究成果揭开了这个谜：原来，在每个正常人所有的 10 万对遗传基因中总会有几个是异常的，但它们只是单一地存在着，不会发病，只是成为致病基因携带者。而近亲结婚的男女，由于各自的精子或卵子可能会具有同一祖宗所遗传下来的同一个单一存在着的致病基因，而当这样的精子和卵子结合后，两个本来单独存在、不会因此发病的致病基因便可能在受精卵中配

成一对，当两个致病基因配成一对时，就易形成遗传病。

■ 什么叫作带同型致病基因的异性

这是指群体中带有同一致病基因但自己不发病的男女携带者。与近亲婚配者类似，两个携带者的结合便有机会生一个病者。例如为人们所熟知的地中海贫血，当父母都是地中海贫血轻型患者时，虽然父母本身无症状或仅有轻度症状，却会生下重型地中海贫血的患儿，这时，后代常会出现严重症状，甚至不能成活。

013 准备怀孕需了解的月经问题

女性一般在 13 岁左右月经开始来潮，到 49 岁左右自行闭止，历时 35 年左右。在此期间，除去妊娠和哺乳期以外，月经通常是一个月来潮一次，因此称为"月经"。月经是衡量女性是否怀孕的重要指标之一。

■ 月经与生育周期

女孩子从十几岁开始，卵巢发育成熟，一般情况下每个月排出一枚卵子。但卵子排出时，子宫内膜也在悄悄地为怀孕做着准备，它慢慢地增生、变厚，这期间内膜血管也一同生长，这时的子宫表面又松软又舒适，为受精卵创造了一个适宜的、能够安家的温床。卵子可以存活 24 小时，在这段时间里，如果精子和卵子能够相遇，就形成受精卵，它会来到子宫里定居，这就是通常所说的怀孕过程。

如果没有怀孕，子宫里增生的内膜便成了无用之物，于是就会萎缩、脱落。脱落时，里面的毛细血管会破裂，血液与脱落的内膜碎片一同从阴道排出，这样就形成了月经。月经结束后，经过大约 10 天的休整，卵子会再度排出，便又开始一个生育周期……

■ 如何计算月经周期

来月经的第 1 天为月经周期的开始，两次月经的间隔时间称为"月经周期"。月经周期的计算应包括月经来潮的时间。有些女性只计算月经干净到下一次来月经的时间，这样就把月经周期缩短了。

确认怀孕时医生常常会问及末次月经的时间，末次月经的时间是指就诊日最近的一次月经来潮的时间，也应从出血第 1 天算起。但应注意，末次月经指的是与通常一样的行经时间及出血量，不要将阴道不正常出血误认为是月经。

■ 什么是正常的月经

处在生育期的女性，如果没有怀孕，每个月都应该有一次月经来临，但有时也会让人捉摸不定，或先期而至，或迟迟不来。月经常会带给女性很多烦恼，比如莫名其妙的烦躁、头痛、腹痛或腰酸等。月经情况关系到女性的健康，作为女人应该学会识别自己的月经是否正常。

月经周期：月经的周期即两次月经第 1 天相隔时间。一般为 28 天，偶尔提前或延后时间不超过 7 天者仍可视为正常。故正常的月经周期不应少于 21 天，也不应超过 35 天。

行经时间：也叫经期，是指经血来潮的持续时间。正常者应为 3~7 天，多数人为 4~5 天。如果平时月经很正常，无其他明显的特殊诱因，出现月经提前或推迟 7 天以上，行经时间延长的现象，应考虑是否有月经不调等病症。

经量：经期排出的血量。一般总量为 50 毫升~80 毫升。由于个人的体质、年龄，以及气候、地区和生活条件的不同，经量有时略有增减，均属正常生理范畴。如果每次月经量少于 50 毫升或超过 100 毫升，应考虑是否患有月经病。

经色：月经出血的颜色。正常经血一般为红色稍暗，开始色较浅，以后逐渐加深，最后又转为淡红色，直至干净。如果一直是鲜红色、紫红色或淡黄色、咖啡色均属不正常。

经质：经血的性状。正常情况下经质不稀不稠，不易凝固，无明显血块，无特殊气味。如果月经血又黏又稠，或清稀如水，或夹有较多血块，应注意是否有子宫肌瘤、贫血等病症。

伴随症状：月经期间，由于盆腔瘀血及子宫流血量增多，可能有下腹及腰背下坠的感觉，待月经排出后，这种症状会减轻。但如果症状较为明显，如痛经、经前水肿、行经期间情绪异常等，均属病态，应及时就医。

■ 月经不调有什么症状

月经不调是指与月经有关的多种疾病。凡是月经的周期、经期、经量、经色、经质出现异常的现象，或伴随月经周期前后出现的难以忍受疼痛等症状，都统称为月经不调。它们主要包括以下几个方案。

月经过频：月经周期短于 20 天的子宫出血。

月经稀少：月经周期超过 40 天的子宫出血，或者是月经明显减少，但月经周期不改变。

月经过多：月经量多月经期延长的有规律的周期性子宫出血。

月经周期不规则：月经周期不规则，一般经量不太多，表现为月经有时提前有时错后，难于掌握。

痛经：在月经来潮之前几天，或月经期，或月经已干净后出现下腹部或腰骶部疼痛，疼痛的轻重程度不同，严重者可因剧痛而昏厥。

闭经：年龄超过 18 周岁而尚未来潮，或已行经而又月经中断，不来潮时间超过 3 个月以上者称"闭经"。

经前期紧张综合征：在经前、经期或月经干净后不久的时间内出现一系列症状。这些症状可单独出现或几个症状同时出现。常见的症状有乳房胀痛、头痛、身痛、腹泻、口腔溃疡、眩晕、皮肤风疹、发热、鼻腔出血、情绪异常等。

■ 什么是无排卵性月经

卵巢里的卵泡可发育到一定程度，但不成熟，卵子没有排出。正常情况下卵子排出后宫内会形成黄体，分泌雌激素、孕激素。如果卵子没有排出，无黄体形成，此时卵巢仍能分泌少量的雌激素，但却没有孕激素的分泌，子宫内膜在雌激素的作用下仍然可以发生周期性的变化，待雌激素撤退时子宫按时出血，形成月经，因无排卵，所以会导致不孕。这种情况医学上称为"无排卵性月经"。无排卵性月经常可表现为功能失调性子宫出血，其特点是不规则阴道出血，也就是说出血的间隔时间、持续天数和血量多少毫无规律。有时两次月经间隔数月，有时隔几天就出血一次，一般月经的间隔少于 21 天常为无排卵性月经。

■ 经期饮食应营养清淡

月经来潮的前 1 周的饮食宜清淡、易消化、营养全。可以多吃豆类、鱼类等高蛋白食物，并增加绿叶蔬菜、水果，也要多饮水，保持大便通畅，减少骨盆充血。

月经来潮初期，有些女性常会感到腰痛、不思饮食，这时不妨吃一些开胃、易消化的食物，如枣、面条、粥等。

月经期要吃营养丰富、容易消化的食物，以利于营养物质的补充。多饮水、多吃蔬菜，可以保持大便通畅。

月经后期需要多补充富含蛋白质及铁、钾、钠、钙、镁的食物，如肉、动物肝脏、蛋、奶等。

女性在月经前期可以多吃一些疏肝理气的食物，如圆白菜、柑橘等。而一些含咖啡因的饮料则会使乳房胀痛，引起焦虑、易怒与情绪不稳，同时更多地消耗体内储存的 B 族维生素，因此破坏了糖类的新陈代谢。

■ 经期应遵循的饮食原则

不要刻意吃甜食：如饮料、红糖、糖果易造成血糖不稳定，加重月经期的各种不适。当然，如常有经期腹痛，可适当喝些红糖水温补。

多吃高纤维食物：如菠菜、水果、全谷类、全麦面包、糙米、燕麦等食物含有较多纤维，可促进体内毒素排出，增加血液中镁的含量，有调整月经及镇静神经的作用。

在两餐之间吃一些核桃、腰果等富含 B 族维生素的食物。

摄取足够的蛋白质：午餐及晚餐多吃肉类、蛋、豆腐、黄豆等高蛋白食物，补充经期损失的营养素。

定时定量：定时定量可以避免血糖不稳的情况，减少心跳加速，改善头晕、疲劳、情绪不稳定等不适症状。有大失血情形的女性，应多摄取菠菜、蜜枣、红菜、葡萄干等高铁质食物来补血。

避免食用含咖啡因的饮料：咖啡、茶等饮料会增加焦虑、不安的情绪；可改喝麦茶。

避免吃太热、太冰、温度变化太大的食物。

■ 月经期饮食禁忌

女性在月经期间不宜吃冰冷的食物，要让经血排干净就必须让血液处于"温"的状态，才能流得顺畅。一旦吃了冰冷的食物，血液受到温度改变的刺激，就会导致流通度变差，容易产生血块，造成痛经。女性在月经来潮前应忌食过咸食物。因为咸食会使体内的盐分和水分储量增多，在月经来潮之前，孕激素增多，易出现水肿、头痛等症状。月经来潮前 10 天开始吃低盐食物，就不会出现上述症状。

有不少喜欢喝碳酸饮料的女性在月经期会出现疲乏无力和精神不振的现象，这是铁质缺乏的表现，应少喝或不喝碳酸饮料。

月经来潮前不要吃刺激性食物如辣椒之类，还要少吃肥肉、动物油和甜食。辛辣生冷的食物有刺激性，容易引起盆腔血管收缩，从而引起经血量减少甚至突然停止。另外，烟酒等刺激性物质对月经也会有一定影响。

专家提醒

很多女性在月经来潮前有乳房胀痛、腹胀、下腹胀痛、易疲劳、忧郁、失眠等症状，如果在经前和经期能注意饮食调理，即可减轻这些不适感。

014 性生活质量决定受孕成功率

夫妻生活的质量决定着受孕的成功与否。一般来说，和谐美满的夫妻生活，能提高受孕的概率。

■ 什么才是和谐美满的夫妻生活

和谐美满的夫妻生活心理标准是什么呢？心理学家把夫妻生活划分为三种行为过程：一是边缘性行为，可概括为甜言蜜语的"悄悄话"；二是过程性行为，即试探性的爱抚动作，包括抚摸与接吻；三是实际性行为过程，即性交过程。边缘性行为、过程性行为双方都得到了满足，才可能进行实际性行为。只有经过这样一个完整的过程，双方心理上的需要达到平衡，而不是服从、勉强和被动，才能充分地分享夫妻生活的愉快欢欣，使心理上的满足超过生理的需要。这种良好的心理状态下产生的性生活，可使夫妻感情逐渐升华，成为互敬互爱如胶似漆的亲密伴侣。

■ 验证夫妻性生活是否美满

验证夫妻性生活是否美满，应以双方心理上的满足感为主要"标尺"。只为满足生理上的需要，简单、粗暴的性交，没有情感的交流，只能是性欲的发泄，当然无法获得和谐美满的性生活。

和谐的性生活是每对夫妻的共同愿望，更是优生的前提条件。因此，夫妻要相亲相爱，争取性生活和谐，为优生做好充分的准备。

■ 正常的夫妻性生活需要具备的条件

正常的夫妻性生活是一种复杂的生理和心理过程，如果不具备健全的生理和心理条件，就难以维持正常的夫妻性生活，自然也就无法达到怀孕的目的。具体地说，夫妻维持正常的性生活至少要具备以下条件。

■ 要有健全的生殖器官

生殖器官是进行夫妻生活的"工具"。如果男女任何一方生殖器官发育畸形，如男性的小阴茎、隐匿阴茎、阴茎海绵体纤维化，女性先天性无阴道、阴道闭锁或狭窄、阴道横隔等，都会造成性交障碍。男女一方或双方如果性器官感染某些炎症，也会影响夫妻生活，甚至根本无法同房。

■ 应有定量的性激素

因为性激素不仅与性器官发育有密切关系，还可引起性中枢兴奋，产生性欲和维持性功能。如果性激素不足，就会造成性欲减退或性功能障碍，不能进行正常的性生活。各种因素引起的垂体功能低下，是导致性腺功能低下、性激素分泌不足的主要原因。

■ 要有良好的精神状态

性生活既是一种生理活动，也是一种心理活动过程，其中包括夫妻的笃深感情。如果夫妻不和，感情破裂，性生理反应就会随之减弱、淡漠，如果夫妻炽热相爱，性生理反应就会增强、旺盛。

另外，夫妻双方如一方有过度疲劳、紧张、忧郁、悲伤、恐惧等原因，就无心同房，甚至对此感到厌烦，自然也就不可能维持正常的性生活。

015 性高潮有利于提高受孕率

男女双方的性高潮都有利于提高受孕率和实现优生优育，男性在性和谐中射精，由于精液激素充足，精子活力旺盛，有利于及早抵达与卵子会合点，减少在运行过程中受到外界因素的伤害。在女方，性高潮带来的有利条件更多，子宫颈碱性分泌液的增多，不仅有利于精子的游动和营养供应，还可以中和阴道内的酸性环境，对精子有保护作用。

◼ 性高潮的状态

性高潮时，男性的前列腺与精囊会产生痉挛。由于尿道的收缩而射精，女性则会接着肛提肌的痉挛而使阴道收缩。腹肌强烈收缩时，女性会觉得呼吸困难。子宫颈部会因受到压抑而推向阴道口附近。激烈时，这种动作以 3 秒 1 次的频率进行。痉挛结束后，脉搏与血压渐渐恢复正常，肿胀也消失。高潮后，身体各部分会发痒，也会产生尿意或口渴的感觉。接着，全身就会出现静止状态，感觉到平静、平和。年轻男性在大约 30 分钟以后，即能再度勃起，有的人能再次进行激烈的性运动。

◼ 夫妻之间高潮的不同

通常，丈夫通过一次性的高潮能够解除性的紧张，但妻子却不止于此，可能在极短时间内达到数次高潮。

由此可知，妻子的高潮次数并没有一定的限制，因为妻子较容易受到丈夫性技巧、愉悦气氛的影响。而实际上，妻子的高潮与丈夫相比，有较迟出现的倾向。因此，前戏时需多花一点儿时间来爱抚妻子，而丈夫也要多学些技巧，以延迟射精的时间。总之，妻子的心理比丈夫的更为复杂细腻，因此，到达高潮的条件和时间也不一样。

一个小小的受精卵，逐渐发育为有着复杂内部结构的人类，十月怀胎的过程步步充满着奇妙的变化呢！

■ 第 1 个月

在受精后几小时内，受精卵开始分裂，1 周后，受精卵已分裂发育成几百个细胞，形成一个小圆球，并将自己嵌入子宫内膜上，正式开始了胚胎的发育。23天后，神经细胞开始发育，1 个月时，胚芽的身体增长为圆筒状，头尾弯向腹侧，有长尾巴，外形像海马，此时血液循环建立，胎盘雏形也形成了。

■ 第 2 个月

胎儿的生长发育进入分化期，脑、脊髓、眼、听觉器官、心脏、胃肠、肝脏初具规模，已经能够分辨出头、身体和手足。

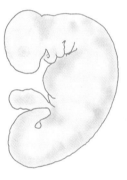

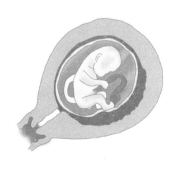

■ 第 3 个月

胎儿的面颊、下颌及耳郭已发育成形，眼睛及手指、脚趾清晰可辨。心脏、肝脏、肾脏、输尿管更加发达，胎儿的骨骼和关节尚在发育中，而外生殖器已分化完毕，可辨认出胎宝宝的性别。

■ 第 4 个月

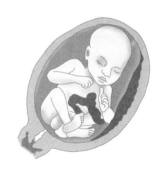

胎儿头部伸直，脸部已有了人的轮廓和外形，下颌骨、面颊骨、鼻梁骨等开始形成，耳郭伸长，皮肤逐渐变厚而不再透明。内耳等听觉器官已基本完善，对子宫外的声音刺激开始有所反应。

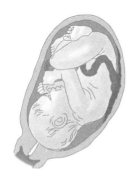

■ 第 5 个月

胎儿头部及身体上呈现出薄薄的胎毛，长出指甲，牙床开始形成；头发、眉毛齐备；皮下脂肪开始沉积，但皮下血管仍清晰可见；胎儿已会吞咽羊水。如果用听诊器听可听到心音。

■ 第 6 个月

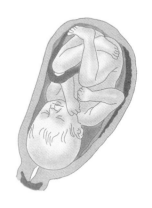

胎儿骨骼发育良好，开始吸吮手指。胎儿在羊水中姿势自如地游泳并会用脚踢子宫，这时，如果子宫收缩或受到外方压迫，胎儿会猛踢子宫壁，把这种信息传递给妈妈。

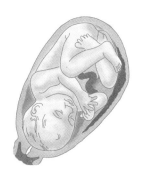

◻ 第7个月

此时的胎儿满面皱纹，有了明显的头发，大脑皮层已很发达，脑组织也开始出现皱缩样。由于胎儿内耳与大脑发生联系的神经通路已接通，因此对声音的分辨能力更为提高；胎儿还有了浅浅的呼吸和微弱的吸吮力。

◻ 第8个月

胎儿指甲已长至指尖，皮肤呈淡红色，并变得光滑，皮下脂肪日渐增多。

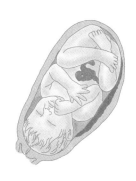

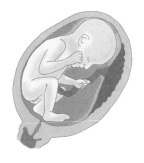

◻ 第9个月

胎儿生殖器官基本形成，肺和胃肠的功能已较发达，具备了一定的呼吸和消化功能。

◻ 第10个月

胎儿已足月，皮肤红润，皮下脂肪发育良好，额部发际清晰。胎儿的位置下移至下腹部，并且转身，准备诞生。

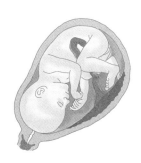

017 解开生育中 X 与 Y 的方程式

明白了人类胎儿的产生过程,那么,又是什么决定了胎儿的性别呢?其实,生男生女这件事,妈妈是被动的,真正的决定权在爸爸手中,因为胎儿的性别取决于爸爸的性染色体。

■ 什么是性染色体

简而言之,性染色体是决定个体雌雄性别的染色体。人类的性染色体是总数23 对染色体的其中一对,拥有两个 X 染色体(XX)的个体是女性,拥有 X 和 Y 染色体各一个(XY)的个体是男性。

正常来说,女性一个月经周期排一个卵子,卵子内的一组性染色体是一样的,都是 X 染色体。而精子内的性染色体,则有两种类型:一种是带 X 染色体的精子,通常称为 X 染色体精子或 X 精子;另一种是带 Y 染色体的精子,通常称为 Y 染色体精子或 Y 精子。

■ X 精子和 Y 精子的特征与性能

X 精子和 Y 精子在外观和性能方面是有区别的。X 精子是决定生女婴的精子,其精子头部较大,呈椭圆形,尾巴较短,因此较为笨重,行动较为缓慢,但耐酸性能力较强,生命力也相对较强,存活时间较长,进入阴道后在子宫腔或输卵管里能存活 2~3 天。

Y 精子是决定生男婴的精子,其特征是精子头部较小,圆中带尖形,尾巴较长、游动速度快、耐酸性弱、存活时间较短,进入阴道后,在子宫腔和输卵管内存活仅 24 小时。

■ 男性精子决定胎儿性别

受精时,如果进入卵子的精子是 X 染色体精子,与其结合形成的受精卵就是 XX 性染色体,即形成女胎;如果进入卵子的精子是 Y 染色体精子,与其结合形成的受精卵则为 XY 性染色体,即形成男胎。因此胎儿性别完全由男性的精子决定。

性染色体 XX 和性染色体 XY 之所以能够决定性别，是因为在这些染色体上存在控制性别的基因。

◻ Y 精子数量多，男胎概率就大吗

在性交时，一次射入阴道的几亿个精子中，Y 精子数量占极大优势，是 X 精子的两倍。但到了最后，Y 精子的数量和 X 精子的数量相差无几或更少。X 精子或 Y 精子和卵子结合，完全是随机的，应该说各有 50% 的可能性，所以生男生女概率基本上是相等的。不论 X 精子或 Y 精子，有效受精时间都是在精子进入女性阴道 12 小时内，而卵子在排出卵巢后 15~18 小时为最佳受精时间。

◻ 早期胚胎是中性

无论是男孩还是女孩，在他们的胚胎早期都无法被辨认出来。早期胚胎既不是女性，也不是男性，而是中性。胚胎内同时存在两种性腺，一种是外层组织即皮质，另一种是间质组织即髓质。此外胚胎内还存在两套导管，即苗勒氏管和午非氏管。在正常性分化过程中，这两种性腺只有一种发育正常，继续存留，而另一种则逐渐退化而消失。

◻ 胚胎的两种发展方向

如果这个胚胎中有一条 Y 染色体和一条 X 染色体，性腺的皮质部分就停止发育，而髓质部分大大发展起来，形成睾丸，午非氏管最后形成尿道、阴茎、阴囊，逐渐发育成一个男性。如果这个胚胎存在两条 X 染色体，胚胎中性腺皮质部分就发展起来形成一个卵巢，苗勒氏管变成女性的输卵管、子宫和阴道的上端，而髓质部分就逐渐退化消失，胚胎最后发育为女性。如果性染色体的功能出现障碍，就无法形成一个完整的性腺，因而导致性畸形的发生，如俗称的"中性人"和"阴阳人"等。

018 父亲基因决定生男生女

最新的科学研究表明，男性从他们的父母中遗传了更容易生儿子或更容易生女儿的倾向。也就是说有多个兄弟的男性更容易生儿子，而有更多姐妹的男性容

易生女儿。男性决定他们孩子的性别依靠于他们的精子是携带 X 还是 Y 染色体。父亲的 X 染色体与母亲的 X 染色体结合生出来的孩子是女孩（XX），父亲的 Y 染色体与母亲的 X 染色体结合生出来的是男孩（XY）。

■ 父亲基因如何影响胎儿性别

纽卡斯尔大学研究了包括北美和欧洲 927 个家族谱中的 556387 人的信息。发现有一个至今未知的基因在控制着一个男性是有更多 X 染色体还是有更多 Y 染色体，这种比例在很大程度上影响着每年出生婴儿的性别比例。

首先来看，一个基因由两部分组成，均叫作等位基因，分别遗传自父母。携带两个不同类型等位基因的男性可能会导致一个基因的 3 种组合方式，从而控制 X 染色体精子和 Y 染色体精子的比例：第一种方式叫 mm，产生更多的 Y 染色体精子，这种情况下容易生儿子。第二种方式叫 mf，产生大约相等数量的 X 和 Y 染色体精子，这种情况生儿生女机会相等。第三种方式叫 ff，X 染色体精子产生的数量多，容易生女儿。

孕前准备小百科

夫妻酸碱体质对生男生女的影响

生男生女性别选择"酸碱学说"，首先被日本的富泽博士系统地提出，这就是所谓的"富泽理论"。富泽理论的重心在于："丈夫体质为酸性，妻子体质为碱性易生男孩；反之则易生女孩。而体质的改变可从饮食的设计规划做起。"

研究发现，X（决定生女）精子量少但能抵抗较恶劣的环境（包括酸性），Y（决定生男）精子数量多，但抵抗力较差。

丈夫体质的酸碱性决定精子制造的多少，而且 X 精子与 Y 精子制造的比例是一致的，也就是不管多少，Y 精子数目永远占优势。在酸性体质之下，X 精子及 Y 精子数目都减少，但是，Y 精子仍足够达成受孕所需的数量，X 精子数目则较难有受孕机会。

妻子体质的酸碱度则会直接反映在阴道黏液上，而影响精子的生存。酸性体质不利于 Y 精子生存，但对 X 精子较无影响。碱性体质则对 Y 精子的生存无影响。

理论上，夫妻的体质有 4 种不同的组合，其中较适合性别选择的组合则有两种。丈夫是酸性体质，妻子是碱性体质，生男的机会较大；丈夫是碱性体质，妻子是酸性体质，则生女机会较大。

019 了解影响胎儿性别的因素

■ 环境温度影响性别

最新研究发现，环境温度会影响性别。如果说未来男宝宝的出生率会大大高于女宝宝的出生率，您可能将信将疑，如果进一步告诉您，出现这种情况是由于日益增高的环境温度导致，您相信吗？其实，许多年前，人们就发现，小老鼠和小蝙蝠的性别、出生时间与环境温度有相当密切的关联性。后来，一些科学家想将这种研究发展为找出人类宝宝的性别与环境温度的关系。

1. 高温环境生男孩，低温环境生女孩

德国的一个研究机构针对 1946—1995 年的出生记录进行追踪，并且对照当地的温度变化。结果发现，当地的 4 月到 6 月是男宝宝出生最多的月份，10 月则是男宝宝出生最少的月份！科学家既兴奋，又疑惑不解，究竟是什么原因造成的呢？进一步的分析显示，受精卵结合前一个月的环境温度，也就是男性与女性在性行为发生前的一个月所处环境的温度，是影响宝宝性别的重要因素：高温环境容易创造男宝宝，低温环境容易创造女宝宝。

2. 大胆假设：温度影响精子

温度之所以会影响宝宝性别，研究人员得出了 3 个假设：高温会影响精子的 X 染色体，让女宝宝不容易出生；低温会影响精子的 Y 染色体，让男宝宝不容易出生。另一个假设则是温度越高，人类性欲越强。高温的环境会刺激男女性行为频率的增加，也使得女性更容易受孕。其他的研究则认为，带有 Y 染色体的精子游得比较快，但是带有 X 染色体的精子比较强壮。所以在性行为频繁的状况下，带有 Y 染色体的精子比较容易与卵子结合，生出男宝宝；而在性行为减少的状况下，带有 X 染色体的精子比较容易等到与卵子结合的机会，更容易生出女宝宝。得出这个结果，下一个让研究人员担心的事情是，在全球温度日益增高的温室效应下，男宝宝出生的概率会越来越高，可能会造成男女比例的失衡。

■ 血糖水平和谷物摄入量影响胎儿性别

1. 妈妈血糖高易生男孩

据英国媒体报道，一项在老鼠身上进行的研究显示，服用降低血糖水平药物的老鼠产下雌鼠的概率比雄鼠大得多，这可能意味着女性的饮食结构可能影响孩子的性别。实验中，研究人员给雌鼠服用一种叫作地塞米松的可抑制葡萄糖进入血液的类固醇，改变了雌鼠体内的血糖水平。服用地塞米松的老鼠的平均血糖从 6.47 毫摩尔降到了 5.24 毫摩尔。研究人员发现，未服地塞米松的雌鼠中所生 53% 的幼崽为雄性，而服用地塞米松的老鼠所生幼崽只有 41% 是雄性。之前，另有一项涉及糖尿病鼠的研究也显示，拥有较高血糖水平的啮齿动物生产雄性幼崽比预期的要多。

英国伦敦大学学院的鲁思·玛斯认为，血糖水平能反映出母亲身体状况是否良好，在母亲身体状况比较好的情况下，基因平衡的作用就会倾向于产下儿子。

2. 多吃谷物易生儿子

英国科学家近日研究发现，妇女在怀孕期间多吃高热量食品和经常早餐吃谷物，可提高生男孩的机会。

这项研究是由牛津大学和埃克塞特大学共同完成的。他们对英国 740 名初孕妇女进行了调查，请她们提供受孕前以及受孕初期的饮食记录。结果发现，在受孕期间日常摄取热量较高食品的孕妇中，56% 的人后来生了男孩，而摄取热量较低食品的孕妇生男孩的比例只有 45%。研究还发现，每天早餐吃谷物的孕妇中，59% 的人后来生了男孩，而很少吃或不吃早餐的孕妇生男孩的只有 43%。

领导这项研究的埃克塞特大学哺乳生物学教授菲昂纳·马休斯认为，孕妇多吃香蕉和含钾、钙、维生素 C、维生素 E、维生素 B_{12} 等营养素含量较高的食品，生男孩的机会较大，而以前有人所说的喝牛奶导致生女孩的说法并未得到证实，相反，多食用含钙的食品，会增加生男孩的机会。

020 了解遗传的奥秘

男女结合一旦受孕，这个受精卵便含有分别来自双亲的基因物质。基因是遗传的基本单位，这是一种化学物质，储存着一定的遗传信息，决定着下一代的不同遗传性状。有两种特性：一种是复制自己的特性，比如维系人种的延续，儿女像父母；另一种是有变异的特性，这是人类进化和发展的一个原因。

遗传不仅仅是外貌形象结构的相似，还包括内在的智力、性格以及疾病等各方面的遗传。这是因为，人的繁衍是由父母的生殖细胞，即精子和卵子结合、发育分化而成。不管在身体哪个部位的细胞里，人体染色体的数目都是46条（23对），唯独在单个生殖细胞——卵子和精子里却只有23条，精子和卵子中各含23条染色体。当精子与卵子结合成新的生命时受精卵就有了23对染色体，一半来自精子，一半来自卵子，它们分别携带着父母双方的遗传物质，形成了新的个体，一代代相传。这新组成的23对染色体，既携带着父亲的遗传信息，又携带着母亲的遗传信息，所有这些，共同控制着胎儿的特征。等到胎儿长大成人，生成自身的精子或卵子时，染色体仍然要对半减少：再23条加23条，变成23对，如此循环往复，来自双亲的各种特征才得以一代又一代地传递。人类代代复制着与自己相似的后代，这就是遗传的简单过程，也是我们认识遗传的最基本、简单的方式。

遗传基因是否正常、健全，是下一代人的身心能否健康发展的先天物质条件。不重视这个条件是不行的。但是，随着遗传科学的发展，人们开始认识到，人体的性状特征完全由遗传基因决定的还是少数。比如，血型和指纹，在胎儿期一旦形成便不能改变。而绝大多数正常和异常的性状，却是遗传和环境相互作用的结果。因此，重视环境因素的影响，比如利用好的环境因素来弥补遗传缺陷，或预防不良环境因素造成遗传缺陷等，都是夫妻双方需要重视的问题。

021 孩子会从父母身上遗传什么

既然基因会把父母的特征遗传给孩子，父母身体中不好的方面随之遗传给孩子也是不可避免的事情。到底有没有与基因抗衡的办法呢？下面就来看看父母的哪些特征会遗传给宝宝，哪些特征能够通过后天锻炼得到改变。

◼ 绝对遗传

肤色：肤色是绝对遗传的特征，也就是说如果父母皮肤较黑，子女就不会白白嫩嫩的；如果一方白一方黑，子女多半会是中和父母的肤色，当然也不排除偏向一方的情况。

眼睛：孩子的眼形、大小都遗传自父母。只要父母一方是大眼睛，孩子大眼睛的可能性就会大些。如果父母都是单眼皮，一般孩子也会是单眼皮；双眼皮较单眼皮的遗传更显显性些，如果父母两人中一个是单眼皮，另一个是双眼皮，宝宝也极有可能是双眼皮。如果父母两人都是双眼皮，孩子双眼皮的概率就非常大。有些孩子的眼皮在刚生下来的时候是单的，但是没过多久就会变成双的。

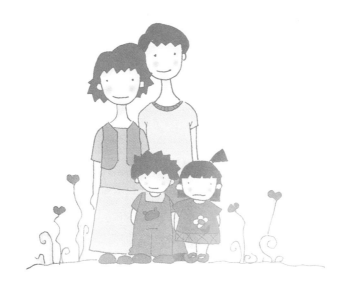

眼睛颜色：黑色眼睛较蓝色眼睛为显性基因，也就是说，如果与一个蓝色眼睛的人结合，因为您是黑色眼睛，很可能您的孩子会是黑眼睛。

长睫毛：长睫毛是显性遗传的特征，只要父母一方有长睫毛，孩子遗传长睫毛的可能性就非常大。

下腭：下腭是"顽强"的显性遗传，不管父母任何一方有突出的大下巴，子女们常无一例外地也长着一个大下巴。

■ 有半数以上概率的遗传

身材：孩子的身材与父母的身材有着很大的关系，如果父母两人都比较胖，孩子发胖的概率为53%。如果父母中有一方肥胖，孩子发胖的概率是40%。不过孩子可以通过合理饮食、充分运动让体态变得匀称。

身高：孩子的身高问题有70%取决于遗传，剩下的30%掌握在自己手里。如果父母较高，孩子长成大个子与长成矮个子的比例为3∶1。如果父母中一人较高、一人较矮，孩子的身高则取决于其他因素，也可通过后天的运动锻炼、饮食调节而改变。

秃头：秃头的遗传很有趣，是传男不传女。比如，父亲是秃头，那么儿子就有50%的可能性将来也秃头。也将大约25%的秃头概率留给自己的外孙。

青春痘：这个由青春期内分泌导致的容颜症居然也与遗传相关，调查表明，父母双方患过青春痘，其子女们的患病率要比没有家庭史的子女高出20倍。

耳朵：父母双方只要一方是大耳朵，孩子就极有可能也长着一对大耳朵。

■ 概率不高的遗传

白头发：白头发属于遗传概率较低的隐性遗传，因此，不必过分担心父母的少白头会在自己的头上发生。但是，如果父母都是少白头，那么子女患上少白头的概率就要高了。

022 智力程度是由遗传决定的

科学家的大量研究认为，智力的遗传是客观存在的。智力在50%～60%的程度上是由遗传决定的。

在一个家庭中，父母双方有一方智力低下的，他们所生的子女中智力低下的发生率明显高于父母智力均正常所生的子女；同样，父母都是智力低下，他们所生的子女智力低的发生率更高。这说明了智力与遗传的关系。虽然智力和某些遗传基因有关，但也受着外界环境的影响。如果父母有意识在智力方面给予培养，加上本身主观努力、刻苦求学，亦能补救遗传缺陷。

在以往多子女的家庭中，同一个家庭的子女，有的孩子长大后做出了惊人的成就，而有的则一生平平。这也充分说明了遗传固然能传给下一代某些天赋，但后天因素，如家长的教育、父母的行为对孩子的影响，以及个人学习和实践、刻苦的程度是造成智力差异的重要因素。

023 脾气和性格是否遗传

性格的形成有许多是先天的成分，如父母一方是急性子，一方是慢性子，那么子女几乎有一半的可能性是急性子或慢性子。而如果母亲在孕期经常生气、发脾气，则血液中激素水平会很快升高，体内的有害化学物质的浓度也会在短时间内增多，这些物质通过血液循环很快就会遍及全身，并且能通过胎盘屏障进入羊膜腔。奇怪的是，这些物质还会在胎儿身上直接发生作用。孩子出生后在性格和脾气上会还原母亲的性格和脾气。

孕前准备小百科

孩子身高与父母的关系

一般来说，身高75%取决于遗传，仅25%取决于环境。不过，遗传只能决定身高生长的潜力，而此种潜力能否得到正常发挥则取决于相关因素，如营养状况、身体素质、疾病防治、心理状态、生活习惯等是否良好。

024 警惕遗传性疾病

遗传病是因遗传基因或遗传物质的改变（如基因突变和染色体畸变）而导致的疾病。这是一类严重危害人类健康的疾病，它以其特有方式，程度不同地又一代代地往下传递。

遗传的奥秘在于基因，来自父母的许多遗传信息通过基因由染色体携带传给下一代，基因在遗传中起着主导作用。

人的 23 对染色体上约有 5 万对基因，在庞大的基因中发生一些变异是不可避免的，我们每个人都或多或少地带有缺陷基因。也就是说，每个人几乎都可能是一种或几种遗传病基因的携带者，只是父母一方的某个异常基因往往被另一个正常基因所掩盖，异常基因没有表现的机会，所以，大部分孩子身上虽存在着潜在的有缺陷的基因，却不会发生遗传病。当父母都带有同种缺陷基因时，便无法再互相掩饰，孩子无法避免被遗传的命运。通常有一些遗传病经常表现出一些具有特异性的综合征，了解这些综合特征可根据症状和体征作出些初步的判断，有利于及早发现及治疗。下列常见表现可作为遗传病初步诊断的参考：

■ 全身状况

发育迟缓，体重低于年龄增长或明显低于同年龄一般正常标准，智能发育、精神、行为显示异常。

■ 头部

头部：小头、巨头、舟状头、小颌、枕骨扁平、满月脸。眼距宽、内眦赘皮、小眼球、无眼球、小眼裂、眼裂歪斜、上睑下垂、无虹膜、蓝色巩膜、斜视、眼球震颤、角膜混浊、白内障、色觉异常、近视。耳低位、小耳、巨耳、耳聋、耳壳畸形。鼻梁塌陷、鼻根宽大。唇裂、腭裂、巨舌、舌外伸、齿畸形等。

■ 颈部

宽颈、蹼颈、短颈、发际低位等。

■ 躯干

鸡胸、盾状胸、脊柱裂、乳间距宽、乳房发育异常、疝等。

■ 四肢

小肢、短肢、多指（趾）、并指（趾）、短指、蜘蛛指（趾）、拇趾与第二趾间距大、摇椅状足、肘外翻、髋脱臼等。

■ 皮肤

皮纹改变、皮肤角化过度、鱼鳞状皮肤、无汗、肤色异常（色素过多或减少）、多毛等。

■ 外生殖器及肛门

隐睾、外生殖器发育不全、尿道下裂、小阴茎、阴蒂肥大、大小阴唇过大或过小、肛门闭锁等。

有些遗传性疾病的特征性较强，可以根据一些症状和体征作出诊断。但是有些遗传性疾病的症状和体征为很多遗传性疾病所共有，要作出确切的诊断还要进行多种辅助检查通过综合的分析和判断。所以发现问题一定要及时去医院检查。

025 遗传性疾病的特点

遗传病在上、下代之间按一定的方式传递，同时，有些发病会需要一定的环境因素。现在已被认识的遗传病有 5000 多种，包括镰刀型细胞贫血症、囊性纤维化病、血友病、白化病等。遗传病对人类健康有很大危害，也严重影响人口素质，所以预防遗传病患儿的出生极为重要。现在可以运用羊膜穿刺等胚胎检测技术，在怀孕的初期，就可以确定胚胎是否有遗传缺陷。遗传病通常有以下几个特点：

①**家族聚集性**。家族聚集性即家族中有多个成员患病，或者一对夫妻反复生育患同样病症的子女。垂直传递性遗传病只在血缘亲属中自上代往下代传递，无血缘的家族成员不会受到影响。另外，血缘亲属中也不能横向传递，如兄弟姐妹

之间不能相互遗传。

②**先天性**。这些基因大多在胚胎期就已经发挥了致畸作用，也就是说遗传病患者大多在母体内即已患病，因此，很多遗传病患者在出生前或出生时就有明显的症状或畸形。

③**终身性**。所谓终身性有两点意义：一是对大多数遗传病还缺乏有效的临床治疗措施，一旦病情发生，很难彻底纠正或根治；二是无法改正患者的致病基因，尽管通过饮食控制、内外科技术及当今发展起来的基因治疗技术，在某种程度上可以改善甚至完全纠正临床症状，但是其致病基因仍会保持终身，并可进一步传给子女。

026 患有哪些遗传疾病的人不宜生育

有些遗传病患者由于病情较重，子女遗传致病基因的概率较高，而又没有有效的治疗方法，在医学遗传学上属于高发危险率。按照优生学原则，这类夫妻应尽量避免生育，以免造成自己和后代的痛苦。

1. **各种严重的显性的遗传病**

其特点是可造成明显畸形与严重的功能障碍，不能正常工作、学习和生活，且会直接遗传给后代，只要父母一方患病，子女约有半数会发病。比如，视网膜母细胞瘤、强直性肌营养不良、遗传性痉挛性共济失调、软骨发育不全等。

2. **夫妻携带同一种隐性遗传病基因**

如果仅有一方携带隐性遗传病基因，则所生子女一般只带有致病基因，可能并不患病。但如果双方同时携带一种隐性遗传病基因，则子女患病概率就很高。比如肝豆状核变性、苯丙酮尿症、糖原积累症、小头畸形等。

3. **患有较严重的多因子遗传病**

比如先天性心脏病、精神分裂症、躁狂抑郁性精神病、原发性癫痫等。患者无论男女，后代的发病概率远远超过10%。

4. **染色体病**

先天愚型染色体病患者，所生子女危险率超过50%，同源染色体易位携带者和复杂性染色体易位患者，其所生子女均可为染色体病患者，故都不宜生育。

027 哪些人生孩子要选择性别

■ 准爸爸基因异常

伴性遗传病就是随着父母患病不同伴随性别遗传的疾病。目前人类共有190多种伴性遗传隐性疾病，如白化病、色盲、肾源性尿崩症等；有十多种伴性遗传显性疾病，如佝偻病、遗传性慢性肾炎等。隐性遗传多数是母传子，显性遗传全为父传女。因此，要根据男性所患遗传病的种类来决定胎儿的性别。

例如血友病是伴性遗传隐性疾病，如果患病男性与正常女性结婚，则所生男孩正常，所生女孩为致病基因携带者，这样的夫妻应生男孩。与隐性遗传相反，患有遗传显性疾病的男性与正常的女性结婚，所生女孩患病，男孩正常，夫妻也要生男孩，不要生女孩。

所以，伴性遗传病的遗传是有科学规律的。为了避免患儿出生给家庭带来不幸，患有伴性遗传病的男性婚后想要生育，应进行遗传咨询，在医生指导下慎重选择胎儿的性别，以避免新的遗传病患儿出生。

■ 准妈妈基因异常

为了保护人种质量，阻断某些对人口素质影响较大的遗传病，控制性别是一项有效的措施。因为，有些遗传病与性别有很大关系，称为伴性遗传病，比如血友病，调查发现，患者多是男性，女性带有致病的基因，可以把致病基因传给她的子女，生儿子则为血友病患者，生女儿则为又一代血友病的携带者。鉴于以上情况，如果胎儿是男性，最好终止妊娠，是女性则可保留。女儿长大结婚后，也只能生女孩。因为女性只是致病基因的携带者，不会发病，而男性则发病。

028 提前做好准备，预防遗传病

遗传性疾病早在胚胎期间乃至精子和卵子结合的时候就埋下了病根，所以，要想预防遗传病，责任自然就落在作为携带者的父母身上：每一对准备当父母的夫妻，乃至准备择偶或结婚的青年男女，在择偶或生育的时候，都要想到预防遗传病，这也是实现优生的一项重要内容。

■ 受孕前的预防

受孕是一个重要的关键时期，科学受孕可以有效避免遗传病的发生。要选好受孕时机：夫妻双方的年龄要适当，最好都处在最佳生育年龄，如果女方年龄超过 35 岁，子女患先天性愚型的概率可增加 10 倍左右，且男方的年龄最好不要超过 40 岁。其次，要注意受孕时男女双方身体所处的环境情况，如正与有毒有害物质密切接触，如放射线治疗或农药等，或正在应用某种对胚胎可造成损害的药物，不应受孕。如欲受孕，则避开有害的外在环境一段时间后方可受孕，时间的长短应根据情况具体分析。再次，女方流产后不足半年者，不应该受孕。若连续发生两次以上自然流产者，应进行染色体检查，确定是否与遗传因素有关，由医生决定是否再次受孕，如可受孕则何时受孕才妥当。另外，如果上一胎是生出了畸胎的女性，再次生育之前必须经过医生全面检查，弄清生出畸胎的原因，再决定是否可以妊娠。

■ 孕期的预防

科学的孕期保健可以避免各种因素造成的不良影响，使胎儿正常、健康地发育。外界不良因素可促进胚胎期间遗传病的形成，孕期应特别注意预防风疹等病毒感染，避免与有毒有害物质密切或长期接触，不滥用药物，以保障胎儿安全。

■ 分娩后的预防

早期发现、及时治疗遗传病也是一个重要的环节。遗传病并非都是在出生时就表现出来的，有的在儿童时期、青少年期，甚至成年后才逐渐表现出来，如能早期发现、早期诊断，就可以有效地控制一些遗传病的发生。孩子出生后，父母如发现有异常，特别是出现智力发育障碍，应及时就医，尽早治疗。如半乳糖血症，出生数周至数月可出现拒食、肝大、白内障、智力发育迟缓等异常表现，如能及早发现、确诊，停止喂养乳制品，可以防止这种遗传病的发生和发展。

遗传病患者应指导和帮助子女预防同种病的遗传。有些多基因遗传病，起于胚胎时，却形成于青少年、壮年时期，最后是否形成与发生，后天因素起着重要作用。因此，这类患者要对其子女加强该种遗传病的预防工作，视病的性质和不同的诱发因素采取不同的预防措施，如原发性高血压患者的子女，应让孩子生活有规律，少吃成食和高脂肪食品，避免长期过度紧张，培养开朗的性格，尽量保持情绪稳定，以减少高血压形成的机会。糖尿病患者的子女，应坚持锻炼身体、合理进食、防止肥胖，以预防糖尿病的发生。

029 利用生男生女法避免伴性遗传病

有时选择生男生女也具有遗传病防法的效用。能够自由地选择生男生女，就能够避免各种伴性遗传所造成的疾病。

■ 伴性遗传病就是伴随性别遗传的疾病

伴性遗传即在性染色体上的基因，随着性别而遗传的意思。由伴性遗传所引起的代表性疾病，如血友病、红绿色觉异常（色盲症、夜盲症）、假性肥大症、肌肉萎缩症等。这些疾病或病情是以遗传的方式传给子女的，但是出现在男孩或女孩身上的情形不同，因此可以巧妙地利用生男生女法，有效地避免伴性遗传病。

以血友病和色觉异常为例，这些隐性致病基因都携带在 X 染色体上，但是大家都知道，女性不会出现血友病。

女性的性染色体是由两个 X 染色体形成一组的，因此一边的 X 染色体即使有异常的基因，但是只要另一边的 X 染色体正常，这异常就不会表现出来，因此可知，女性即使有潜在血友病的基因，生下男孩时，此男孩罹患血友病的概率为50%，但是如果生下的是女孩，虽然同样拥有 50% 的概率会得到血友病的基因，但是只是得到而已，不会罹患血友病。

男性的性染色体是 X 染色体与 Y 染色体两个合为 1 组，因此 X 染色体的异常会直接表现出来，所以如果母亲携有伴性遗传的基因，最好是生女孩。另外，如果妻子正常，丈夫罹患血友病，生的男孩都是正常的，所以尽可能生男孩；当然，如果生下的女孩表面是正常的，但一定是潜在血友病患者。

色觉异常的代表是红绿色觉异常，一般称为色盲。红绿色觉异常在男性中出现的概率为 4%～5%。如果父亲色觉异常，生下的男孩都正常，基因不会直接遗传，但是如果生下女孩，她即使没有色觉异常，也会成为这种基因的携带者。所以如果此女孩成为母亲，生下的男孩出现色觉异常的概率会达到 50%。

伴性遗传病的遗传是有科学规律的，为了避免病儿出生给家庭带来不幸，患有伴性遗传疾病的夫妻，妻子怀孕后需对胎儿的性别加以选择，这样才能孕育出健康的孩子。

■ 在医生指导下控制性别

生男生女法的重点在于排卵日，因此，如果利用基础体温表测出排卵日当然最好，但是很多人自己不能准确地测出排卵日，所以，去医院接受医生的指导才是更为可靠的方法。

■ 去医院做选择性生育的优点

医院可以灵活地运用所有的检查方法，所以对排卵的预测大多不会出错。而且，能通过医生帮助来选择受孕时机方法，这是很有利的。

■ 向医院求助要具备的手续

应该向计划生育管理部门提供自己的病历、检查单据、诊断证书，证明自己是一个伴性遗传病的基因携带者，只有通过选择胎儿性别才能保证下一代的健康，并且自己有这样的愿望，由计划生育部门根据政策开具证明，再到医院请求帮助。

■ 去医院时的注意事项

首先，电话预约诊疗时间，这在哪家医院都一样，就是要打个电话，或亲自去一次，确认就诊时间及要做的准备。

其次，初诊时，必须带上健康保证书，有生育经验的还要带上当时的母子健康手册，还有基础体温表，基础体温表要带上至少两个月的记录。

母亲可能会遗传给子女的疾病

肺癌。母亲或母亲的同胞姐妹中若有人患有此病，遗传给子女的机会要比父亲同病遗传给儿女的机会大 2~3 倍。

心脏病等。母亲可能将特定的基因遗传子女，如高脂血症、心脏病等。

肥胖。女儿的体重、体形与母亲比较相似，体重遗传因素占 25%~40%。

糖尿病。2 型糖尿病通常在 40 岁以后发生，是一种常见病，有 20%~40% 的子女是从母亲基因里遗传的。

妊娠高血压。如果母亲孕期患有妊娠高血压，则女儿妊娠时也可能患上此病。

高血压。患有高血压病的母亲所生婴儿易患此病。

030 八类人群需找医学专家做遗传咨询

由于遗传病种类繁多、遗传方式多样，对后代影响也不同，因此遗传病患者在考虑生育的时候，应该做遗传咨询，在医生的指导和帮助下，作出明智的选择。

什么是遗传咨询呢？遗传咨询通常让咨询者了解什么是遗传病，遗传病以什么方式遗传；如果有遗传病家族史，这种病是否会累及其子女或咨询者本人；如果近亲婚配，子女中出现遗传病的概率，以及以往曾生育过患儿，现在又怀孕，能否测出胎儿有无异常，有无预防治疗的措施来防止患儿的出生与发病等问题。

遗传咨询专家会根据咨询者的具体情况，以及临床检查、实验室检测结果，然后运用专业知识作出正确诊断，确认是否是遗传病，再进一步推算出预期可能的发病风险，并向咨询者提出对策或方法，供咨询者决定如何处理。遗传咨询的全过程是复杂的。一般不是一次咨询可以解决全部问题，而往往需要通过多次反复的咨询，才能解答各种问题，并选择出处理方法。

备孕前，如果发现自己属于下列任何一种情况，那么就要到医院进行遗传咨询，并根据医生建议做必要的遗传检查：

①近亲结婚的夫妻。

②已生育过一个有遗传病或先天畸形患儿的夫妻。

③夫妻双方或一方或亲属是遗传病患者或有遗传病家族史。

④夫妻双方或一方可能有染色体结构或功能异常，可能是遗传病基因携带者。

⑤夫妻或家族中有不明原因的不育不孕史、习惯性流产史、原发性闭经或死胎史。

⑥夫妻或家族中有性腺或性器官发育异常、智力低下者、行为发育异常者。

⑦高龄夫妻。35 岁以上高龄女性及 45 岁以上高龄男性。

⑧一方或双方接触有害毒物的夫妻。

031 遗传咨询的时间

进行遗传咨询，总的原则是宜早不宜迟。知道自己的家族中有遗传病史，应在婚前检查中如实地告诉医生，以便通过对双方染色体的检查，来判断婚后是否会生畸形儿。如果双方染色体的重新组合会导致遗传病的延续，那么，是否生育，应该科学地、慎重地考虑。

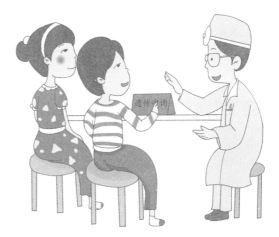

■ 孕前咨询

夫妻双方中一方有遗传病家
族史或已生过一个先天性畸形儿，应在准备怀孕前去咨询。有的遗传病与环境、
季节有关系，医生会对何时怀孕有利提出具体意见。另外，有些遗传病需要在孕
前做必要的治疗，或服用一些药品会对胎儿发育有利。因此，孕前先去咨询，遵
照医生的嘱咐怀孕，是有利于优生的。

■ 孕早期及时咨询

怀孕后应在 1~2 个月时去咨询，最晚不要超过 3 个月。孕早期咨询，医生可
以通过询问妊娠反应、做必要的检查来判断胎儿是否正常，如果正常，仍需要继
续观察监护胎儿发育情况，如果异常，早期引产对准妈妈身体的影响会小一些。

032 口服避孕药的注意事项

口服避孕药之所以能避孕，是因为这些人工合成的雌激素和孕激素，干扰了
女性体内原有的内分泌功能，抑制了卵巢排卵，同时它们还改变了宫颈黏液的稠
度，阻止精子进入子宫与卵子结合。另外，在外来雌激素的作用下，子宫内膜原
有的周期性变化发生了改变，子宫内环境改变，发育不良的子宫内膜便无法接受
受精卵着床。因此，在这 3 道防线阻止下，或卵子无法排出，或卵子排出无法与
精子相遇，或相遇结合成受精卵而无法着床发育成胎儿，从而达到避孕目的。

■ 怎样根据个人情况选择口服避孕药

月经正常，身体各方面均健康，选择避孕药原则：夫妻生活在一起，生活有
规律，能坚持每天服药，可服用短效口服避孕药；夫妻在一起，生活无规律，不
能坚持每天口服，可选用长效口服避孕药；夫妻两地分居，探亲时可服探亲避孕
药，如探亲片 1 号等，但它不适合长期使用；口服避孕药易引起胃肠不适的女性，
可选避孕针。

此外，曾有闭经或月经稀发病史，可选用避孕 1 号；有功能性子宫出血史者，
可选用避孕 2 号；身体较胖者，可选用避孕 2 号；有抑郁、头痛者可选用避孕

1 号；担心影响性欲者，可选用避孕 1 号。

■ 服用短效口服避孕药的注意事项

短效口服避孕药是指药物在人体内起作用的时间短，必须每天按时服药。连续服用 22 天，可避孕 1 个月。停止服此药后很快能恢复生育功能。服用短效口服避孕药时，从月经来潮的第 5 天开始服药（不管月经是否干净），每天服 1 片，连服 22 天，能避孕 1 个月，停药 3~5 天后月经来潮。第 2 次仍在月经来潮的第 5 天开始服药，服法同前，注意如果停药后第 7 天仍不来月经，则应到医院去检查一下，查后证明没有怀孕，可以换其他药物，如果发现避孕失败导致怀孕，应及早做人工流产。

如果服药期间夫妻一方短期外出，仍需坚持服完 22 天，一旦中途停药会造成避孕失败或打乱月经周期而出血。

在服避孕药过程中，应记住所服药物的名称，不能随意中途更换。服用第 1 周期停药 7 天不来月经者，可在第 7 天开始服用下一周期药，如闭经 3 个月以上，则应在医生指导下考虑停用避孕药。

哺乳期妇女准备停止哺乳而用避孕药者，可先用黄体酮后服药，然后连服 22 天，停药来经后接着服第二周期的药物。

如果当天忘记服药，应在次日清晨或 12 小时内补服 1 片，如果容易导致避孕失败。

如为糖衣片，药物主要在糖衣上，要检查糖衣是否完整，受潮、变形、破损的药片不可服用，否则剂量不足，易造成避孕失败。

■ 服用长效口服避孕药的注意事项

长效避孕药服用 1 次避孕 1 个月，避孕有效率在 98% 以上。长效口服避孕药的服法，根据不同药物略有不同。

复方 18 炔诺孕酮：第 1 片药应于月经第 5 天中午服用，以后每隔 28 天服 1 片；在最初 3 个月，每次服药应加服炔雄醚 0.3 毫克。

复方 16 甲基氯地黄体酮：于月经第 5 天服第 1 片药，隔 20 天服第 2 片，再隔 20 天服第 3 片，以后每隔 28 天服 1 片。

复方炔雌醚：于月经第 3 天到第 5 天晚上服第 1 片，隔 20 天服第 2 片，以后每隔 30 天服 1 片。

孕三烯酮：于月经第 5 天到第 7 天服药，每周服 2 次，每次服 1 片，如月经来潮即停服，月经第 5 天到第 7 天再开始服下个周期的药。

长效口服避孕药的避孕效果好，使用很方便，但由于需要维持较长时间的药效，其用药剂量自然就大，所以会产生一些不良反应，多于服药后 10 小时左右出现恶心感觉。

有些人服药后有白带增多的现象，还有一些人可能出现月经不调，如月经过多、过少，经期延长或闭经现象。

服药期间发生不规则阴道少量出血，称突破性出血，系雌激素不足以维持子宫内膜的完整性，局部有少许组织坏死脱落所引起（如果漏服避孕药，也可产生同样现象）。出血如在月经前半期，一般可增服炔雌醇（EE）0.005 毫克~0.015 毫克，连续至 22 日止（口服避孕药同步停止）。如果出血是在月经后半期，常是因为孕激素不足，可每晚加服避孕片 1/2 ~1 片，直到服完计划的 22 片为止；若出血量较多（如月经量），则应当停药，待月经第 5 天起再开始服下一周期药。

一般药物抑制了的激素分泌，替代性对子宫内膜起作用，因而口服避孕药后经血量减少，不需特殊处理。如用药后出现闭经，则反映药物对下丘脑-垂体轴抑制过度，应到医院检查。除非妊娠停用避孕药，否则应在医生指导下用药治疗或暂时采用其他避孕方法。

凡是想长期服用口服避孕药者，最好到医院妇科门诊做一下检查，检查内容包括全身检查、妇科检查、实验室检查等；如条件允许还要做宫颈防癌涂片及妇科 B 超检查等，由医生综合病史、体检及化验等结果，决定能否服用避孕药、服用哪一种药、服药方法、注意事项及可能产生的不良反应等。

紧急避孕药的注意事项

紧急避孕药是在性生活后或觉察到避孕措施（避孕套破裂、滑落、漏服避孕药等）失败后采用的一种"紧急避孕"措施，以起到预防非意愿妊娠的发生。

一种是米非司酮片，商品名为"弗乃尔"，其优点是在性事后 72 小时内只需服用 1 片，避孕效果在 99% 以上。低剂量米非司酮是国家药检局批准用于紧急避孕的新药。

另一种是左炔诺孕酮片，商品名为"毓婷""安婷"，其特点是在性事后72小时内服用两片，间隔期为12小时，避孕效果在98%以上。

首先，紧急避孕只能对本次无保护措施的性生活起作用，且一个月经周期中只能服药1次，本周期服药后性生活仍应采取其他可靠的避孕措施。其次，紧急避孕只是一种临时性补救办法，绝对不能作为常规避孕方法反复使用。再次，紧急避孕失败而妊娠者，新生儿畸形发生率高，必须终止妊娠。最后，紧急避孕要在医生指导下进行。

孕前准备小百科

新婚不宜立即怀孕

受孕应在舒适愉快的生活条件下进行，保证夫妻双方身体健康、精力充沛、精神愉快，并保证有充分的食物营养、睡眠和休息，所以新婚夫妻不宜立即怀孕。

结婚前后，夫妻双方都为婚事操力操劳，精力消耗很大，体能的恢复需要一段时间，何况在新婚宴席上，新郎新娘可能喝酒，甚至会多喝几杯，如果酒后受孕，对胎宝宝极为不利。所以不提倡在洞房第一次过性生活时就受孕。

旅游结婚的夫妻，在旅游期间生活无规律，精神及身体都很疲劳，机体抵抗力也会下降，这些都会使精子和卵子的质量受到影响。而且旅游中，各地气候差别大，天气也会有各种变化，极易受凉感冒，加之疲劳、人群混杂、污染广泛等因素，容易诱发各种疾病。旅游中，吃、住、洗漱等卫生条件也常常不能保证，容易发生呼吸道、消化道或生殖系统感染，常需服用各种抗菌药物，这些对怀孕都不利。所以，建议新婚夫妻在旅游蜜月时能采取避孕措施。

受孕不是一件很容易的事情，尤其对处于某一特殊环境或职业中的女性来说更是如此。虽然精神压力对于怀孕的直接影响相对较小，但是如果精神压力过大，很可能会造成食欲不佳，导致营养失衡，可能会影响到母体及胎儿健康。

■ **压力大会影响子宫和乳腺**

许多女性都有这样的经历，由于工作上的不顺利或者因为家庭矛盾而生气，如果正赶上月经来潮的第一天或第二天，月经往往会突然停止，明显显示出精神

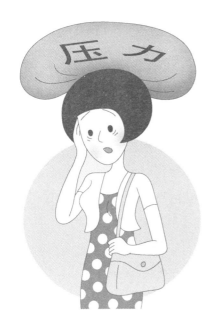

因素对生殖器官功能的不利影响——打乱了月经规律，当然也会影响生育能力。其实月经受到影响还是次要的，更重要的是给子宫和乳腺的健康埋下了隐患。因为乳腺和子宫是女性的生殖器官，对孕育生命有着关键作用，当承受过大精神压力时，往往会产生疾病，影响生育。

■ **压力过大影响体内激素分泌**

来自心理上的压力会造成内分泌的紊乱和失调，直接影响到正常的生理机能。有些女性因盼子心切，而变得整天神经兮兮，或是生活节奏太紧张，人体生物钟严重紊乱，或是工作遭受严重打击，心情抑郁、失眠多梦等，这些因素均会使大脑皮质功能受到抑制，下丘脑-脑垂体与生殖腺的"指挥"与"衔接"功能受到影响，致使内分泌系统失调，最终不能正常排卵，进而引发更加严重的机体疾患。对于患有严重心理疾病的女性，一定要及时做心理咨询，或者接受精神病科医生的治疗。其实有些心理性疾病的治疗并不复杂。心理疾病和生理性疾病一样，都可引起人体的不适或病症，不要讳疾忌医。

034 人工流产后半年才可以怀孕

由于人工流产或早产后子宫的恢复最少需 3 个月，所以人工流产、早产后的妇女应至少 3 个月后才可以再次怀孕。有些器官的完全恢复时间还要更长一些，因此在 1 年后怀孕最好。

无论人流或早产，因女子都已经进入一个妊娠的过程，只要一开始妊娠，身体各器官都会为适应怀孕而发生一系列相应的变化，如子宫逐渐增大变薄；子宫峡部逐渐伸展拉长变薄，扩张成为子宫的一部分；卵巢增大，停止排卵；乳房增大，腺管发育；心肺负担和功能增强，心血排出量增加；血压变化，循环血容量增加；内分泌系统发生变化等。

机体需要长时间的调整才能完全恢复到正常状态。妊娠是一个需要多方面、多系统协调和配合的复杂精密的生理过程，无论哪一方面的失调，都会影响妊娠的过程及质量。在机体，尤其是在卵巢功能、子宫内膜、激素和内分泌调整好之前发生的妊娠，卵子质量、受精卵着床和胚胎的发育都有可能得不到很好的保障。

而剖宫产后的妇女至少需要两年才能怀孕。因为剖宫产给子宫造成了创伤、损害，子宫切开后，子宫壁会留下疤痕组织。不仅子宫内膜的功能恢复、疤痕组织修复需要较长时间，而且其弹性、韧性和厚度都与正常子宫肌肉有很大的差别。在子宫疤痕还没完全修复时怀孕，由于以上差别的存在，使得子宫正常的收缩节律性失调，在子宫扩大和（或）收缩的过程中肌纤维容易发生断裂，有子宫破裂的危险。

另外，术后子宫功能及内膜的修复如不彻底就怀孕，将不能为受精卵的着床和胎儿的发育提供良好的生长环境。如果术后过早怀孕、分娩，极容易发生不协调性宫缩、子宫破裂、胎儿死亡等一系列严重并发症及后果，可威胁母婴生命。

035 女性过胖或过瘦都不宜怀孕

女性过胖或过瘦都会使体内的内分泌功能受到影响。这样，不仅不利于受孕，反而会增加婴儿在出生后第一年患呼吸道或腹泻症的概率，并在孕后易并发妊娠高血压综合征、妊娠糖尿病。那么体重过重或过轻的标准是怎样的呢？通常认为体重如果低于标准体重的15%，则为身体过瘦；如果高于标准体重20%以上，则为身体过胖。

准备怀孕的女性，无论身体过胖还是过瘦都应进行调整，力争达到正常状态。身体偏瘦的女性，可以适当增加优质蛋白质和富含脂肪食物的摄取，如肉类、蛋类及大豆制品，但切记不要因为增加体重而盲目吃补品或大量吃一些零食，否则对妊娠期间胎儿的发育是没有好处的，并且给身上增加了一些没用的脂肪，对产后恢复会不利。身体偏胖的女性，除了积极进行有效的减肥运动外，还要及早请教营养医师制订合理食谱，控制热量摄取，少吃油腻及甜腻食品，多吃蔬菜和水果。但切忌盲目节食减肥，否则对身体的伤害较大，也会给健康受孕带来不良影响。

036 防止性生活不当带来不孕

性生活后之所以会怀孕，是因为精子和卵细胞相遇，结合成受精卵所形成的。如果性生活时不射精，精、卵不能相遇，怀孕也就无从谈起。不射精的原因，既有精神性的，也有器质性的。精神性的因素是害怕怀孕或暂时不想生育而采取中断性交的办法，故意不射精；器质性的因素，是由于某些泌尿生殖道器质性病变，使精液无法排出体外，例如先天性输精管阙如，输精管阻塞等。

射精无能即无射精能力，无性高潮的射精无能与不射精的区别在于，前者无射精的能力，后者有能力射精却因主观意识不使精液射出体外，或者因疾病因素使精液无法射出体外。

阳痿是指性生活时阴茎不能勃起或虽能勃起却不坚硬，以致不能完成性交动作。既然无法性交，当然不能怀孕。

非排卵期性交：女子排卵日期基本上是在下次月经来潮前的 2 周左右。在排卵期前后 2~3 天性交，才有受孕可能。这段时期称为"易受孕期"，对于欲想避孕的夫妻来讲，则是"危险期"。如果在非排卵期性交，由于不排卵，因此一般不会怀孕。

阴道痉挛：由于阴道痉挛，致使性生活不能顺利进行，从而导致继发性不孕。

性交次数过频：有些夫妻认为增加性交次数可以提高怀孕概率，从而频频性交。结果仍然怀孕无望，究其原因，是因为性交次数过频可致精子数量减少，质量降低，甚至射出的精子是发育尚不成熟的幼稚型精子，所以不能怀孕。

只有有规律地进行房事，才能保证精子的数量和质量，从而才有可能怀孕。性交次数过少：性交次数过少，精、卵相遇机会也少，也就不容易受孕。另外，性交次数过少，会造成性交间隔期过长，排出体外的精子质量不高或"老化"，同样不利于怀孕。

逆行射精：正常情况下，精子是应该射出体外的。如果精子不是射出体外，而是逆向流入膀胱，这就是逆行射精。男性尿道兼有排精和排尿两种功能。膀胱括约肌收缩时，尿被"关闭"在膀胱内，如果膀胱括约肌松弛舒张了，尿就会排出体外。此外，尿道穿过尿生殖膈，相当于尿道中段 1/3 与内 1/3 交界处，还有一种尿道膜部括约肌，这种括约肌与排尿无关，只是在射精时才发挥作用。射精时，膀胱括约肌收缩，尿道膜部括约肌开始松弛，积蓄的精液便从尿道口射出，这就发生了射精，这是正常情况。如果这些复杂的解剖结构和生理功能发生了问题，射精时输精管等的收缩节律出现紊乱，或者膀胱括约肌没有同时收缩，精液便不由尿道排出，而逆行进入膀胱，这就是逆行射精。引起逆行射精的原因，除了功能性因素外，还有器质性原因，如女性尿道狭窄、精阜肥大、青年型糖尿病所致膀胱颈功能紊乱和手术损伤该括约肌等。

性交技术错误：如不在阴道内性交，或由于性交体位的不正确，致使精液不能如期到达宫颈口等。

大龄女性怀孕更需谨慎

一般来讲，35 岁以上首次妊娠的大龄女性，其胎儿在宫内生长受限和早产的可能性较大。具体表现是：早产儿或足月新生儿的体重低于同孕周龄的正常儿；不明原因的死胎也增多，先天性畸形率如染色体异常的唐氏儿等风险也相对增加。因此，大龄产妇要想做到优生优育，应做一些必要的优生咨询，了解一些相关知识，做好各方面的准备。专家指出，人类的生殖力会随着年龄的增长而逐渐降低，女性最佳的生育年龄在 25~30 岁，35 岁之后再选择怀孕，身体的各项生理机能已有不同程度的下降，会自然产生各种不良因素。

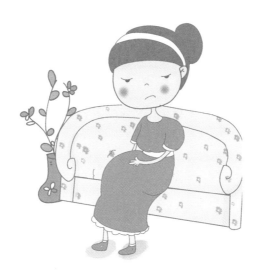

大龄女性受孕概率偏低。女性随着年龄增大，排卵越来越不规律，受孕机会就会变小。大龄女性流产概率高。女性过了 35 岁，流产的概率会大大增加。

大龄女性胎儿致畸率高。女性的生殖细胞一般在 35 岁以后就开始逐渐老化，并且很容易受到病毒感染、环境污染等影响，孕妇年龄越大，卵子越容易受影响，卵细胞质量也会随之下降，容易发生染色体分裂异常。

大龄女性有一些会患有妇科或内科疾病，如子宫肌瘤、卵巢囊肿、月经不调、原发性高血压等，对怀孕及胎儿的发育也有一定影响。大龄孕产妇的妊娠高血压综合征发病率约为年轻孕产妇的 5 倍，因而较易导致胎儿宫内生长发育受限。此外，孕妇年龄越大，发生糖尿病、心脏病及肾病等并发症的概率就越高。

大龄产妇生育的子女痴呆儿和畸形儿的发生率明显增高，产妇年龄过大也会导致难产、胎儿死亡率增加。因为产妇年龄越大，卵细胞可能发生变化，人体包括卵巢所承受的各种射线和有害物质的影响也就越多，这些因素都会使遗传物质发生突变的机会增多。遗传物质染色体在细胞分裂过程中发生不分离现象，最常见的是 21 号染色体不分离，结果导致出现先天性愚型儿。患儿的染色体分析检查可见有 3 条 21 号染色体，故又称"21－三体综合征"唐氏儿。这种人智能极低下，长大后生活也不能自理。除了体表异常外，尚有心脏、消化道等内脏畸形。近年还发现母亲年龄太轻或父亲 55 岁以上时，亦可能对胎儿造成不良影响。因此凡母亲年龄在 35 岁以上，生过先天愚型儿，或家族中有先天愚型患者，都应去咨询门诊进行必要的检查，并且再次妊娠后对子宫内的胎儿应做产前诊断，以了解是否有患"21－三体综合征"的可能。若此胎儿染色体正常，则可继续妊娠，直至分娩；若发现有染色体异常，应及早终止妊娠。

038 大龄女性孕前应做哪些准备

大龄女性妊娠前要做好心理和身体两方面准备。从心理上，要放松心情，大龄女性妊娠虽有一些不利因素，但这些不利因素并不是在每个高龄孕妇的身上都会发生的。要想做到优生优育，大龄女性应做一些必要的优生咨询，了解一些生育知识，正确对待妊娠及分娩中的问题，做好妊娠的心理准备，切不可焦急、忧虑，否则会影响受孕的机会。尽可能选择合适受孕的时间，保证身体在没有受各种细菌感染的情况下怀孕。

夫妻双方都应在身体各方面情况最佳时妊娠，所以妊娠前夫妻双方要做一次全面的体检。如有慢性病要在进行治疗后，身体痊愈或病情较为稳定的情况下再怀孕。如需长期用药者要进行咨询，看药物是否影响胎儿发育，再决定是否需要停药，患有急性病时一定不要怀孕。准备妊娠前一定要开始服用小剂量叶酸，以预防胎儿神经管发育畸形，一般是从孕前 3 个月服用到孕后 3 个月。

如果想了解自己是否已感染过对妊娠有影响的几种病毒，可在妊娠前抽血做这方面的检查，同时要注意远离不良环境，减少接触有害气体和有害物质。

大龄女性要想受孕，还需要做到以下几点：第一，调经是孕前的重要事项。所谓调经是指调整月经，使行经时间有规律，经期长短适宜，经量多少正常化，因为量少有可能是内膜太薄，会使着床不易。第二，饮食方面，以高蛋白、低脂肪、性温和的食物为宜。茶、酒、烟、咖啡以及含酒精和咖啡因的食品都不适宜。第三，生活上应该远离不良环境，如太嘈杂、拥挤的空间和有放射线的地方，避免被动吸烟。第四，不可随意使用抗生素或激素类药物，远离传染病患者。大龄女性在孕前将身体调整至最佳状态是非常必要的，孕时注意身体保健，随时观察自己的饮食、睡眠、大小便是否正常，一旦生病，应及时去医院检查和诊治。

039 适龄生育，身心更完美

现代社会，"生儿育女"这项亘古不变的生活理念已经被改变了，新出现的"丁克"一族就是不愿意要孩子的一群人。显然，"丁克"一族更多考虑了宝宝给自己的生活带来的不便，如果了解了生育对于女性身心的益处，在选择时也许会更理性、更冷静。

■ 生育让女性更完美

增强免疫力：一次完整的孕育和分娩经历，能增强女性生殖系统的抗肿瘤能力，如降低乳腺癌、卵巢癌、子宫内膜癌的发病率。怀孕和分娩可使身体的排毒、抗感、抗癌及抗心血管病的能力增强。

减缓衰老：生育的女性，由于体内激素的作用，怀孕以及分娩后的哺乳都会使排卵暂时停止一段时间，这样就使卵巢推迟了一定数量的卵子排出，由此便推迟了她们进入更年期的时间，使身体衰老的速度减慢。

家庭更加稳定：女性在孕育生命的过程中，会更加深刻地体会到人生的哲理，从养育孩子的辛苦中学会无私的爱，还可以使夫妻凝聚出同舟共济的宝贵感情，从而使家庭更加稳定。

妈妈的优势

更灵敏的感觉：妈妈的视觉灵敏度和观察力要高于那些没有经历过怀孕生产的女性。带宝宝练就了她们眼观六路、耳听八方的超常能力。

更高的效率：妈妈们已经自然而然地懂得合理地安排每天的时间和活动，把孩子、家庭和工作的关系尽力处理好，使每一方面都能安排妥当。

有更理想的生活：做了妈妈之后会想要去实现一些自己的理想或做成一些事情，这并不只是做了一个母亲之后的简单的行为，而是一种想要为自己、为孩子完成些事情的心理。

有更弹性的身体和精神：妈妈们在整个带孩子的过程中，锻炼得能够承受更多的压力与不确定性，能够正视压力并通过自己的能力转化或化解压力。

040 警惕铅污染对优生的影响

铅可通过呼吸、饮水、食物、皮肤接触等多种途径进入人体，它虽不是人体必需的元素，但却是人体内经常存在的成分之一，铅对优生的影响较大。

铅污染的危害

铅对人类生殖功能的影响与剂量有关，血铅250克/升~400克/升可导致男性精子异常、精子数目减少、精子畸形率增高、精子活动力下降等；女性铅中毒会导致不孕、胚胎生长发育受影响，如流产、胎儿或婴儿死亡及婴儿发育迟缓等，胎儿即使能够存活也会智力低下等。

我国出生监测研究指出，在妊娠前3个月前后接触铅，与胎儿中枢神经系统畸形有关，可导致胎儿中枢神经系统毒性损伤，并且这种由铅中毒造成的神经病变将会是永久性、不可逆、终身性的损伤。

预防铅污染的措施

备孕和怀孕期间尽量避免进入市中心汽车频繁出入的环境。

女性的居室要避免用油漆装饰墙壁。

减少因食品污染而摄入的铅，不食含铅食品，如酒、松花蛋、酸性罐头食品等。

不使用锡合金水壶、酒壶，不用着色的陶瓷锅具、面盆、碗碟等，不使用这类锅具煮或存放酸性食物，不用塑料袋的着色面接触食品。

专家提醒

《女职工禁忌劳动范围的规定》中规定：已婚待孕女职工禁从事含铅作业，怀孕女职工禁从事作业场所空气中铅及其化合物浓度超过国家卫生标准的作业。

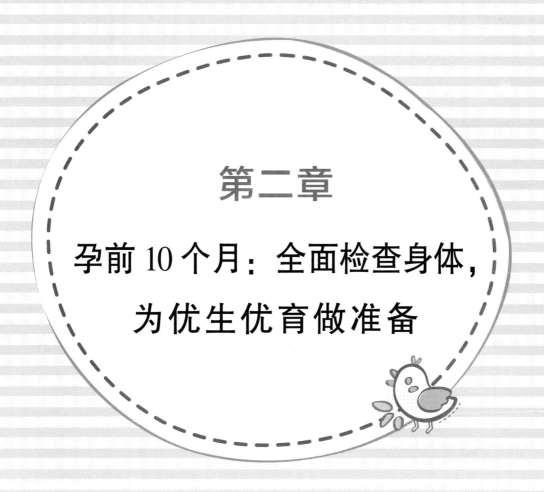

第二章

孕前 10 个月：全面检查身体，为优生优育做准备

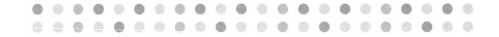

001 孕前 10 月如何准备优生

优生优育始于孕前。如果有一天年轻夫妇决定要个可爱的宝宝，别忘了先拟订一份详细的孕前计划，这样可为健康宝宝的到来做好充分的准备。

■ 第 1 阶段（孕前 10 个月）

做个全面体检：孕前做体检，评估一下自身的健康状况，是维护女性生殖健康、培育健康宝宝的最基本行动。可以去医院"计划生育科"或是妇科，向医师说明来意，请她们做相应的检查；如发现疾病，应尽快医治，以免服用的药物对日后怀孕产生不良影响。

测体温、验精液：基础体温是女性清晨起床尚未活动时的体温。从月经到排卵前的这段时间，体温比较低，当开始排卵的时候，体温急剧升高，黏液分泌旺盛，表明是受孕的好时机。连续几个月的记录，可以检测出排卵的具体规律。另外，让准爸爸也去医院，在医师的帮助下，采集精液样本，分析精子的数量、移动性和活力，判断是否有足够的、高质量的精子。远离不安全环境：如果工作中经常接触化学物质、超强电磁波等，在准备受孕期间，要特别小心。在生活中应尽量少接触染发剂；一天超过 8 小时以上的电脑操作显然也是不健康的；在办公室应每隔 3 小时离开一下空调环境，去户外透透新鲜空气。

■ 第 2 阶段（孕前 6 个月）

精算出排卵日：为了提高受孕率，要算好排卵日，也就是月经来潮当日加上 15 天。如果平时月经周期不够准确，也可以按照预计下次月经来潮之日向前推 14 天的方法计算。

选择受孕时机：一般认为，8 月份受孕、5 月份分娩比较好。初秋时节，天气比较凉爽，各种富含维生素的新鲜瓜果、蔬菜，以及肉、鱼、蛋、奶制品等均比较丰富，为女性及时摄取并储备多种营养创造了有利条件。等到寒冬时节，胎儿已平安地度过了最易感染病毒的敏感期；临产时，正是气候适宜的春末夏初，避免了宝宝出生后因天气炎热而生痱子，也有利于新妈妈的饮食调理和身体恢复。

看牙医：牙齿对怀孕有着特别重要的影响。尤其是孕母牙齿原来就有龋齿等问题的时候，就应该及时修补。整个孕期最好不要看牙医，X射线的检查、麻醉药和止痛药等都会对胎儿不利，所以应在孕前做个口腔保健，洗一次牙，确保牙齿健康，以免后患。

开始有规律的运动：在进行至少1个月有规律的运动后再怀孕，可促进女性体内激素的合理调配。规律运动可确保受孕时女性体内激素的平衡与受精卵的顺利着床；促进胎儿的发育，提高身体的灵活度，避免孕早期发生流产；明显减轻分娩时的难度和痛苦。晨跑、瑜伽、游泳等运动形式都是不错的选择，即便是每天慢跑和散步也有利于改善体质。运动可以不要求强度，但要注重坚持。

养成良好的膳食习惯：不同的食物所含的营养成分和含量各不相同。孕妇应尽量吃得杂一些，不可偏食，以确保今后自己和宝宝都健康。孕妇不妨多吃一些含有优质蛋白质的豆类、蛋类、瘦肉以及鱼等，尤其是含碘食物如紫菜、海蜇；含锌、铜食物如鸡肉、牛肉、羊肉；有助于帮助补铁的食物如芝麻、猪肝、芹菜等也应在饮食中增加。此外，足量的维生素也是不可偏废的，新鲜的瓜果和蔬菜就是天然维生素的来源。能降低无脑儿、脊柱裂等神经管畸形发生概率的叶酸，要提前补充。如果女子体重超常（偏瘦或偏胖），同样会使怀孕的机会大大降低。所以，体重问题也需要从这一阶段开始加以重视。

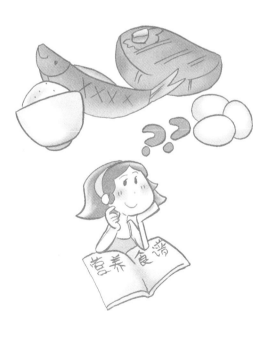

调整生活方式：备孕夫妇要戒烟禁酒，咖啡限制在每天1杯之内，至于可乐最好不喝，代之以新鲜果汁或蔬菜汁。此外，准爸爸最好还是不要留须，哪怕嘴唇上下的胡须也不要放过，因为胡须会吸附空气

中的灰尘和污染物，通过呼吸进入体内，影响生精的内环境，也可能在与妻子接吻时，将各种病原微生物轻而易举地传染给妻子。

改变避孕方式：虽然新型的短效避孕药对母亲和意外妊娠胎儿的损害已大大降低，有些避孕药可以还未停药就计划妊娠，但如果有尽快怀孕的意向，医师还是会建议提前6个月左右停止使用避孕药，而改用避孕套等物理避孕方式或自然避孕法等。

■ 第3阶段（孕前3个月）

调整性生活频率：在计划怀孕的阶段里，要适当减少性生活的频率。准爸爸应通过增加健身的次数，以保证精子的数量和质量。

考虑TORCH筛选：这是一项针对至少4种可能严重危害胎儿发育的宫内感染病原体而进行的筛选。主要是检测准妈妈体内风疹病毒、巨细胞病毒、弓形虫、单纯疱疹病毒等的抗体水平。根据检测结果来估算胎儿可能发生宫内感染乃至畸形、发育异常的风险，最大限度地保障生育一个健康的宝宝。

■ 第4阶段（孕前1个月）

经过长时间的准备，备孕夫妇的身体都处在孕育宝宝的状态了，现在就将进行最后的冲刺阶段。在这个月里，应尽可能地放松心情，放弃一切"防范措施"。为了增加"命中率"，选个最容易中标的夜晚做爱，一个可爱而健康的"准宝宝"就可能会如愿以偿地落户于子宫。

002　未孕女性的自检

■ 孕前的月经史

如果月经周期不规律，有可能预示着甲状腺问题、泌乳素水平或多囊卵巢综合征。一般来说，每个月的出血量是不同的，但是如果长时间流血，可能排卵有问题；突然大量的出血可能预示子宫内纤维瘤的存在。在两次月经周期之间是否有出血现象，或者有不明原因的流血？来月经的那几天，您是否会感到剧烈的骨盆痛或是腹部绞痛？这种严重的疼痛预示着可能患有子宫内膜异位症或盆腔粘连。如果有上述情况，应到妇科检查。孕前的疾病史：您是否患有子宫内膜异位症？此病易引起女性不孕。是否患有多囊卵巢综合征？此病会导致排卵紊乱，增加受孕困难。骨盆或腰部进行过手术吗？手术有时会留下瘢痕，影响受孕。您是否患有慢性疾病，如糖尿病、甲状腺疾病或高血压？如有些慢性疾病本身及治疗有可能会导致不孕或高危妊娠。如有以上情况，请到医院就诊。

■ 孕前的生育史

您是否曾经怀过孕，或是出现过孕期并发症？以前的怀孕有可能造成瘢痕，或是使身体条件恶化，影响再次怀孕。您是否出现过流产？一共有过多少次？反复发生流产是生育机能存在问题的一种表现形式，意味着您的身体在怀孕过程中需要额外的帮助。如有以上情况，请在孕前咨询妇产科医生。

■ 孕前的服药史

您是否正在服用某种药物？对受孕有影响的药物应在停服 6 个月以上再考虑怀孕。

■ 孕前的性生活史

您是否使用过宫内节育器？宫内节育器能使感染性盆腔疾病的发病率提高。您是否感染过性传播疾病，是哪一种？输卵管问题和感染性盆腔疾病可能与衣原体和淋病病毒的感染有关。您要特别关注自己性生活时感到的疼痛，这是子宫内膜异位症或盆腔粘连引发感染性盆腔疾病的征兆。如果流血，这有可能是生殖道感染或是子宫或子宫颈的问题。如有以上情况，请在孕前咨询妇产科医生或就诊。

■ 孕前的生活习惯

每天您平均会饮用多少杯含有咖啡因的饮料，如茶、咖啡或苏打水？有实验证实，女性喝的咖啡越多，怀孕的可能性越小。即使怀孕了，过度摄取咖啡也会影响胎儿发育，所以最好少喝或不喝。您喝酒吗？在备孕和受孕期间应戒酒，因为有研究证实，饮酒会降低受孕的概率。孕期，尤其是孕早期，是胎儿器官分化的重要时期，也应戒酒。您抽烟吗？在备孕和受孕期间应戒烟，有研究表明，香烟中的烟碱会降低女性体内雌激素的水平，影响受孕。您的体重是否偏低或超重（太瘦或超重都会打乱女性的排卵周期）？请在孕前咨询妇产科医生。

孕前女性常规检查

血常规检查

通过静脉抽血，主要检测备孕女性血液中铁、锌等微量元素的含量、血小板数值等，目的是及早发现是否有贫血、感染以及人体凝血等血液系统疾病和状况。如果备孕准妈妈贫血，不仅有可能使子宫缺氧缺血，导致胎宝宝生长受限，由此健康受到一系列影响，例如易感染、抵抗力下降、生长发育落后等，并且易发生早产、死胎和低出生体重儿。孕妇还会出现产后出血、产褥感染等并发症。备孕准妈妈生产时或多或少会出血，所以检查是否拥有正常的凝血功能十分重要。

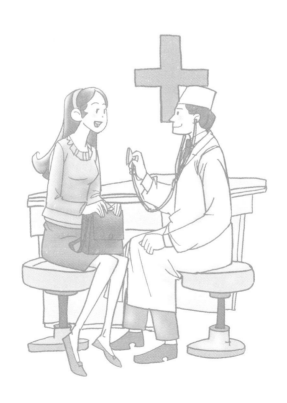

■ 尿常规检查

通过查尿，主要对备孕女性的泌尿系统的状况进行检查，有助于了解孕前肾脏状态和全身营养情况，确认有无泌尿系统感染、肾脏疾病和糖尿病。10个月的孕期对于准妈妈的肾脏系统是一个巨大的考验，身体代谢的增加，会使肾脏的负担加重。如果肾脏存在疾病，易发生胎死宫内、流产的风险，并且，在孕期或者分娩后可能会引发尿毒症等严重的疾病，后果会非常严重。

■ 肝肾功能检查

通过静脉抽血，对备孕准妈妈的肝肾功能进行检查，内容主要包括总蛋白和白蛋白、胆红素、氨基转移酶、肾功能、血脂等，主要是了解孕前的身体状态和营养状态，有无肝肾脏疾病和损伤。如果备孕准妈妈是病毒性肝炎患者，怀孕后会造成胎宝宝早产，甚至新生儿死亡等后果；肝炎病毒还可直接传播给胎宝宝。

■ 妇科生殖系统检查

妇科检查首先是指妇科常规检查，医生通过目测和触摸，检查外阴有无肿物、炎症、性病等皮肤改变，检查子宫的大小、形态和位置是否正常，卵巢的大小和形态是否正常，盆腔有无触痛和压痛等。

其次是阴道分泌物涂片检查。检查有无阴道畸形、阴道炎症，对白带进行显微镜检查，确定有无阴道滴虫感染和真菌感染，判定阴道清洁度。然后是宫颈检查。该检查可确定有无宫颈炎症、宫颈糜烂和赘生物等。为了预防宫颈癌的发生，应进行宫颈刮片检查，也就是防癌涂片检查，通过这种方法几乎90%都能查出。如果宫颈刮片不正常，还应在医生指导下做进一步检查。

对备孕女性的普通阴道分泌物进行检查，可以通过白带常规筛查滴虫、真菌、支原体、衣原体感染，以及淋病、梅毒、艾滋病等性传播性疾病。如备孕女性患有性传播疾病，应先彻底治疗，然后再怀孕，否则会发生流产、早产等危险。

■ 内分泌全套检查

内分泌全套检查主要包括血清生长激素、血清催乳激素、血清促甲状腺激素、血清促肾上腺皮质激素、血清促性腺激素、促卵泡激素、促黄体生成激素、血清抗利尿激素、甲状腺和甲状旁腺、肾上腺、性腺、血雌二醇、血孕酮、血浆胰岛素等。通过检查可以对备孕准妈妈月经不调等卵巢疾病进行诊断。例如患卵巢肿瘤的女性，即使肿瘤为良性，怀孕后也常常会因为子宫的增大影响了对肿瘤的观察而延误治疗，甚至导致流产、早产等危险。

◼ 染色体检查

通过静脉血检查遗传性疾病。如果染色体异常，会导致畸形儿或流产的发生，故应及早发现克氏综合征、唐氏综合征等遗传疾病、不育症。有遗传病家族史的育龄夫妇以及反复流产的备孕准妈妈必须做此项目。

◼ 超声（B超）检查

B超检查可以帮助了解备孕准妈妈子宫及卵巢发育的情况，如宫颈管长度、输卵管有无异常，以确定有无子宫疾病，如子宫肌瘤、子宫腺肌病、子宫内膜异位症、卵巢肿瘤等。如果出现类似状况，备孕女性应该在孕前先彻底治疗。

004 备孕夫妻的优生检查

◼ 精液分析

最佳检测时间：孕前 3~6 个月。通过检查，了解精液的受孕能力，正常精液的指标如下。

精液量：每次 2 毫升~6 毫升。超过 8 毫升称为精液量过多症，不足 1.5 毫升者则为精液量过少症。

精液 pH 值：7.2~8.0。

精液液化情况：30 分钟完全液化。超过 1 小时不液化者称为精液液化不良症。

精液中精子数量：2000 万/毫升以上。

精子活动力：50%以上属于 a 级与 b 级（按照精液质量的优劣依次为 a、b、c、d 级）。

精子存活率：70%以上是活的。

精子形态：正常形态精子不少于 50%。

分析男性生育能力不能单从精液的一项指标定论，应对精子数量、活力、活动率、液化时间、畸形率等多方面进行综合能力分析。

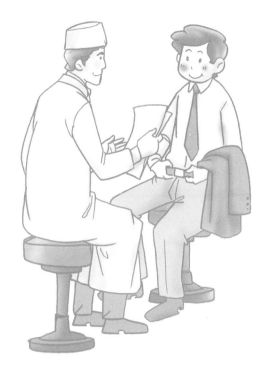

■ 宫颈涂片检查

最佳检测时间：孕前 3~6 个月。目前常用的宫颈刮片检查方法有传统的巴氏法和宫颈防癌涂片（TCT）。

检查前注意：

● 检查要安排在非月经期进行。

● 如果备孕准妈妈患有妇科急性炎症或感染（淋病、滴虫感染、衣原体感染等），要先治疗感染，待炎症消退后再进行刮片检查，以免结果受到干扰。

● 计划检查前 48 小时内不要冲洗阴道或使用置入阴道的栓剂，也不要有性生活。

■ 人类乳头瘤状病毒检查

最佳检测时间：孕前 3~6 个月。

如果备孕准妈妈在进行常规阴道检查时，可见宫颈表浅糜烂、有接触性出血，甚至常有白带增多、腥臭及阴道不规则出血等现象，最好同时进行人类乳头瘤状病毒（HPV）检查。生殖道 HPV 感染是一种常见的性传播疾病，与多人有性关系或性关系不当的女性往往容易感染 HPV。由于 HPV 感染是宫颈癌的病因，因此必须重视这种感染，加强 HPV 病毒检查，可以预防宫颈癌的发生。

■ "优生四项" 即抗感染筛查（TORCH）

最佳检测时间：孕前 3~6 个月。

TORCH 抗感染筛查是对备孕准妈妈风疹病毒（RV）、巨细胞病毒（CMV）、单纯疱疹病毒（HSV）、弓形虫（TOX）等进行筛查。TORCH 感染是导致流产、胎死宫内、畸形的主要原因之一。如果备孕准妈妈感染后怀孕，病原体可通过胎盘垂直传播，导致胚胎停止发育、流产、死胎、早产、先天畸形等，甚至影响出生后婴幼儿智力发育，造成其终身后遗症等严重后果。通过孕前抗感染筛查可以降低胎宝宝宫内感染率并给予优生指导，减少宝宝的出生缺陷发生率，所以称之为 "优生四项" 筛查。

■ 遗传性疾病筛查

最佳检测时间：孕前 3~6 个月。

遗传是指亲代与子代之间的相似，所以遗传与胎儿健康成长有着密切的关系，它是胎儿健康成长的基础。父母如患有遗传病，就有可能造成流产、死胎、胎儿畸形、智力障碍等不良后果。遗传性疾病的预防需从确定配偶前做起，通过婚前咨询、婚前检查来避免。如已确诊为家族有遗传性疾病，则结婚后不应生育。

遗传病学研究表明，目前世界上已发现的遗传病有 4000 多种，可分为三大类，即染色体疾病、单基因遗传性疾病和多基因遗传性疾病。下面这些夫妇需要筛查遗传性疾病：

- 双亲中任何一方有染色体异常者。
- 近亲中有先天愚型或其他染色体异常者。
- 连续 3 次以上自然流产者。
- 某些隐性遗传性疾病需做性别鉴定者（性别鉴定须经有关部门批准）。
- 以前孕育的胎儿或双亲中有神经系统缺陷者。

■ 确定不孕症的检查

最佳检测时间：未孕 2 年以上即可检查。

如以上检查未发现异常，准备受孕的妈妈还是一直不孕，可进行一系列特殊检查：基础体温测定、宫颈黏液检查、阴道脱落细胞检查、激素水平的测定、输卵管畅通试验、性交后试验、宫颈黏液与精液相合试验、内镜检查。

005 孕前检查孕激素水平很重要

孕激素是卵巢分泌的具有生物活性的主要激素，特别是在怀孕过程中，它扮演着非常重要的角色。

■ 孕激素的作用

孕激素的作用是在雌激素作用的基础上发挥的，主要作用是：

①调节月经周期及助孕作用。可以进一步使子宫内膜增生，使其腺体、血管增生，腺体分泌，为受精卵在子宫壁的种植做好准备。妊娠开始后，可促使子宫内膜继续增厚，形成蜕膜，充分供给孕卵以营养物质。

②减少子宫收缩，降低子宫肌肉对子宫收缩素的敏感性，保证子宫的安静，故有"安胎"作用。

③在妊娠期间能抑制排卵，阻止再受孕。

④使子宫口闭合，宫颈黏液分泌减少、变稠，精子不易通过。

⑤抑制输卵管肌肉的收缩，延缓卵子向子宫方向移动。可以说，如果孕激素出现问题，会比难以受孕，即使怀孕，也会发生流产、早产。

所以，女性孕前可以检测一下孕激素水平。

■ 如何检测孕激素水平

检测孕激素最直接的方法就是去医院抽血，医生会通过检查血清来判断女性孕激素是不是正常。备孕女性还可以通过测量基础体温来判断孕激素水平，主要是测量排卵后的基础体温。排卵后体温上升应维持在 14 天左右，上升幅度应大于 0.5℃，否则应视为孕激素水平低下。

孕激素低的时候，可以进行药物治疗，比较常用的中药是女性宝胶囊，西药是黄体酮注射液以及绒毛膜促性腺激素等。不过，不管是中药还是西药都必须在医生指导下服用或注射。千万不能擅自用药，用药不当或超过一定用量，会使子宫内膜变薄甚至萎缩。

除了使用药物治疗孕激素不足外，在日常生活中也可通过饮食调养来起到辅助的治疗作用。日常生活中保持规律的作息以及和谐的性生活有利于平衡内分泌，刺激孕激素的分泌。同时在饮食方面应该注意多选择那些植物性雌激素较为丰富的食品，如大豆、小麦、黑米、扁豆、葵花子、茴香、洋葱等，不仅易得而且安全，可适量多吃。

006 备孕期女性要重视痛经问题

■ 原发性痛经

能够导致子宫强烈收缩的原因，都会引发痛经。女性内分泌功能尚不协调，孕激素分泌过多，会引起宫口收缩影响经血排出；体内前列腺素分泌过高，使子宫收缩增强也会导致痛经。此外，紧张、抑郁、情绪不稳定等精神因素也可造成内膜脱落困难，为了促进其脱离，子宫需要加大收缩力度，从而引发痛经。以上种种原因引起的痛经称原发性痛经，即没有其他疾病，是由自身体质因素造成的痛经，这种情况大都可以自愈。

在原发性痛经中有一种膜样痛经，月经后期孕激素水平缓慢下降，或不下降，使内膜组织不容易分解变碎，因此唯一的反应是整个子宫内膜呈子宫性状排出，这就是人们称为有一块肉样组织随月经排出，在它没有排出前产生疼痛，因此称为膜样痛经，排出后疼痛也随之消失了。

原发性痛经的发生与子宫内膜分泌的前列腺素有关，当月经周期开始时，存在于子宫内膜细胞内的前列腺素被释放出来，从而引起子宫肌肉的收缩。假如前列腺素的分泌过量，正常的收缩反应就可能变成一种强烈的疼痛性痉挛，致使血流暂时中断，子宫肌肉处于缺氧状态，从而引起"痉挛"。

此外，过多的前列腺素释放也会导致肠道平滑肌的收缩，出现腹泻、恶心及呕吐症状。

■ 继发性痛经

继发性痛经又称为器质性痛经，是由于女性生殖器官发生了疾病，痛经只是这些疾病相伴随的一个症状。最常引起痛经的妇科疾患有子宫内膜异位症、子宫肌腺病、子宫黏膜下肌瘤、子宫颈内口或宫腔粘连、宫颈管失窄、生殖道畸形、放置避孕环以及盆腔炎等。

患痛经的女性常常担心痛经是否影响生育。应该说原发性痛经多不影响生育，而继发性痛经就不一定了，若引起继发性痛经的妇科疾病本身引起不孕或不育，如子宫内膜异位症、宫腔粘连、盆腔炎，那么这种痛经就会伴随不育。

■ 生活方式与痛经的关系

不良饮食习惯、性生活不洁以及不注意经期卫生、避孕失败导致的多次人流等因素，都是诱发痛经的主要原因。譬如贪吃冷饮，因为过多的冷饮吃到肠胃里，会影响下腹部盆腔的血液循环，造成经期子宫异常收缩，从而引发痛经。

■ 对痛经认识上的误区

目前用药物治疗痛经还缺乏十分有效的方法，致使很多痛经女性无法摆脱每月1次的痛苦。而许多痛经患者久治不愈的原因来自对痛经认识上的种种误区：

单纯止痛：对轻微的痛经，每月服1~2片止痛药可以奏效，而像子宫内膜异位症等引起的痛经，是逐月加重的，大量止痛药会产生耐药性，到最后，即使服用大量药物也无法止住疼痛。

忽视调养：造成月经不调有多方面的因素，如情绪、劳累、寒冷、运动、饮食习惯等，这些因素都可引起内分泌失调、免疫力下降，从而引起痛经。忽视药物以外的调理，常常是治疗痛经的最大误区。

■ 痛经女性的生活调理

在生活方式方面，痛经患者可以采取下面这些调理方法。

避寒冷：在寒冷的天气里不注意保暖，夏日贪食冷饮，都可以引起痛经。在行经时尤其不能吃雪糕、饮冰水，不能涉水、洗冷水浴或游泳。

讲卫生：一定要禁止经期性交、坐浴等。平时要勤洗外阴部，注意冲洗阴道；要穿纯棉透气的内裤，而且要每天换洗，卫生巾、护垫要清洁，杜绝细菌上行感染。

重饮食：一般来讲，痛经患者不宜过多食用寒凉性质的食物，如海鲜、鸭肉等。可多食用一些温热、行气通瘀的食物，如牛羊肉、荔枝、生姜、橘子、萝卜、茴香、山楂等。

多运动：运动能使女人健康，登山、游泳、郊游、打球以及去健身房，选择一项您自己喜爱的运动，会使您的体质大大地改善，当您身体的防御系统变得坚固起来的时候，痛经就会悄然退却。

调情志：精神上的压力可导致痛经，因此，放松心情，抛弃烦恼，保持身心愉悦，对痛经女性来说是非常重要的。

007 中医调理和治疗痛经法

中医一般将痛经分为气滞型、血瘀型、寒湿型、气血不足型。在选药时不能只按症状对号入座，发病原因在辨证时更有参考价值。气滞型多因精神刺激、工作紧张、压力过大而发病；血瘀型多伴有盆腔炎症、腹部包块且疼痛剧烈；寒湿型多因受寒、久居潮湿之地而发病，且患者平日有嗜冷的饮食生活习惯；气血不足型多属于体质虚弱、贫血、生殖器官发育不良，且病程日久、缠绵不愈者。

■ 气滞型痛经

经期腹痛，疼痛走窜不定，伴有乳房胸肋胀痛、月经提前错后、烦躁易怒、饮食减少。应当采用舒肝解郁、行气通经的治法，常用七制香附丸、当归丸、加味逍遥散、妇科通经丸等中成药治疗。

■ 寒湿型痛经

经前或经期腹部疼痛发冷，月经量少，颜色暗红或色黑，经期常错后，并有怕冷、手足冰凉、腰酸等症状。应当采用温经止痛的治法，常用经期腹痛丸、艾附暖宫丸治疗；如果月经错后且夹有血块者，也可使用调经活血片、调经化瘀丸，既可温经散寒，又能行气活血。

血瘀型痛经的症状：行经腹痛，月经量少，夹有血块，疼痛剧烈且逐渐加重，大多经期不准。应当采用活血化瘀的治法，常用当归丸、痛经丸、益母丸、少腹逐瘀丸、妇科调经片等中成药治疗。出血量多者不宜选用益母丸。临床上子宫内膜异位、子宫肌腺病、盂腔炎症多属于此种类型。

■ 气血不足型痛经

月经不准，经期腹痛，疼痛可延至月经干净后数日，月经量少色淡，并有气短乏力、面色苍白等症状，应当采用双补气血的治法，常用八珍益母丸、八宝坤顺丸、五子衍宗丸等中成药治疗。临床上子宫发育不良、宫颈狭窄、贫血及病后体虚的患者多属于此类型。

008 孕前及时免疫，消除健康隐患

每个准备做妈妈的人都希望在孕育宝宝的 10 个月里平平安安，不受疾病的打扰。加强锻炼、增强机体抵抗力是根本的解决之道。但针对某些传染疾病，最直接、最有效的办法就是注射疫苗。

■ 风疹疫苗

风疹病毒可以通过呼吸道传播。有 25% 的早孕期风疹感染的女性会出现先兆流产、流产、胎死宫内等严重后果，也可能会造成婴儿先天性畸形、先天性耳聋等不幸。因此，如果在妊娠初期感染上风疹病毒，医生很可能会建议您做人工流产。如果想在孕期避免感染风疹病毒，目前最可靠的方法就是接种风疹疫苗。但切不可在怀孕之后才进行接种。

注射时间：至少应在受孕前 6 个月注射。因为注射后大约需要 3 个月的时间，人体内才会产生抗体。

效果：疫苗注射有效率在 98% 左右，可以达到终身免疫。

■ 乙肝疫苗

我国是乙型肝炎高发地区，被乙肝病毒感染的人群高达 10% 左右。母婴垂直传播是乙型肝炎的主要传播途径之一。一旦传染给孩子，他们中很大一部分人会

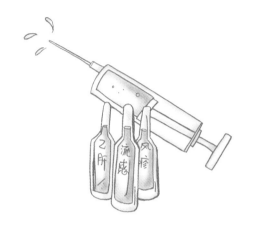

发展成慢性乙肝病毒携带者，其中25%在成年后会转化成肝硬化或肝癌。因此还是及早预防为好。

注射时间：按照"0、1、6"的程序注射。即从第1针算起，此后1个月时注射第2针，在6个月的时候注射第3针。加上注射后产生抗体需要的时间，至少应在受孕前9个月进行注射。

效果：免疫率可达95%以上。免疫有效期在7年以上，如果有必要，可在注射疫苗五六年后加强注射1次。

还有一些疫苗可根据自己的需求，向医生咨询，作出选择。

甲肝疫苗：甲肝病毒可通过水源、饮食传播。而妊娠期因为内分泌的改变和营养需求量的增加，肝脏负担加重，抵抗病毒的能力减弱，极易感染。专家建议，高危人群（经常出差或经常在外面吃饭者）应在受孕前3个月注射甲肝疫苗。

水痘疫苗：早孕期感染水痘可导致胎儿先天性水痘或新生儿水痘，如果怀孕后期感染水痘可能导致准妈妈患严重肺炎甚至致命。因此女性至少应在受孕前3个月注射水痘疫苗。

流感疫苗：流感疫苗属于短效疫苗，抗病时间只能维持1年左右，而且只能预防几种流感病毒，备孕女性可以根据自己的身体具体状况自行选择。在中国北方地区每年的10月底或11月初，南方地区每年11月底或12月初都是注射疫苗的时间。备孕女性应该在注射流感疫苗3个月后再怀孕。

女性如果有接种疫苗的需求，应该向医生说明自己是否怀孕的情况，以及以往、目前的健康状况和过敏史等，让专科医生决定究竟该不该注射，这才是最安全可靠的方法。

孕前接种的注意事项

一般来说，接种疫苗后应间隔 3~6 个月再怀孕。风疹疫苗在怀孕前和怀孕后 3 个月内应绝对禁忌。最好接种半年后再怀孕，因为注射后就相当于一次风疹感染，如果受孕，对胎儿不安全。

准备怀孕前 3 个月，无论是活疫苗还是死疫苗，最好都不要接种。曾有流产史的准妈妈，不宜进行任何疫苗接种。

009 糖尿病患者想生育必须过三关

糖尿病对怀孕的影响孕妈妈患上糖尿病后受孕，对母婴影响是很大的。

心血管系统：怀孕后常使病情加重，并且容易并发妊娠高血压综合征（比正常准妈妈高 4 倍）、脑血管意外和胎盘早期剥离。

胎儿和羊水：其胎儿有先天畸形的机会会比正常孕妇多 10 倍；此外，糖尿病孕妇的胎儿比正常准妈妈分娩的胎儿要大，往往超过 4000 克，称为"巨大儿"，这样就容易发生难产。羊水过多的发生率较高，而羊水量骤增会引起准妈妈心、肺功能失调。

正因为糖尿病对怀孕有如此的影响，所以很多糖尿病女性担心自己不能生育。其实每个女人都有做妈妈的权利，糖尿病患者会担心自己是否因为疾病丧失生宝宝的权利，也怕给宝宝带来伤害，不过只要能按照下面三条进行，糖尿病患者也能生育健康宝宝。

■ 关卡一：孕前体检确定能不能怀孕

一般来说，糖尿病患者须做到以下几点才能考虑怀孕：

①血糖水平稳定，血糖监测结果至少在 3 个月之内都显示波动不大，空腹血糖不超过 6 毫摩尔/升，饭后血糖不超过 8 毫摩尔/升。

②糖化血红蛋白控制在 6.5%~7%，因为糖化血红蛋白代表了 3 个月的平均血糖水平，能够有效显示患者的血糖控制状况。

③无严重并发症，如眼部病变、心肺功能异常、肝肾功能不全等。否则，在这种情况下怀孕非但会威胁孕妇生命，腹中的胎儿也多半会出问题。

■ 关卡二：孕前 3 个月保证血糖平稳

如果患者的孕前全面评估结果良好，可考虑怀孕，但必须使血糖在孕前至少 3 个月内保持平稳，做到有计划地怀孕。如果孕妇血糖过高，很可能导致胎儿成为巨大儿，并容易并发新生儿低血糖、新生儿黄疸等疾病。同时，孕妇在孕期发生早产、酮症酸中毒的风险会明显增加。而口服降糖药的功效不确定，所以医生建议患者孕前通过注射胰岛素控制血糖，待血糖持续平稳 3 个月后再考虑怀孕，将风险降到最低。

■ 关卡三：孕期坚持注射胰岛素降糖

怀孕期间饮食控制血糖不够理想者，可在医生指导下，进行胰岛素治疗。用药量应根据病情而定，一般来说，早晨用 1 次或早、晚各 1 次。怀孕前半期，由于胎儿能量的主要来源是葡萄糖，这要由准妈妈不断提供，往往会使准妈妈空腹血糖低于妊娠前水平，此时胰岛素用量应减少 30%左右；后半期，由于胎盘胰岛素酶增加，促使准妈妈胰岛素分解，加之胎盘雌激素、泌乳素对胰岛素的抵抗作用，胰岛素用量应较孕前增加约 2/3。但在临产或产后，对胰岛素的需要量又会显著下降。

专家提醒

由于目前常用的磺脲类降糖药如甲磺丁脲等可通过胎盘进入胎儿体内，刺激胎儿胰岛增生，分泌过多胰岛素，致使胎儿出生后发生低血糖，有时还会危及生命。此外，这类药物还可引起胎儿肢体和骨骼畸形及唇裂、腭裂，故须慎重。

010 并不是所有的心脏病患者都不能怀孕

患有心脏病的女性一定要慎重对待怀孕，如果贸然怀孕的话，不仅会进一步加重病情，也容易使胎儿夭折在子宫里，严重者甚至还可使孕妈妈发生心力衰竭，危及自身性命。

如果孕前有心脏病而且没有得到及时有效的治疗，孕妇很可能会出现心

功能不全，从而导致流产、早产、胎盘功能不全等后果。所以，在孕前就已诊断为心脏病的女性在准备怀孕时，要进行一次较全面的检查，并经咨询医生证实后可以怀孕再做怀孕的准备。

■ 哪些心脏病患者明确不能怀孕

患心脏病的女性能否怀孕，关键要视心脏的功能和疾病的性质来决定。如果心脏病变较严重，轻微劳动便出现心悸、气急者则不宜怀孕，因为这类患者妊娠、分娩和产褥期心脏病的发生率超过47%。如果孕妈妈有先天性心脏病伴有皮肤青紫的，胎儿流产、早产或死胎的风险则更大。

当患心脏病的女性有下列情况之一者均不宜怀孕：有心衰病史或伴有慢性肾炎、肺结核者。风湿性心脏病有房颤或心率快难于控制者；心脏有明显扩大或曾有脑栓塞而恢复不全者。严重的二尖瓣狭窄伴有肺动脉高压的风湿性心脏病、心脏畸形较严重或有明显发绀的先天性心脏病而未行手术者。

不宜妊娠的心脏病女性一旦怀孕，应该在怀孕头3个月内做人工流产，这样安全度较高，如超过3个月就有一定的危险性。此时，应在心内科及产科共同密切观察下做引产。如果当时孕妈妈已出现心力衰竭，必须先控制心力衰竭，然后才能引产。此外，35岁以上的风湿性心脏病患者也不宜怀孕。

■ 哪些心脏病患者能怀孕

如果心脏病变较轻，能胜任日常体力活动或轻便劳动者，在怀孕和分娩时发生心力衰竭及其他并发症的机会较少，而且年龄在35岁以下，在产科医生的定期检查下是可以怀孕的。

■ 心脏病患者怀孕注意事项

心脏病患者如果怀孕，在孕期就要采取有力措施减轻心脏负担，防止心力衰竭发生。

饮食：饮食选择富含维生素、高蛋白、少脂肪的食品。怀孕 4 个月开始应注意限制食盐摄入量，每天不可超过 6 克；严格控制体重的增加，整个孕期，体重增加以不超过 10 千克为宜。

自我保护：避免受凉，积极预防感冒，因为感冒常常是诱发心衰的重要原因之一。

定期检查：定期进行产前检查，以便早期发现异常情况；要在预产期前 2 周住院待产。

011 高血压患者谨慎对待怀孕

现代人们的生活节奏日益加快，工作压力大了，女人结婚生子的年龄越来越晚，孕前得高血压、孕后患妊娠高血压综合征的人也越来越多，给孕育、分娩带来了许多隐患。

■ 什么是继发性高血压

所谓继发性高血压，就是说，发生高血压的原因是"有据可查"，血压增高只是它一个比较突出的症状罢了。这个"有据"即发生高血压的原因，是身体内的其他疾病，和原发性高血压原因不明有所不同，它多是慢性肾大动脉炎等疾病所致。如果女性在孕检中查出了高血压先不要着急用降压药，因为年轻人大多数是继发性高血压。根据不同病因，把原发病解决或控制好以后，部分患者的高血压问题就自然解决了。这时，您就可以更放心地怀孕。

■ 什么是原发性高血压

一般认为，这类高血压是由于遗传与环境因素的综合作用引起的，不少学者认为大脑皮层的高级神经系统功能失调，可能是主要的发病原因；外界的和内在的各种不良刺激，如精神紧张、神经类型、遗传因素、缺乏适当休息和运动、摄入过多的食盐、肥胖等都可以导致神经系统和内分泌的失调，使大脑皮层下血管舒缩中枢的调节作用发生紊乱，引起全身小动脉的痉挛。周围血管阻力持续偏高，长期下去就形成高血压。

引起原发性高血压的确切原因还不能断定，但原发性高血压发病后，可在动脉系统、脑、心、肾等器官引起不同程度的病理性损害，原发高血压病的危害也主要在此。

■ 原发性高血压的孕期保健

患原发性高血压的女性想要怀孕，应注意以下方面：在医生指导下，提前半年，把降压药换成对妊娠影响较小的类型。早期 3 个月，是胎儿各器官分化形成的关键，某些药物可能导致胎儿畸形、流产或死胎。当然，如果能停用降压药，通过运动、低盐饮食、放松心情就能将血压控制就更好了。将血压长期控制在正常范围，即 140/90 毫米汞柱以内，才有条件考虑妊娠。如果血压忽高忽低，或短时间内才控制好，就别着急要孩子。

孕前准备小百科

高血压女性孕前体检不可忽视

患高血压的女性在怀孕前，要做以下检查：

测定血液中的胆固醇及甘油三酯的高低，以便了解心血管的情况，从中发现动脉硬化、冠心病的易患因素；进行心电图、超声心动图检查，以了解心脏的情况，判断心肌是否缺血，左心室是否肥厚；拍 X 线胸部正位片，观察主动脉有无扩张、延长等，以了解心脏的血管情况。

做脑血流图，以了解脑动脉硬化情况及血液供血情况，有助于防止血管并发症的发生。

检查肾功能，通过查血液中的肌酐尿素氮，化验尿液检查是否有蛋白，以了解肾功能。

测定血糖、尿糖和糖耐量检验，以了解是否并发糖尿病和早期发现糖尿病。

测定血中钙、尿酸的水平，以了解有降压作用和利尿药导致的高钙血及高尿酸血糖。

012 肾病患者能否怀孕要根据病情而定

很多患有肾病的女性因现在病情已基本稳定，打算结婚生育，但又担心怀孕会使已稳定的病情再度复发，从而对能否怀孕抱有疑虑。

■ 怀孕会加重肾脏负担

怀孕后确实会增加体内多个脏器功能的负担，这是因为，怀孕以后血循环中的血容量增加，这就导致了流经肾脏的血液量和肾小球的滤过率也增加了，而且血清尿素氮和肌酐水平也有所降低，这就使得肾脏的体积比怀孕时要增大，长度也加长。

怀孕以后子宫膨大，压迫了输尿管，加上孕激素水平的增高，使平滑肌松弛，肾盂、肾盏和输尿管扩张，从而可容纳大量的尿液而积水。所以，怀孕期间很容易得尿路感染。怀孕以后，体内水分增加，子宫增大，脊柱前凸，压迫了肾静脉，产生了生理性蛋白尿（也称为妊娠性蛋白尿）。另外，怀孕后如并发妊娠高血压综合征和肾盂肾炎，其病变的主要部位都在肾脏。所以，怀孕无疑会加重肾脏的负担，这对肾功能正常的女性来讲，问题还不大。如果肾脏有了病再怀孕，这势必使有病的肾脏雪上加霜，易加重肾脏原先的病情。除此以外，还使流产、早产、死胎和妊娠高血压综合征的发生率增加。

■ 肾病患者能否怀孕在于疾病类型

肾脏病仅仅是肾脏患有疾病的总称，有肾脏病的女性能否怀孕，关键要看患的究竟是什么型的肾脏病，是否伴有高血压，以及有无肾功能减退和减退的程度等。

①**肾结石患者可以怀孕**。怀孕以后对疾病非但无不良影响，相反，还可因怀孕后肾盂、输尿管的扩张，而有利于结石的排出。

②**急性肾炎患者不宜怀孕**。如果怀孕了，不利于肾炎的治疗，而且，还容易

造成流产、早产。一般来讲，急性肾炎病愈至少要 3 年后，方可受孕。

③**慢性肾炎患者视病情而定**。如果病情较轻，肾功能又正常，是可以怀孕的。如果病情重，又伴有血尿、蛋白尿、高血压和肾功能减退，则不宜怀孕。

④**慢性肾炎伴有血压增高的女性，不宜怀孕**。怀孕后约有 75% 的患者易并发重度妊娠高血压综合征，早产及死胎发生率也极高。当肾炎准妈妈发生妊娠高血压综合征时，易引起先兆子痫和子痫，此时血压上升会很高并伴有头痛、眼花、恶心、呕吐，甚至抽搐等。子痫对准妈妈和胎儿的生命威胁很大。

慢性肾炎如果肾功能未恢复正常者，尿蛋白量增多，达 " ++ " ~ " +++ "，血中尿素氮或肌酐升高，要预防发生肾衰竭。这样的患者，不宜怀孕，如果是早期妊娠，应行人工流产。

患慢性肾炎的女性，如果肾功能已基本正常，尿蛋白少量（微量或 " + "），且经一段时间的稳定期，可以怀孕，但应注意休息、增加营养、多吃含有蛋白质的食物，补充足量维生素，饮食宜淡，不宜过咸。注意加强身体抵抗力，避免各种感染，定期检查肾功能。仅有少量蛋白尿而无血压增高者，孕期加强保健，精心监护，妊娠结局一般是良好的。

⑤**慢性肾盂肾炎不宜怀孕**。妊娠可使病情加重或旧病复发，这在妊娠晚期更为明显。而且，早产和妊娠高血压综合征的发生率也明显增加。

⑥**红斑性狼疮所致的肾炎也不宜怀孕**。怀孕可使肾炎复发或加重红斑性狼疮的病情，而且，还会提高流产、早产和死胎的发生率。

013 乙肝患者根据病情决定是否能怀孕

患有乙肝的女性是否能怀孕应根据病情的性质、是否是活动期等情况来区别对待。

可以怀孕的乙肝患者急性乙肝的女性经适当治疗、合理调养后，几个月内即可痊愈。等各项指标正常后，再经过一段时间的休养，待体力完全恢复，就可考虑怀孕。慢性乙肝患者首应先弄清自己病情的轻重程度，再决定是否怀孕。如果

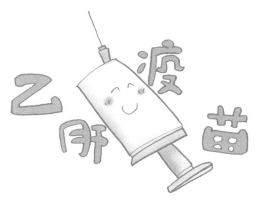

是肝病毒携带者，经长期随访检查肝功系列始终正常，B超检查不提示肝硬化，则可以考虑怀孕。

■ 不宜怀孕的乙肝患者

患者的乙肝炎症正处于活动阶段，检查肝功异常，自觉疲乏、食欲缺乏腹胀等，这时应该避免怀孕。

处于活动期的乙肝患者，应该首先接受正规的治疗，包括抗病毒和免疫调节治疗等。待肝功恢复正常、病毒复制指标转阴或复制能力降低时再怀孕，这样对母子均有利。如果B超检查发现肝炎已经发展到肝硬化程度，那最好不要怀孕。活动性肝炎患者如经治疗后病情稳定，肝功能正常半年以上再怀孕较为安全。

■ 怀孕后的用药注意事项

乙肝患者一旦怀孕，应该终止使用各种对肝有毒性的药物，如抗生素、抗结核药物、治疗糖尿病药物等。乙肝准妈妈，尤其是乙肝"大三阳"的准妈妈，应该在怀孕的第7月、第8月、第9月，分别注射1支高效价乙肝免疫球蛋白，以预防乙肝病毒的宫内感染，使新生儿健康出生。

■ 预防乙肝的母婴传播

预防乙型肝炎病毒在围生期的传播，对控制肝炎流行有重要意义。

提高保健意识。肝炎流行地区的准妈妈应注意加强营养，按孕期营养标准进食，增强体质，减少及杜绝对肝炎病毒的接触。

加强围生期保健。重视孕期监护，怀孕早、中及晚期反复检查肝炎病毒抗原抗体系统，提高肝炎病毒的检出率，早发现、早治疗。

乙肝免疫预防。目前世界各国对乙型肝炎表面抗原（HBsA克）或核心相关抗原（HBeA克）阳性准妈妈所分娩的新生儿，多采用被动免疫和主动免疫相结合的方法，以切断乙型肝炎的母婴传播。

主动免疫法：HBsA克阳性准妈妈所生婴儿，于出生后24小时内或7天内、

1 个月、6 个月各接种 1 次疫苗，每次 30 微克。

被动免疫法：新生儿出生后立刻肌注或 24 小时内肌注高效价免疫球蛋白 1.5 毫升，出生后 1 个月、3 个月再各注射 0.16 毫升，适用于乙肝急性期或恢复期（不论 e 抗原+或-）准妈妈所生婴儿。

联合注射：高效乙肝免疫球蛋白（HBI 克）0.5 毫升，于出生后 24 个小时内肌肉注射；乙肝疫苗 0.5 毫升（10 微克）与 HBI 克同时或出生后 7 日内另侧肌注。此后 1 个月、6 个月各注射 1 次。保护率为 85%～93%，是目前推荐使用的方法。

014 重度贫血的女性不能怀孕

孕前有重度贫血是不能怀孕的，要经过治疗痊愈后再考虑怀孕。

女性贫血的症状

软弱无力：疲乏、困倦，是因肌肉缺氧所致。皮肤、黏膜苍白：皮肤、黏膜、结膜以及皮肤毛细血管的分布和舒缩状态等因素的影响所致。

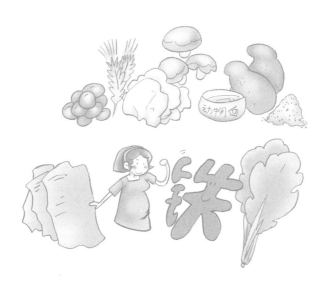

血管系统：心悸为最突出的症状之一。严重贫血或原有冠心病，可引起心绞痛、心脏扩大、心力衰竭。

呼吸系统：气急或呼吸困难。中枢神经系统：头晕、头痛、耳鸣、眼花、注意力不集中、嗜睡等均为常见症状。

消化系统：食欲减退、腹部胀气、恶心、便秘等为最多见的症状。

生殖系统：女性患者中常有月经失调，如闭经或月经过多。

■ 哪些女性易患贫血

长期喝咖啡、浓茶的人：咖啡可以抑制铁的吸收，浓茶中的鞣酸会与铁结合形成难溶解的物质，随粪便排出。

不爱吃水果的人：水果中的维生素 C 可以促进铁的吸收。

反复鼻出血的人：每遇天气干燥，鼻腔持续小量出血。

月经过多的女性：身体内铁的含量供不应求，很容易导致贫血。

长期吃素的人：人体的铁主要靠动物性食品供给。

长减肥的人：只吃那些不能使营养得以平衡的食品，食物中的铁不但减少，而且制造血红蛋白的蛋白质等原料也不足。

■ 孕前贫血的预防和调理

根据发病原因，贫血分为缺铁性贫血、营养性巨幼细胞性贫血、再生障碍性贫血、溶血性贫血、失血性贫血等。女性群体以缺铁性贫血为常见，发病率为20%以上，准妈妈高达 40%。饮食疗法是治疗和预防缺铁性贫血的有效手段之一.若是轻度贫血，只需调理饮食，即可改善贫血状态。

饮食调理：多吃含铁量高的食物，包括动物性食物：动物肝脏、瘦肉、蛋黄等；植物性食物：海带、芝麻、菠菜、木耳、黄豆、黑豆、紫菜、大米、玉米、麦芽等，及李子、桃、杏、苹果等水果。多吃含高蛋白食物，高蛋白饮食可促进铁的吸收，也是合成血红蛋白的必需物质，如肉类、鱼类、禽蛋等。常吃富含维生素 C 的水果和蔬菜，如橘子、山楂、番茄、苦瓜、青柿子椒、青笋等。维生素 C 有参与造血、促进铁吸收利用的功能。

除了在饮食中进行科学养血和补血之外，女性应在生活中学会自我保养，做到起居有时、娱乐有度、劳逸结合、保持心情舒畅，不仅可增进机体的免疫力，同时还能使骨髓造血功能旺盛起来。同时，提倡使用铁锅煎炒食物，因为炒菜时锅与铲之间的摩擦会产生许多微小碎屑，铁便融于食物之中，所以铁锅是一种很好的补血器皿。

015 结核病患者必须治愈后再怀孕

准妈妈怀孕前，患有开放性传染的结核病，怀孕后可致胎儿流产、早产，而孕期的抗结核药物治疗，有可能影响胎儿的发育。例如，患重症结核病的准妈妈用异烟肼、链霉素和对氨水杨酸治疗，可使新生儿营养不良的发生率升高。因此，计划怀孕的夫妻一定要谨慎对待，应在结核病治愈后再考虑怀孕。

■ 严重肺结核患者不能怀孕

严重肺结核或伴有身体其他部位结核的女性，不宜怀孕。结核病患者一旦要怀孕，会使全身负担加重，严重损害健康。孕期较为常见的是肺结核，如果肺结核患者怀孕会由于营养消耗过多及肺功能不好而易发生流产、早产及胎儿发育不良或宫内缺氧等；分娩时，也易发生子宫收缩无力、产程长、产后出血等。

■ 患非活动性肺结核可以怀孕

非活动性轻症肺结核，肺功能良好者可以怀孕，但应加强孕期保健，生活要有规律、加强营养、适当休息、定期做产前检查，遵守医生指导，以便安全地度过整个孕期。

由于结核菌具有顽强的抵抗力，而结核病灶又有慢性和复发的倾向，故肺结核的治疗原则是：早期治疗，联合用药；鉴于链霉素和利福平对胎儿有不良影响，故不宜应用。应选用异烟肼和乙胺丁醇，并在医生指导下使用。患有非活动性肺结核的准妈妈应提前住院待产。分娩时尽量缩短生产过程，避免体力过度消耗，并注意减少产后出血。除非有其他原因，否则尽量行剖宫产手术。

016 受孕前忌服的药物

■ 夫妻忌服安眠药

育龄青年夫妻，由于操劳、工作压力等原因，常易出现失眠、乏力、头昏、目眩等症状。为此，经常采用服用安眠药的方法来调节，但这种做法对受孕者是十分有害的。安眠药对男、女双方的生理功能和生殖功能均有损害。如安定、利眠宁、丙咪嗪等，都可作用于间脑，影响垂体促性腺激素的分泌。男性服用安眠药可使睾酮生成减少，导致阳痿、遗精及性欲减退等，从而影响生育能力；女性服用安眠药则可影响下丘脑功能，引起性激素浓度的改变，表现为月经紊乱或闭经，并引起生殖功能障碍，从而影响受孕能力，造成暂时性不孕。

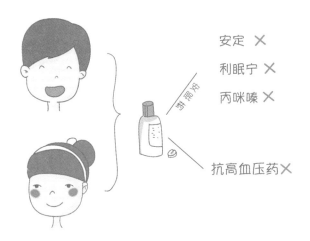

为了不影响双方的生育能力，准备怀孕的夫妇千万不要服用安眠药。一旦出现失眠现象，最好采取适当休息、加强锻炼、增加营养、调节生活规律等方法来解决，从根本上增强体质，不可靠服用安眠药来改善症状。一般来说，女性在停用此药 20 天后怀孕就不会影响下一代，20 天是最低限度。

◼ 忌服激素类药

激素类药品在治疗哮喘、慢性肾炎、皮炎等疾病方面有不可替代的疗效,同时它也会对全身器官组织产生不良刺激。某些激素类药物会直接影响精子或卵子的质量,导致胎儿先天性缺陷,有些雌性激素药物会增加后代患上生殖器官肿瘤的危险,有的甚至会导致性别变化。

◼ 禁用抗高血压药

由于不少抗高血压药物都是肾上腺素的阻滞剂,可作用于交感神经系统而干扰射精,并引起勃起障碍,如甲基多巴、利血平可引起阳痿,但较少引起射精困难。噻嗪类利尿药亦可引起阳痿,长期服用普萘洛尔(心得安)可使患者失去性欲。此外,上述药物可导致女性闭经、溢乳、性兴奋降低或性欲高潮丧失,应在孕前3个月停止用药。

◼ 忌用胃肠解痉药

胃肠解痉药可引起阳痿、早泄、逆行射精、性欲冷淡、月经不调、性快感降低,如阿托品、莨菪碱、普鲁苯辛等。

◼ 慎服和禁用抗生素

①慎用类抗生素:此类抗生素(如喹诺酮类抗生素)对胎儿可能有不良影响,故尽量在怀孕3个月以后再使用,而且必须是短疗程、小剂量的。

②禁用类抗生素:此类抗生素对胎儿损害严重,应该远离。如氯霉素,可造成胎儿肝内酶系统不健全,引起再生障碍性贫血;磺胺类药,孕晚期使用易引起胎儿黄疸。尽量在怀孕前6个月至怀孕后3个月这段时间内停用可能对怀孕造成不良影响的药物。

◼ 忌服导致胎儿畸形的药物

①过度服用维生素 A 和维生素 D 会导致胎儿畸形。新陈代谢后留存在体内的维生素还有可能导致胎儿患小脑症。

②感冒药:部分感冒药中含有的成分(如咖啡因)会导致子宫收缩,造成胎儿畸形。

③肾上腺皮质激素:长期使用类固醇制剂会导致胎儿畸形。

017 计划怀孕前了解避孕方法，避免意外妊娠

女性要根据自己的年龄、生育状况、身体情况等，自我选择和确定适合自己的、科学的、安全有效的避孕方法，达到节育的目的。如果不知道自己应该采用哪种避孕方法，可以到医院的妇科或计划生育门诊咨询。

■ 了解避孕方法

第一类方法是避孕工具，最常用的是避孕套，也称阴茎套、安全套。它简便、安全、有效，避孕效果可靠。另一种是宫内节育器，又称节育环。特点是长效、安全、经济，想怀孕时还可以取下，并不影响生育。

第二类方法是避孕药物，最常用的是口服避孕药，身体健康的女性都可服用。避孕针也是一种简单、安全的方法，注射一次可避孕 1 个月或 3 个月。

还有一种是外用避孕药，无口服避孕药的不良反应，但常因使用方法不正确而影响避孕效果。

第三类方法是皮下埋植避孕，就是用手术方法将避孕药埋植于上臂皮下，通过药物缓慢释放达到避孕目的。

■ 不同人群不同的避孕方法

新婚夫妇：对暂时不想要孩子的新婚夫妇来说，首选的方法是使用避孕套。目前生产的避孕套又薄又软，基本上不影响快感，用法简便，如能正确使用可以达到避孕目的。

其次是避孕药，最好是短效口服避孕药（0 号、1 号、2 号、18 甲）。当确定了结婚日期，新娘必须在结婚前一次月经后第 5 天就开始服药，每天服用 1 片，连服 22 片后停药。停药后 1~3 天可来月经。如果继续避孕，应从行经第 5 天开始再继续服下一个周期的药。如果婚前来不及提前服药，蜜月期间可以采用探亲避孕药，以后改用短效避孕药。

还可以选用外用避孕药膜，用药膜时，一是要坚持，二是在性交时间过长时应补放 1 片，否则会影响效果。

生育后女性：已生育孩子的女性，首选宫内节育器。放置时间以月经干净后3~7天为宜，但有生殖器急性炎症、宫颈口过松或月经过多的女性则不宜放置宫内节育器。身体健康的女性也可选用口服避孕药或注射避孕针。口服避孕药对月经不调、经前紧张综合征、痛经的女性尤为合适，不仅可以防止妊娠，还有治疗上述疾病的作用。对于一些因各种原因不能坚持避孕而屡遭失败的夫妻，可选用皮下埋植避孕或手术绝育，由男方结扎输精管或女方结扎输卵管，既可以一劳永逸，又有利于提高性生活质量。

产后哺乳期女性：产后女性只要恢复性生活就一定要避孕。避孕方法首选避孕套或甲羟孕酮醋酸酯避孕针。但有肝、肾疾病者慎用，有些人会出现月经异常等不良反应。产后3个月后可放置宫内节育器。哺乳女性不宜采用口服避孕药，因口服避孕药可影响乳汁分泌，并随乳汁进入婴儿体内，不利于婴幼儿的生长发育。

人工流产后：曾做过人工流产手术的女性，一提到人工流产术往往有些害怕，避孕是她们的迫切需要。那么人工流产术后应该怎样避孕呢？

可在做人工流产术的同时放入宫内节育器。如果孕期在7周以内，人工流产术后子宫收缩比较好，就可以紧接着放入1枚宫内节育器，这样可以减少再一次做放环手术的痛苦。

服用避孕药：人工流产术后恢复月经者应及时请医生帮助选择避孕方法。经医生全面检查及化验合格后可口服避孕药，但是年龄最好在35岁以下。也可以采用长效避孕针、皮下埋植、阴道环等方法避孕。

其他：外用工具避孕，如避孕套、阴道隔膜。

患病女性：肝炎、肾炎患者不宜口服或注射避孕药，因药物要通过肝肾解毒排泄，会加重肝、肾负担。可选用避孕套、节育环或外用避孕药来避孕。

心脏病患者不宜选用口服和注射避孕药，也不宜放节育环，可选用避孕套或阴道隔膜。

糖尿病患者或有糖尿病家族史的女性不宜服用避孕药，因服药后少数人会发生血糖轻度升高现象，可能使原来的隐性糖尿病发展为显性糖尿病。可选用避孕套、阴道隔膜或放置宫内节育器避孕。

女性患有生殖器炎症时，如盆腔炎、重度宫颈炎等疾病，不宜放置节育环，也不宜选用阴道隔膜，以免将病原体带入体内引起宫腔感染。可选用避孕套或服用避孕药物。如果放置宫内节育器，则一定要在炎症治愈后。

有过敏性体质的女性，可放置宫内节育器，以避免避孕药膏、药膜及避孕套引起过敏反应。对避孕套过敏者也可使用聚氯酯材质的避孕套，一般药房都可以买得到，但缺点是它比乳胶保险套避孕和抗菌效果略差。

■ 避孕失败后不得已的选择

人工流产、药物流产并不是避孕措施，仅仅是意外妊娠后的补救措施。育龄夫妻必须采取有效的避孕措施，绝不可依靠人工流产或药物流产来达到避孕目的。

第三章

孕前 6 个月：精心准备，

成功启动孕计划

001 如何制订怀孕计划

怀孕前先有一个周全的考虑会给妊娠带来最好的开始。这样，不但可以在心理上做好妊娠的准备，而且能够采取很多措施，以增加受孕的机会，并且保证自己能拥有一个正常又健康的体魄。

理想的安排至少是在开始怀孕前 3 个月，备孕夫妇就应对妊娠订出计划。

在妊娠的最初几周，可能自己也不知道已经怀孕，而实际上，在这最初的几周，胎儿的发育是最容易受到各方面影响的。所以，要保证自己身体健康、吃得好，这样才能使子宫内的胎儿得到足够的营养和保护。

需要考虑的事不仅如此，还要考虑工作是否会对胎儿有危害，是否进行过风疹的预防注射。制订了妊娠计划，会有时间去关注这些带有危害性的问题，还可为消除这些危害而采取一些有效措施。

为妊娠要查清的问题。如果想要怀孕或发现已经怀孕，需要做哪些检查。应该把其中的每一项在脑子里过一遍，某些项与准爸爸直接有关，也要和准爸爸谈一谈。如果对其中任何一点感到焦虑就要请教医师。是否长期患有某种疾病。假如长期患某种病，如糖尿病或癫痫，并且是在治疗中，在打算怀孕时应该告诉医师，医师可能要更换治疗药物，因为这些药物可能对胎儿有影响，或者会使受孕受阻。

是否服用避孕药。如果想要受孕，此前就要完全停止服用避孕药，使身体恢复到正常的月经周期。最好等到有 3 次月经周期后才怀孕，在此期间可用避孕套或子宫帽避孕。在未恢复正常的月经周期前就受孕的话，婴儿的预产期就不好计算。

孕育前谈谈有孩子后的生活，当然谈话应该是围绕着孩子的，例如：应该准备些什么，孩子出生后由谁来带，因为孩子而可能需要增加的开销有多少，对孩子如何进行教育，回忆一下儿时的经历，再看看周围有孩子的父母，对孩子幼年时期可能会出现的问题做一些估计，并寻找一些双方都认可的应对方法。

002　启动幸福孕计划

如果您已经到了受孕的最佳年龄段，而且已经经过半年时间的调理，那就赶快加入备孕行列吧！为避免意外怀孕使你们手忙脚乱，在怀孕前最好做一个详细的计划，这样不仅可以使夫妻双方的身心处于最佳状态，还能够有足够的时间做好为人父母的准备。快快准备迎接天使的降临吧！

■ 提高身体质量

母体是孕育胎儿的"大本营"，是生命的诞生源地，所以女性在妊娠前要调整好身心健康，以便让胎儿可以在一个健康的环境中长大。母体受孕是一个复杂的生理过程，只有当女子卵巢排出正常卵子，男子精液排出正常精子，两者在输卵管内相遇并结合成为受精卵时，它才能到子宫腔中着床、继续长大。另外，受精的完成还有赖于男性精子的数量、质量、活动能力的强弱，这其中精子质量是较为重要的因素，所以在妊娠前男性也要将身体调理到最佳状态。只有夫妻两人的身体都健康无碍时，才有可能生出一个"优质宝宝"。

■ 计划妊娠

计划妊娠，就是要选在母体环境最利于优生的时候怀孕，这样有计划的妊娠可以避免有害因素对胎儿的影响，做到优生优育。如果夫妻在受孕前没有计划，就无法在身体、心理、环境、季节等条件最佳的时期怀孕。当出现意外妊娠时，容易导致胎儿出现缺陷，也就无法保证新生宝宝的"质量"。

■ 远离干扰因素

某些外界环境因素也会对成功受孕产生不可小觑的影响。据统计，影响出生人口素质的因素中，遗传因素仅占25%，环境因素占15%，其他因素占60%。因此，夫妻双方在计划妊娠前还要认真考虑当时的身体健康状况、工作环境、心理准备、人际关系、竞技状态，当夫妻两人对当下的内在条件与外在环境均满意后，再作怀孕的决定。

决定怀孕前，一定要戒除烟酒，减少尼古丁、乙醇等有害物质对身体的伤

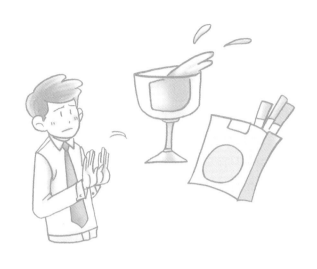

害，减少间接影响胎儿发育的概率。

孕前 3 个月时夫妻就要重视营养的摄入，减少食用"垃圾食品"，过咸、过油腻、过辛辣的食物也要尽量远离。

如果在准备受孕时患上疾病，在积极治疗的同时要避免乱服药，以免药物中的副作用影响残存在体内，导致胎儿发育不良。

在日常生活中，夫妻两人都要远离手机、打印机、微波炉等带有辐射或电磁波的用具，减少它们对身体的危害。

■ 避免药物避孕

想要在计划的时候受孕，就要采取科学的避孕方法控制自己的生育行为，避免意外怀孕。随着医学科学的发展，正确选择受孕时机，人为控制怀孕，做到计划怀孕是完全可能的。面对多种避孕药物和药具，夫妇选用时一定要慎重，口服避孕药应停止使用，防止药物在体内残留，给未来宝宝的发育造成影响。男性可以戴避孕套，或是采用自然避孕法。总之，要改变对身体有害的避孕方式，采用没有"遗留问题"的安全方法。

■ 调整出最佳心情

积极、健康的心态有助于夫妻顺利地怀上宝宝，完成妊娠计划。现在人们的生活压力普遍增大，在生育孩子方面就千万不要给自己设定过大的压力。人体接受压力太大，会影响内分泌，导致受孕困难。夫妻也不要因为半年内没有怀孕，而疑惑自己的身体是否出现了问题，毕竟精卵结合需要时机的配合。绝大多数健康的夫妇在没有避孕措施的情况下，1 年内都可以顺利成功受孕。所以保持乐观的心情吧，它可以帮助您尽快孕育宝宝。

003 做好孕育的心理准备

每一对准备做父母的夫妻在决定要孩子之前都会百感交集，或喜或忧。但这时，请你们放松自己，以平常心来静静思考一下你们将要面临的困难和有利条件有哪些，不要惊慌失措。

如果您对以上问题都有了深思熟虑，并已得出肯定的答案，那么就开启你们的孕育计划，也开启一段不一样的人生旅程吧！

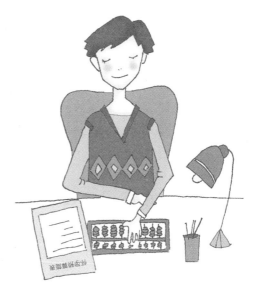

■ 考虑经济能力

经济能力应该是一对夫妻决定要孩子前必须考虑的因素之一。现在家庭一般是夫妻都工作，大部分女性都受过良好的教育或职业培训，职业竞争的压力使得她们不得不为自己在职场的位置而努力，而生育一个优质孩子必须要耗去大量的心血和财力。所以，年轻夫妻如何在职业生涯、养育孩子以及维持经济来源之间取得平衡，是一个很重要的问题。如果双方都希望坚持工作，都希望获得更多的收入用于抚育孩子，那么就必须要选择某种可靠的方法来照料孩子，并且要准备好这一笔开支；如果双方商量好，暂时牺牲一人的发展来一心一意养育孩子，那就要做好承担部分经济损失的准备，并要提前做好经济上的安排。

■ 考虑夫妻双方关系的转变

在考虑是否要孩子时，财力问题并非唯一最重要的因素，生育一个孩子还将改变你们的夫妻关系。

想要孩子的夫妇要先问问自己："我会不会因为妻子在孩子身上付出较多的

时间和爱而感到被冷落?""我是否已决定放弃家中的宁静?""我愿不愿意在我随时需要丈夫的时候他可能必须陪伴孩子?"你们要想到,不要孩子可能比要不要结婚这一问题给生活带来的影响更大。因为婚姻破裂了,分手后的男女各自可以有自己的生活,而为人父母后,其责任却是终身的。

■ 尊重自己的想法

并不是每个人的想法都一样,也许夫妻俩打算做父母之前先干一番事业,也许小夫妻想让自己的收入达到某一水平或是拥有自己的住房,或在年龄达到某个预期、个人更加成熟之后才考虑要孩子。总之,什么时候要孩子,夫妻俩一定要仔细商量好,以免影响夫妻俩未来人生规划的实现。

有可能丈夫和妻子之间的关系并没有所期望的那样好,现在就要孩子并不是你们所希望得到的结果。在这种情况下,在要孩子的问题上一定要有谨慎的态度。因为,今后不管你们未来的生活会有怎样的变化都需考虑为孩子负责,而不安定的人生,或多或少都会给孩子带来负面的影响。

004 停止避孕应注意的事

如果您想生一个小宝宝,就要做怀孕的准备了,首先应该停止避孕。

屏障避孕方法如阴道隔膜、避孕套等,可以马上停止使用。但如果使用的是避孕药或者是宫内节育器(IUD),就需要在怀孕前,先停止使用一段时间。

停用避孕药:关于避孕药的致畸效应,国内外学者进行了大量研究。有人发现,在妊娠前 6 个月内曾服用避孕药的妇女,其自然流产胎儿染色体畸变率有增高趋势;妊娠时误服避孕药以及停药后 1 个月内妊娠而产下的婴儿,其先天畸形发生率有增加的趋势。实验发现,大剂量避孕药对动物胚胎细胞和人体细胞脱氧核糖核酸(DNA)确有一定的损伤作用,但停药后这种损伤可以修复。因此,为了优生优育,以停药后 6 个月妊娠较为安全。停药后 1~3 个月,机体即可恢复排卵,因此,停药后必须立即改用其他避孕方法,以免受孕儿可能受到避孕药的影响。

万一在停药 6 个月内怀孕，也不必紧张，可主动到医院就诊，向妇产科医师说明情况，以便正确处理此次妊娠。如果孕早期出现阴道流血等症状，可能与染色体畸变有关，可不必勉强"保胎"，流产可能是异常胚胎的自然淘汰。如果妊娠过程正常，可以严密监护，必要时进行染色体、羊水、超声检查。如检查结果正常，可以继续妊娠，但要加强孕期监护。如上述检查结果异常，可考虑终止妊娠。

处理宫内节育器（IUD）：IUD 或节育环是通过干扰子宫内膜，使受精卵不能着床来起作用的。有极个别的妇女可能带着 IUD 受孕。如果在怀孕时试图取出，比不取出它所造成流产的危险性更高。因此，通常都把它留下。在胎儿出生时，它可以随胎盘排出。

005 孕前不要住装修不久的新房

为了住得舒心舒适，绝大多数人在入住新居前要进行精心装修，一般结婚时会搬进刚装修好的新居，专家提出孕前最好不要住进刚刚装修不久的房子。

人们常常发现一些人在搬进刚刚装修的新居后，尤其是计划怀孕的准爸妈，很快就出现了不舒服的感觉。如头痛、头昏、失眠、关节疼痛、四肢乏力、哮喘、流泪、起风疹疙瘩，甚至出现心慌意乱、食欲缺乏、精神忧郁、记忆力减退等症状，这些病症很可能是由于乔迁新居而诱发的，俗称为"乔迁病"，医学家称之为"建筑物综合征"。

■ 为什么会出现乔迁病

科学研究证实，建造新房和装饰新居所用的砖、石、水泥、钢筋、木材、胶合板、塑料、油漆、涂料、瓷器、地板亮光剂和新家具中均含有一些对人体有害的物质，如氯乙烯、聚乙烯、甲醛、酚、铅、石棉等。在新建房屋或新装修的新居内，上述多种有害物质会同时存在，且这些物质间相互作用可使毒理作用增大；由于新建房屋中湿度也较大，易使毒性物质和有害的粉尘微小颗粒滞留于室内，污染居室内空气；新房通常门窗紧闭，被污染的空气难以排放，于是空气中的那些无形杀手——挥发物的浓度会升高。这些物质有致癌性，并可干扰神经或引起生殖系统疾病，对准备要孩子的父母会造成毒害，对受孕、胎儿发育都有不良影响。所以最好孕前不要入住装修不久的新居。

■ 怎样防止乔迁病的发生

①入住新房应等待新房内干燥和打开窗户（包括各种柜门）通风1~2个月后或更长的时间再搬入，这样可使毒性挥发性物质含量降到最低点。

②在给地板打蜡时，先在地板上喷些淘米水，这样会使地板的光泽持久，最好少用一些地板蜡。

③尽量购买真正的木制品家具。如果购买了人造板制作的衣柜，不要把内衣、睡衣等贴身衣物放在里面，放在衣柜里的被子会吸附大量甲醛，使用前一定要充分晾晒。

006 孕前夫妻都要戒烟、禁酒

《中国居民膳食指南》（2007）中强调，准爸爸、准妈妈要在孕前3~6个月戒烟。如果怀孕前夫妻双方或一方经常吸烟，烟草中的有害成分通过血液循环进入生殖系统，会直接或间接地发生毒性作用。丈夫吸烟，不仅影响自身健康，还严重影响精子的活力，致使畸形精子增多。研究表明，男性每天吸烟30支以上者，畸形精子的比例超过20%，且吸烟时间愈长，畸形精子愈多。

停止吸烟半年后，精子方可恢复正常。女性吸烟会干扰和破坏正常的卵巢功能，引起月经失调，卵巢早衰影响卵子质量，导致不孕；吸烟的女性即使怀孕了，也因为卵子质量不高，易出现流产、早产和死胎。每日吸烟10支以上者，其子女先天性畸形率增加2.1%。所以准备怀孕的夫妻双方，在计划怀孕前的3个月甚至6个月应戒烟。此外，计划怀孕的妇女要远离吸烟的环境，减少被动吸烟的伤害。

酒精可导致内分泌紊乱，夫妻双方或一方经常饮酒、酗酒，将影响精子或卵子的发育，造成精子或卵子的畸形，受孕时形成异常受精卵，影响受精卵的顺利着床和胚胎发育，甚至导致流产。如果男性长期或大量饮酒，可造成机体慢性或急性酒精中毒，使精子数量减少、活力降低，畸形精子、死精子的比例升高，从而影响受孕和胚胎发育；受酒精损害的生殖细胞所形成的胎儿往往发育不正常，如肢体短小、体重轻、面貌丑、发育差、反应迟钝、智力低下。因此，准备怀孕的夫妻双方，在计划怀孕前的 6 个月应该禁酒。

007 备孕期间不应饲养宠物和鸟

宠物猫、狗等是弓形虫常见的携带体，其中又以猫最为突出。弓形虫是一种肉眼看不见的小原虫，比细菌大不了多少，这种原虫寄生进入到人和动物体内就会引起弓形虫病。即将孕育的女性，如果感染此病又怀孕，就可能将弓形虫传染给胎儿，甚至导致生怀孕 3 个月后流产、6 个月致胎儿畸形或死胎等严重后果。因此，至少应在孕前 3 个月不再养猫、狗等宠物。准备怀孕时一旦接触了宠物，要马上洗手，以防感染宠物身上的病原体。养过宠物的夫妻应先去医院检查，如果感染了弓形虫应该痊愈后再考虑怀孕。

据目前的研究显示，家禽和鸟类都是衣原体的宿主，研究人员从鹦鹉、相思鸟、红雀、鸽子及海鸟体内分离出了衣原体。

鸟主要是通过粪便向外排泄病原体，所以悬浮在尘埃中的感染性鸟粪微粒对行人和无意接触者来说，是感染的来源。如果饲养的观赏鸟带有鹦鹉热衣原体，它所处的小环境中的空气里就有大量衣原体存在，当您玩赏鸟或清扫鸟粪时就会被感染，偶尔也

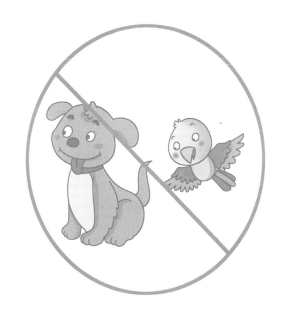

有被鸟抓伤皮肤或与鸟亲吻后发病的。经过眼结膜或口腔黏膜也可感染此病。如感染鹦鹉热衣原体，1~2周就要发病。

少数感染者可出现轻度流感样症状，多数人有发冷、高热（39℃~40℃）、相对缓脉、头痛、乏力、食欲缺乏、全身肌肉痛和咽痛，并可有鼻血、斑疹，1周左右会出现咳嗽、咳黏痰或血痰；检查时，肺部有湿啰音，胸片上有肺炎的X线表现，肺功能有损害，重者可出现昏迷、气急、发绀、黄疸、肝大等。发病后，若脱离养鸟环境，其症状可逐渐减轻；倘若继续接触鸟，症状会加重。病愈后，如再接触携带鹦鹉热衣原体的鸟，可再次发病。因此养鸟者要警惕鹦鹉热，若出现鹦鹉热的典型症状，应及时到当地医院诊治，千万不要疏忽大意，这对保证健康受孕非常关键。

研究人员发现，鸽子的喙、爪子及粪便中携带新型隐球菌，麻雀、金丝鸟也携带这种病菌。这些病菌可通过呼吸道、消化道、皮肤侵入人体。隐球菌主要是侵害人的肺部和神经系统，可导致一种新型隐球菌脑膜炎，可表现为发热、头痛、呕吐等，乃至死亡。所以为了下一代的健康，孕前、孕中请不要养鸟。

008 以古代"睡心法"应对失眠

宋代一位注重养生的名医曾指出："先睡心，后睡眠。"所谓先睡心，就是指睡觉前一定要保持心平气和，不可过于兴奋或激动。那么，如何先睡心呢？就是说睡前高度用脑或激情娱乐应有所节制，时间太久或通宵达旦，就会使人头晕眼花、难以入睡，严重者可引起失眠。若女性朋友经常失眠，可采用下列方法来改善。

■ 放松情绪

失眠固然不好，但失眠本身的危害远不如对失眠恐惧与忧虑所造成的危害大。对失眠的恐惧与忧虑，会产生恶性循环的精神交互作用，即失眠、恐惧、紧张、失眠加重、恐惧加重、紧张加重、失眠更重……因此，如果在备孕期的夫妇患了失眠症后，应放松情绪，冷静地接受现实，同时要认识到失眠时，只要能做到心身放松，即便是整夜不眠，也无大碍。

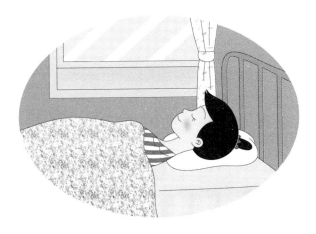

◼ 微笑导眠

平卧静心，面带微笑，行 6 次深而慢的呼吸后，转为自然呼吸，每当吸气时，依次意守（注意力集中），并于每一呼气时，默念"松"且体会意守部位放松的感觉，待全身放松后，就会自然入睡，必要时可重复 2~3 次。

◼ 催眠的体位疗法

有一种不服安眠药而催眠的体位疗法，具有良好的效果。睡前刷牙、洗脸，然后脸朝上平躺在床上，两腿蹬直，脚后跟紧贴在床上，两脚尖用力向上翘起来，使脚背和小腿成 90°，这样静止 5~10 钟，便会感到困倦想睡。如果还不想睡，就停 5 分钟再做 1 次，一般两三次即能很快入睡。

◼ 逆向导眠

对思维杂乱无法入睡的失眠备孕者，可采取逆向导眠法。就寝后，不是去准备入睡，而是舒坦地躺着，想一些曾经历过的愉快事情，并沉浸在幸福的情景之中。若是因杂念难以入眠时，不但不去控制杂念，反而接着"杂念"去续编故事，既可消除患者对"失眠"的恐惧，也可因大脑皮质正常的兴奋疲劳而转入保护性抑制状态，促进自然入眠。

◼ 幻想催眠

仰卧在床上，手脚舒适地伸展放平，闭上眼睛，做 1 分钟深呼吸，幻想自己身处一个远离世俗的世外桃源。幻想前面是绿色的山头与辽阔的草原等情景。进而放慢呼吸节奏，会感到像飘浮在半空之中，身轻如燕，此时会开始进入昏睡状态。

009 女性内裤穿着有学问

女性的阴道，有两道天然屏障：外有大小阴唇半闭"门户"，内有使阴道呈酸性环境的分泌物，可防止病菌侵袭。这两道天然屏障能使阴道保持清洁。除此之外，还有一道人工屏障，就是内裤。

■ 内裤穿着三不宜

根据女性特殊的生理特点，专家建议备孕期女性在选择内裤时应注意以下3个"不宜"：

①**不宜穿太紧的内裤**。女性的阴道口、尿道口、肛门靠得很近，内裤穿得太紧，易与外阴、肛门、尿道口产生频繁的摩擦，使这一区域（多为肛门、阴道分泌物）中的病菌进入阴道或尿道，引起泌尿系统或生殖系统的感染。

②**不宜穿深色内裤**。因为患阴道炎、生殖系统肿瘤的女性，白带会变得浑浊，甚至带红、黄色，这些都是疾病的信号。如果早期能发现这些现象而及早治疗，就能得到较好的疗效。如果穿深色的或图案太花的内裤，病变的白带不能被及时发现，可能延缓病情。

③**不宜穿化纤的内裤**。通透性和吸湿性均较差，不利于会阴部的组织代谢。加之白带和会阴部腺体的分泌物不易挥发，捂得外阴整天湿漉漉的。这种温暖而潮湿的环境非常有利于细菌的生长繁殖，从而引起外阴部或阴道的炎症。

综上所述，备孕期女性在选择内裤时宜选择白色或浅色、宽松的纯棉制品内裤。

■ 怎样洗内裤

内裤的选用和穿着很重要，洗涤同样也非常重要。备孕期女性内裤要天天换、天天洗、及时洗。不要让内裤过夜，否则容易滋生细菌，且增加清洗的难度。

内裤必须是手洗。内裤一般相对较小，为增加摩擦密度，建议用拇指与食指捏紧，细密地搓弄，这样才洗得干净、彻底。洗液必须是肥皂水，器皿要专用，水最好是凉水。洗净的内裤，切忌直接暴晒。应先在阴凉处吹干，再置于阳光下晾晒消毒。否则，内裤容易发硬、变形。

专家提醒

备孕期女性不要穿丁字裤。丁字裤又称丁型裤，就是在会阴等皮肤娇嫩处，它也只有一条绳子粗的布带，很容易与皮肤发生摩擦，引起局部皮肤充血、破损、感染。还有一些丁字裤为了有贴身效果，由透气性较差的化纤材料制成，容易引起皮肤过敏。除了诱发阴道炎等妇科病，过紧的丁字裤还会压迫肛门周围血管，使女性患痔疮的机会增加。

010 月经期进行夫妻生活影响怀孕

新婚或久别重逢的夫妻以及即将分别的伴侣，难免产生性冲动，但碰上月经期，是否可以同房？从夫妻双方的健康和备孕的角度来说，经期同房对身体的危害是极大的，主要有以下几个方面：

■ 经期性交会导致妇科炎症

平时进行性生活时，阴茎会把细菌带至阴道，但阴道中的酸性环境不利于细菌繁殖，会把细菌清除掉。而在月经期，由于经血的排出，阴道内的酸性环境被冲淡，抵抗力减弱。又由于血液有丰富的营养物质，使得细菌大量繁殖。月经期子宫内膜脱落形成创面，子宫口也呈微张状，这些致病的细菌蜂拥上行，穿过子宫颈，进入子宫腔，并在子宫腔的创面上大量繁殖，极易引起阴道炎、盆腔炎、子宫炎等，给女性带来疾病和痛苦。也有人认为月经期使用避孕套比较卫生。其实，避孕套能阻止精子进入阴道，但不能防止把外面的细菌带入阴道，所以，这样做同样是不卫生的。

■ 经期性交会造成不孕或宫外孕

月经期间性交造成的负压使大量致病菌被"吸入"输卵管。致病菌在输卵管繁殖，易引起输卵管炎，使其肿胀、坏死、化脓，形成瘢痕粘连，只有棉线粗的输卵管腔被堵塞，这使精子与卵子不能相遇，不孕症就此形成。有时输卵管未完全阻塞，精子与卵子相遇后形成的受精卵却因不能通过狭缝进入子宫腔，于是只能就地发育，在输卵管长大，这就造成了宫外孕。

■ 经期性交会产生抗体，导致免疫性不孕

抗体是怎么产生的？这与我们体内的免疫反应有关：当外来异物第一次进入人体时，我们的身体对它毫无防备，它可以长驱直入。当它对身体进行破坏时，免疫系统就产生了抗体，这些抗体具有识别能力和杀伤能力。当它再次入侵时，抗体被激活，对入侵者全力阻击，把它排斥在外，可使进入人体的异物被杀死。我们注射的卡介苗、肝炎疫苗，就是把少量的又不足以引起发病的细菌或病毒注入人体，使身体产生抗体，当它们再次入侵时，就会把它们清除，这样就防止了生病。但我们的免疫系统也有出错的时候，由于它的警惕性太高，往往把一些并不伤害身体并且是对我们身体有用的东西当作"入侵者"，也产生抗体，并在它们再次到来之时把它当作"敌人"杀掉。平时同房，丈夫的精子并不与妻子血液中具有免疫功能的细胞相接触，而在经期同房，精子得以与血液中的免疫细胞相遇，部分人的免疫细胞会在此时产生抗精子的抗体，这种抗体可存在于女性宫颈黏液及血清中，当精子再次到来时，会激发机体产生免疫排斥反应，从而影响精子与卵子结合。同时抗精子抗体可使精子震颤、活力降低；抗体有时还会将进入子宫腔内的精子杀死。由上述因素引起的不孕，医学上称为"免疫性不孕"。

■ 经期性交会加重不适感

月经来潮，子宫内膜出血，一部分子宫内膜破裂脱落，有些血管也开放暴露，此时性交，局部受到刺激后会增加月经量，还会造成下腹重坠疼痛，同时还会延长行经的时间，加重月经期的不适症状。

在经期性交，女性的月经分泌物进入男性尿道，会使男性发生尿道刺激综合征。

011 孕前首选有氧运动

■ 有氧运动被公认为是最有效的孕前运动方式

有氧运动也称有"氧代谢运动"，是指人体在氧气充分供应的情况下进行的体育锻炼。也就是说，在运动的过程中，人体吸入的氧气与需求相等，从而达到生理上的平衡。有氧运动的特点是强度低、有节奏、持续时间长。要求每次锻炼的时间为 30~60 分钟，每周坚持 2~3 次。记住，要持之以恒。这种锻炼，氧气能将人体内的糖分充分分解，并能消耗体内脂肪，还能增强和改善心肺功能。有氧运动增强心脏和血管功能：运动可使心率加快，心肌收缩力量增强，心脏搏出血量增加，心脏容量可增加到 965 毫升左右，可较一般健康人多 1/3。心脏排出血量增加，人体氧利用率就提高，血管弹性增强，从而就改善了全身和心肌营养及代谢。心功能的增强可以延缓心脏的衰老过程，血管硬化、高血压发生率也将随之降低。运动还可使血脂降低，血管硬化发生率也会随之降低。

■ 有氧运动能改善呼吸功能

运动可以反射性地使呼吸加深加快，使呼吸肌、肺泡等活动增加，呼吸功能比不运动增强一倍以上，常运动的人，呼吸次数可逐渐减少，但呼吸深而均匀，肺的通气量明显增强；呼吸功能增强了，可以促进和有利于血液循环功能，对于保持精力、强壮身体等都有很好作用。

■ 有氧运动能增强消化系统功能

人体的能源主要靠人体对食物的消化与吸收得来，由胃、肠、肝胆、胰腺完成。经常参加运动，可以增加胃肠的蠕动，增加胃、肠、肝、胰的消化液分泌，从而增强消化与吸收功能，保证人体有充足的营养物质，有良好的能源供应。如果一个人不参加运动，消化系统就可能出现明显的衰老与退化、肢体无力等。

■ 有氧运动能提高排泄机能和造血能力

由于经常参加运动，体内代谢旺盛，会产生大量废物，所以排泄功能必须加强。由于运动可使肾脏的供血增多，并且增强组织细胞的活力，所以可使排泄功能明显提高。运动还会增强血液系统的造血功能。经常参加运动的人，红细胞可由 450 万左右增加到 700 万左右，血色素可增加 25%~30%，白细胞和淋巴细胞也会增加，抗病及防衰老能力也会增强。

孕前体育锻炼除了可以完善男女双方的身体机能外，还可以调节准爸妈的心理状态，以治疗某些精神性不孕症，如功能性性功能障碍等。尤其对于长期从事脑力劳动的准爸妈来说，孕前体育锻炼可以使他们的神经系统从高度紧张的状态中得到放松调节，增加睡眠，解除焦虑紧张，从而增加受孕机会。

012 了解自己的排卵期和排卵规律

妇女子宫两侧各有一个卵巢，卵巢里有许多似水状的小泡，叫"卵泡"。未发育的卵泡叫"始基卵泡"，每一个始基卵泡中有一个没有发育的卵细胞。卵细胞早在胎儿期 3 个月时就开始发育，胎儿 7 个月时这些初级卵细胞保持静止状态，直到青春期后才开始发育。女性刚出生时，卵巢内有 10 万个以上的始基卵泡，但女性一生中仅有 400~500 个卵泡会发育成熟。

妇女到成年期，在下丘脑和垂体促性腺激素的作用下，每个月有 8~10 个卵泡向成熟段发育，但一般只有一个卵泡中的卵子发育成熟，逐渐向卵巢表面移行并向外突出，当卵子接近卵巢表面时，该处表层变薄，最后破裂，发育成熟的卵子由卵泡中排出，此过程即为排卵。排卵时一般没有特殊感觉，但少数人会出现下腹一侧酸痛的症状，基础体温稍有升高。

卵细胞离开卵巢后叫作卵子，落在输卵管附近。月经正常有规律，排卵的时间一般在两次月经的中间，月经周期 28 天的妇女，排卵一般发生在月经期的第 14 天。如月经周期不是 28 天，缩短或延长，则排卵期约在下次来月经前 14 天左右。卵子可由两个卵巢轮流排出，也有的由一侧卵巢连续排出。排出的卵子经输卵管伞端抓起，进入输卵管，在输卵管壶腹部如与精子相遇即受精。如24小时内没有受精，就开始变性。卵细胞在卵泡外生存的时间为数小时至4~5天，而排卵后15~18小时受精能力最强。

大多数妇女排卵发生在2次月经中间，在月经周期的第13~16天，即下次月经前的14天左右。因月经周期长短不一，排卵前期变化较大，而排卵后期一般较规律，为14天左右，故而推算排卵期应由后往前推14天。如月经周期为30天者，排卵时间约为月经周期的第16天；月经周期为40天者，排卵时间约为月经周期的第21天。

排卵时间虽较为规律，排卵受垂体分泌活动的影响，而垂体又与下丘脑及大脑有联系；排卵还受到外界环境、人的情绪、身体状况、疾病、性生活等多种因素的影响而发生变化，因此，欲推测排卵期，除了根据月经周期外，最好还能采用测量基础体温及观察宫颈黏液的方法，三者合一，其准确率可达99.7%，所以掌握排卵期对于避孕和适时受孕都很有意义。

013 备孕期女性穿衣有讲究

衣服对人的重要性不仅仅在于穿得暖和漂亮，而且在于怎样穿得健康。特别是备孕期的女性，应当如何穿衣才能让健康常相伴呢？

■ 穿衣宜松不宜紧

穿紧身衣可显示体形美，却不符合生理卫生的规律。紧身衣服都有程度不同的压迫肌肉、血管、不利气血运行、妨碍呼吸、运动等弊病。女性喜欢穿紧身衣裤，以体现曲线美。但夏秋季时出汗较多，裤子太紧不利于体内排出的汗气散发，却有利于病菌的侵入。如果总穿紧身裤，就会产生湿疹、皮疹、阴道炎等疾病，治疗起来相当麻

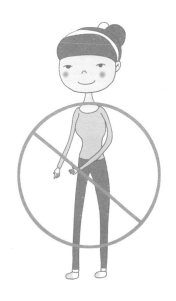

烦。所以从健康观点来看，备孕期女性穿着以宽松为宜，牛仔裤、裤袜等不要穿太久。上街的时候穿上，回到家里则应该脱下，换上宽松一点的衣服，以缓解紧身衣裤造成的肌肤疲劳。

■ 出汗时脱衣穿衣要讲究

中医认为"大汗能易衣佳，或急洗亦好"。因为大汗湿了衣服，衣服已失去了防风的作用，张开的汗毛孔最易受风侵袭而使关节受寒。所以大汗后最好是换上干净的衣服，如果能在换衣之前用温水擦洗一遍就更好了。

■ 衣服质料要慎选

目前衣服的质料大多是化纤产品，备孕期女性要格外注意，因为有的女性的皮肤不适于化纤品，易有过敏反应，最好能更换棉织品，特别是内衣内裤，应以棉织品为宜。一般说来，丝绸衣服对皮肤最佳，棉质衣服吸汗透气又便宜，纱质衣服飘逸又舒适，都是女性衣料的上好选择。购买衣服时，应尽量选择甲醛释放量较低的品牌。购买时靠嗅觉来判断甲醛的浓度。若感觉眼、鼻、咽喉部有烧灼感，这样的衣服大多甲醛含量超标，不能购买。买回新衣服后，不要迫不及待地穿上。衣服上多余的染料和助剂，可能引发皮肤过敏，出现红斑、发痒等症状，重者可连续咳嗽，继而引发气管炎等病症。所以新买的衣服应先用清水充分漂洗后再穿，这样不仅可以降低衣料的甲醛含量，因为甲醛易溶于水，而且还可以去除染料中其他化学物质对人体健康的危害。

■ 内衣的穿着要点

备孕期女性的内衣不要太紧，预防"胸罩综合征"。有些女性长期使用尺寸偏小的、过紧的胸罩，乳房被过度束缚，不仅形状发生改变，严重的还可能发生病变。有些女性穿了不合适的内衣还会感觉肩部不适，出现胸闷、头晕、恶心等症状，这是因为过紧的胸罩限制了呼吸肌的运动，致使换气不足，也可压迫颈部肌肉、血管、神经而诱发颈椎病，产生上肢麻木、颈部酸痛等症状。建议备孕期女性，要选择大小适中的胸罩，睡觉时取掉，让机体处于放松状态。

■ 备孕期女性慎穿瘦身内衣

专家说瘦身内衣不能减肥。体内的脂肪不会因为挤压而消失，一旦压力解除，身体立刻会恢复原样。长时间穿瘦身内衣会使身体活动受限、肌肉紧绷，在一定程度上阻碍了腹部血液循环和内脏供氧，导致子宫、卵巢受到损伤，还易引起月经不规律、胃肠功能降低、腹部不适、易疲劳等症状。瘦身内衣将腹部紧紧包裹，腹腔内的肾、脾、肝、胃、肠等器官受到压迫，使内脏及其神经系统长期处于紧张状态，导致胃肠功能降低、消化系统功能减弱，从而造成便秘。这些都不利于孕育一个健康的宝宝。

专家提醒

备孕女性要注意保暖

春秋两季气候多变，空调屋凉气持久，所以备孕期女性要注意保暖，慎穿低腰裤、露脐装。长期穿会使腰部受凉、肾气受损，出现怕冷、无力、倦怠、食少、大便稀薄等症状。而脐部受寒会影响人体的胃肠功能，易发生腹泻、月经不调，增加年轻女性患膀胱炎的风险。

014 孕前不要染发、烫发

染发确实能给女性朋友带来很多自信，但同时也能给身体带来诸多危害。尤其是准备要宝宝的女性，一定不要染发烫发，以免造成难以弥补的遗憾。

易导致血液病：染发剂中含有大量的苯二胺物质，该物质能影响人体的造血功能，使人出现再生障碍性贫血和其他血液病。

劣质油膏引发过敏：油膏是把富含各种营养成分的天然植物油脂精炼成膏状物，对头发进行维护的产品。高级油膏确实有修复因各种外力而损伤的头发的功能，使头发湿润光泽、富有弹性。但是，市场上出售的、美发厅使用的油膏并非全是高级营养产品，其中充斥着大量假冒伪劣、以次充好之物。这类劣质油膏成分复杂，害处不小。使用它的女性朋友常会发生过敏反应，如头皮屑增多，头皮奇痒，出现红斑、水疱，甚至眼和脸部都有不同程度的红肿。

发胶的危害：发胶对头发具有保湿、定型等作用。但是，目前知道的发胶至少有两大危害：易燃易爆。厂家在生产发胶时，有的为了增加其喷射的压力，在里面加入了助喷的液化天然气，一遇到高温火源，就会引起爆炸。

发胶中一般都会有甲醇，它对人的咽喉、眼和皮肤都有害。另外，它们还含有一种有毒物质——二氯甲烷，女性朋友若长期使用含有这种物质的发胶，极易引发癌症。

冷烫精要慎用：冷烫精的主要成分是硫基乙酸。该物质可导致女性的月经周期紊乱，影响生育能力和下一代的智力。

015 科学饮食，预防女性不孕

营养不良会影响女性的排卵规律，长期不均衡的饮食会使受孕力降低。为此要注意下列问题。

①**体内脂肪要适当**。体内脂肪过少会干扰女性月经规律。因此女性最好将体重控制在标准体重±10%的范围之内。另外，高脂肪食物使体重上升，也会造成女性经期紊乱，排卵不良。

②**胡萝卜素不可过量**。过量的胡萝卜素会影响卵巢的黄体素合成，使分泌减少，有的甚至会造成无月经、不排卵、月经变乱、如果大量吃胡萝卜，会造成血液中胡萝卜素偏高，而出现不孕症、无月经、不排卵等异常现象。

③**体内酸碱度要平衡**。酸碱度不平衡则无法为精子创造适宜的环境，如果体内偏碱性可吃一些酸性食物或富含钙、镁的食物，比如不含盐的奶制品、牛肉、鸡蛋以及花生仁、核桃仁、杏仁、五谷杂粮、水产品等；如果体内偏酸性，可多吃含钾、钠多的偏碱性食物，如苏打饼干、不含奶油的点心、各种果汁、白薯、土豆、水果、栗子等。

016 科学饮食，预防男性不育

近年来，由于空气污染、酗酒、吸毒、抽烟、生活习惯改变等影响，男性不育症发生率大为增加。对此，营养学家给出以下建议。

①**要有充足的优质蛋白质**。合理补
充富含蛋白质、氨基酸的食品，以利于
内分泌机能的协调和生精功能的维持，
如猪肾、鳝鱼、虾、大豆制品、瘦肉、
鸡蛋等。

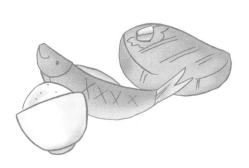

②**要合理补充各种维生素**。注意多
摄入富含维生素的绿叶蔬菜、番茄、苹
果以及动物肝肾、芝麻、花生仁、蛋类
等食物。

③**微量元素在生精功能方面的作用也不可忽视**。锌可增强精子活力，锰对生
精有独特作用，而硒则对精子的生成和维持精子结构的稳定等方面有很大作用。
专家指出小米、玉米、红薯、大豆及海产品牡蛎等含锌较多，膳食中应适当安
排；大豆、扁豆、甜菜、葡萄干、小麦、黑麦、荞麦、大麦等含锰较多；海蜇皮、
海带、海蚌、蛤蜊、紫菜等海产品，南瓜、大白菜、菠菜以及大米、粗面等则含
硒较为丰富。总之，要养成良好的饮食习惯，保证各种膳食营养成分的平衡供给。

017 孕前的饮食指导

孕前的饮食原则是平衡膳食，并结合受孕时的生理特点进行饮食安排。保证
热能的充足供给，每天在供给正常人需要的 9200 千焦的基础上，再加上 1600 千
焦，以供给性生活的消耗，同时为受孕积蓄一部分能量，为受孕和优生创造必要
条件。

保证充足优质蛋白质的供给：男女双方应每天在饮食中摄取优质蛋白质 40～
60 克，以保证受精卵的正常发育。

保证脂肪的供给：脂肪是机体热能的主要来源，所含的必需脂肪酸是构成机
体细胞组织不可缺

少的物质，增加优质脂肪的摄入对怀孕是有益的。

充足的无机盐和微量元素：钙、铁、锌、铜等对构成骨骼、造血、提高智力、维持体内代谢的平衡有重要作用。

供给适量的维生素：维生素有助于精子、卵子及受精卵的发育与成长。建议夫妇双方每天摄入肉类 150 克~200 克，鸡蛋 1~2 个，豆制品 50 克~150 克，水果 100 克~50 克，主食 400 克~600 克，植物油 40 毫升左右，硬果类食物 20 克~50 克，牛奶 500 毫升。

018 孕前饮食宜忌

■ 忌常吃高糖食物

常吃高糖食物，会使人体吸收糖分过量，这样会刺激人体内胰岛素水平升高，使体内的热能代谢、蛋白质、脂肪、糖类代谢出现紊乱，引起糖耐量降低，使血糖升高，甚至成为潜在的糖尿病患者。孕前夫妻双方尤其是妻子，经常食用高糖食物常易引起糖代谢紊乱，如果孕前体内血糖较高，在孕期极易出现妊娠期糖尿病，不仅危害母亲的健康，还会影响胎儿的健康发育和成长。另外，常食高糖食物还容易引起体重增加，同时容易引起蛀牙，对怀孕不利。

■ 忌过食辛辣食物

过食辛辣食物可以引起正常人的消耗功能紊乱，出现胃部不适，消化不良，便秘，甚至发生痔疮。尤其是想怀孕的夫妻，孕前吃辛辣的食物，由于出现消化不良，必然影响营养素的吸收。一旦出现便秘、痔疮，身体会不适、精神会不悦，这样对受孕非常不利，所以在孕前 3 个月要忌食辛辣食物。

■ 不要饮咖啡

研究表明，咖啡对受孕有直接影响，每天喝一杯以上咖啡的育龄女性怀孕的可能性只是不喝咖啡者的一半。准备怀孕的女性最好不要过多地摄入咖啡。一些国外专家研究后认为，咖啡因作为一种能够影响女性生理变化的物质，可以在一定程度上改变女性体内雌、孕激素的比例，从而间接抑制受精卵在子宫内的着床和发育；体内大量沉积的咖啡因还会降低精子和卵子的质量，降低受孕的成功率。另外，喝过多的咖啡，还会降低机体对铁质的吸收，而怀孕期间母体会需要大量的铁营养素。

■ 忌饮可乐饮料

专家曾对市场出售的 3 种不同配方的可口可乐饮料，进行了杀伤精子的实验，得出的结论是，育龄男子饮用可乐型饮料，会直接伤害精子，影响生育能力。若受损伤的精子与卵子结合，就可能导致胎儿畸形或先天不足。医学家将成活的精子加入一定量的可乐饮料中，1 分钟后测定精子的成活率。结果表明，新型配方的可乐饮料能杀死 58% 的精子，而早期配方型的可乐型饮料可杀死全部精子。专家们对育龄女性饮用可乐型饮料也提出了忠告，奉劝她们少饮或不饮为佳，因为多数可乐型饮料都含有咖啡因，很容易通过胎盘的吸收进入胎儿体内，可危及胎儿的大脑、心脏等重要器官，会使胎儿畸形或患先天性痴呆。另外，可可、茶叶、巧克力等食品中，均含有咖啡因，对孕育非常不利，最好不吃为佳。

■ 避免吃腌制食品

在腌制鱼、肉、菜等食物中，容易产生亚硝酸盐，它在人体内酶的催化作用下，易与体内的各种物质作用生成亚硝酸胺类的致癌物质。这类食品虽然美味，但对身体有害。

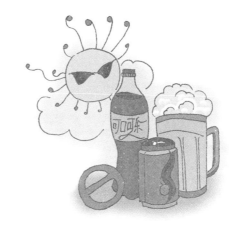

■ 忌生吃水产品

如果想怀孕就一定要避免各种各样的感染，其中最容易忽视也是最不容易做到的是放弃一些饮食习惯，比如吃生鱼片、生蚝等。因为这些生的水产品中的细菌和有害微生物能导致流产或死胎。

■ 忌吃洋快餐

洋快餐的营养成分有欠均衡。快餐中含有太多的饱和脂肪酸，容易导致胆固醇过高，危害心脑血管健康，这样就增加了受孕的不利因素。多数快餐的调味料都有大量盐分，对肾脏没有益处，肾脏健康才有助受孕。

■ 避免食用罐头食品

很多人都喜欢食用罐头食品，虽然罐头食品口味鲜美，但在制作过程中会加入一定量的添加剂，如人工合成色素、香精、防腐剂等。尽管这些添加剂对成人影响不大，但孕妇食入过多则对健康不利，是导致畸胎和流产的危险因素。另外，罐头食品经高温处理后，食物中的维生素和其他营养成分都已受到一定程度的破坏，营养价值不高，因此，计划怀孕的女性也应尽量避免此类食品。

■ 不要常吃微波炉加热的食品

微波炉加热油脂类食品时，首先破坏的是亚麻酸和亚油酸，而这两样都是人体必需而又最缺乏的优质脂肪酸，这对孕前脂肪的摄入会有影响，不利于孕育健康宝宝。

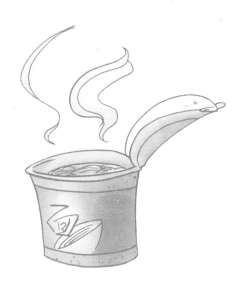

■ 不能常吃方便面

方便面是方便食品，为了方便、利于保存，会含有一定的化学物质，如防腐剂和添加剂等。这些化学物质对怀孕有不利影响。同时方便面营养也不全面，作为临时充饥的食品尚可，但不可作为主食长期食用，以免造成营养缺乏，影响健康受孕。

为了增强体质，为孕育一个健康宝宝做准备，孕前运动需要科学安排，逐步养成好的习惯。在运动的过程中，要关注以下几个注意事项：

■ 选择适宜的环境

应选择平坦开阔、空气新鲜的地带进行运动，这样能为人体提供足够的氧气。因为人在运动过程中，健身的基本途径是通过呼吸从外界摄取大量新鲜空气。可以说，选择环境是运动前的重要准备。

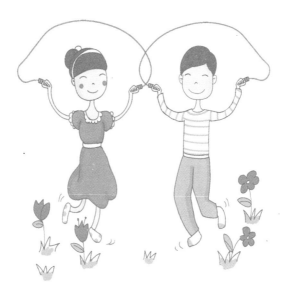

■ 运动的时间标准

每天运动的时间最好定为 30~60 分钟，昼夜人体机能状态是变化的，每天 8 点到 12 点，和下午的 2 点到 5 点是速度、力量、耐力处于最佳状态的时段，如果在此期间进行锻炼将会取得更好的效果。

■ 运动的强度标准

可以记录运动中的脉搏数来表示运动量，在进行中等强度运动时，脉搏频率为 120～140 次/分，激烈运动增至 180～200 次/分，表示运动量适宜。

■ 运动前不要吃得太饱

运动前 1～2 小时吃饭较为适合。食物吃进胃里需要停留相当时间才能被消化吸收，如果运动前吃得过饱，胃肠膨胀，膈运动受阻，腹式呼吸不畅，会影响健康。运动前应少食产生气体的食物，如豆类、薯类、萝卜、鱼肉等，因肠胃运动缓慢，气体不易排出，会造成气体瘀积，运动时易产生腹痛。

■ 运动时不宜急停

运动时如果突然急刹车，全身血液不能及时回流心脏，心脏给全身器官组织的供血也会突然减少，就会产生头晕、恶心、呕吐，甚至出现休克状态，因此运动后应继续做放松运动。

■ 运动后不要大量喝水

夏天运动出汗多，易渴，如果这时大量喝水，会给消化和血液循环系统以及心脏增加沉重负担；大量喝水还会引起体内盐分大量流失，从而出现抽筋、痉挛等现象。正确的做法是，运动后稍稍休息，再适量喝点淡盐水。

■ 运动后不要马上吃冷饮

人体正常体温为 37℃，运动后体温会升高，如果马上吃冷饮，容易造成肠胃功能紊乱，出现胃痉挛，引起胃肠绞痛。

■ 运动后不要立即吃饭

运动时，胃肠供血少，运动后立即吃饭，会影响胃肠消化功能，引发疾病。

■ 运动后不要立即洗澡

运动时，血液多在四肢及皮肤，运动后血液尚未回流调整好；马上洗澡，会导致血液进一步集中到四肢及皮肤，造成大脑、心脏供血不足，易产生不适症状。

020 孕前就开始做骨盆操

骨盆是由骶骨和两侧髋骨构成，形状如盆，所以叫作"骨盆"。女性骨盆一般比男性的更宽、更轻、更浅并且更圆，这样分娩时胎儿的头和身体才易于通过。另外在女性两侧骨盆交接处的关节也没有男性的硬，从而分娩时骨盆可以扩大。女性的骨盆是天生为分娩设计的，所以骨盆和盆腔的保健同样非常重要。

骨盆作为脊椎的"底座"对脊椎的正常运动有很大的影响。在站坐卧的静态情况下会影响到椎间韧带的受力分布，持续受力分布不均对脊椎是有损害的。在行走过程中骨盆的运动情况将影响到肩部的对称运动和头部的稳定性。为了将来更好地孕育健康的宝宝、为了顺利地分娩，在孕前就应该开始做骨盆操。

骨盆前后运动：双脚同肩宽站好，在上半身不动的情况下将脚跟提起放下。直到做到上下用力分开，上半身完全不受影响，不参与发力才算合格，如果头一上一下地跟着动就还没有过关。可以采取坐或躺的姿势，背部往上推至前方，仿佛有如禁尿时的运动一般。做这个收缩运动时，数 4 下，以正躺的姿势呼吸，接着恢复原状。重新做这动作 6 次。每一次上过厕所以后，做这动作，可以使肌肉收缩一些。

骨盆左右运动：站立，双手各掐同侧骨盆，然后让骨盆平转，左边骨盆向前同时右边骨盆向后，然后反过来做，反复多做几次。需要极力避免的是单侧环绕运动，不要让一侧骨盆动得更多另一侧骨盆动得少，或者一侧骨盆动得早另一侧骨盆动得晚，要同时动。骨盆虽然只有一个，但是大多数人的骨盆运动习惯于一侧绕着另一侧运动，不习惯两侧同时运动，但是只有两侧同时动才会让上半身处于稳定状态。

021 经期用药要遵医嘱

月经期用药也有一定的特殊性。需要服药或正在服药的女性要小心谨慎地对待用药。

■ 激素类药物

各种激素类药物不可随意服用。规律的女性月经周期是由内分泌系统精确调控而成的，保持内分泌系统的正常状态很重要。但由于内分泌系统功能较易被扰乱，尤其当身体受外源性激素类药物影响时，会导致机体自身内分泌紊乱，从而引起月经周期、行经时间及经血量的异常。并且，这种作用不仅发生在行经期间，还会波及月经周期的其他时段。如果因为某些特殊原因不得不用药，最好在医生指导下使用。

由于月经是体内雌孕激素周期性波动造成的，所以适当地服用避孕药可以推迟月经的到来。很多女性就常常在出门游玩、考试等重要活动前使用避孕药推迟月经。这种方法是不可取的，因为生殖内分泌系统的功能与调节有其固有的规律，人为地干扰常常会导致月经不调甚至出血。有的女性在来月经后使用避孕药或注射黄体酮，其实根本不能使月经消失，反而会使月经淋漓不净，适得其反。

■ 抗凝药

月经血液中存在抗凝血液物质，所以通常月经血液是不凝的。如果在月经期服用影响凝血的药物，可能会导致经血过多，进而导致贫血。一些抗凝药或抑制血小板功能的药物，如华法林、肝素、阿司匹林等也应慎用。

尽管经期女性的失血对身体没有大的损害，然而行经前盆腔器官会充血，经期纤溶功能较凝血功能相对亢进，这对于有凝血性疾病的患者来说是较为危险的时期。如果此时服用抗凝药就可能导致经血量过多、经期延长甚至月经周期紊乱。因此，间断或长期服用该类药物的女性如患有肾透析、血栓塞性疾病、心脏瓣膜病、动脉粥样硬化等疾病于经期服药要格外注意。

■ 止痛药

很多女性存在痛经现象，痛经大多是由月经期子宫收缩引起的，一般表现为小腹胀痛。无论什么原因引起的痛经，都不应随便使用止痛药，应该通过检查排除子宫内膜异位症，然后在医生指导下进行治疗。

■ 铁剂

女性天生血多气少，中医有一种说法，女人每次的月经，虽然失血，但越是有规律的失血，就越能使人长寿。所以调理月经失调是为了更好地把血失掉。但是，孕前女性如果体质虚弱，应及早到医院检查是否处在贫血的状态，如果是，则需要及时补充铁剂。

■ 减肥药

减肥药中多含有抑制食欲的成分，如果在经期使用，可能导致月经紊乱、多尿或排尿困难，或出现心慌、焦虑等，更有甚者会出现闭经。

■ 中药

有很多中药方剂用于月经不调、痛经的治疗，但中医的理论博大精深，即使同样是月经不调或痛经，对不同个体中医所使用的中药也可能不同。所以如果需要服中药，建议最好由正规的中医辨证施治，而不要自己随便服中药。

022 孕前6个月，需停用避孕药

口服避孕药的女性，最好在停药6个月后再怀孕。因为口服避孕药中的雌激素和孕激素会对胎儿性器官产生一定的影响。科学家实验发现，服用大剂量避孕药对动物胚胎细胞和人体细胞脱氧核糖核酸（DNA）确有一定的损伤作用，但停药后这种损伤可以修复。因此，为了优生优育，以停药后6个月后妊娠较为安全。

值得注意的是，如果一直服用避孕药，即使决定怀孕，也要先把当月剩下的避孕药服用完，这样可以避免出现阴道不规则出血。有些女性停止服用避孕药1个月后，卵巢就可以恢复排卵功能，而有些女性可能需要等上好几个月。一般情况下，最好经过3次正常月经周期才能表明卵巢已真正恢复排卵功能。

■ 停服避孕药的饮食调理

停服避孕药后需补充维生素。由于各种口服避孕药都是激素类药

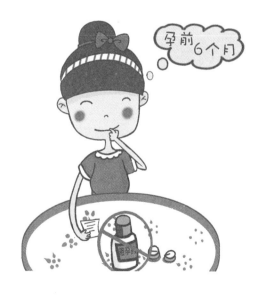

孕前6个月

物，长期服用会在不同程度上导致体内某些维生素的缺乏或不足，影响女性的身体健康。所以，女性在停服避孕药后要重点补充维生素 C 和 B 族维生素。

补充维生素 C：口服避孕药最易导致维生素 C 的缺乏，不但影响铁质的吸收，还会影响骨骼正常钙化，出现伤口愈合不良，抵抗力低下。富含维生素 C 的蔬菜水果有酸枣、红果、柑橘、草莓、野蔷薇果、猕猴桃、西红柿、辣椒、豆芽等。

补充维生素 B_6：维生素 B_6 缺乏或叶酸不足，容易发生口角炎、角膜炎、腹泻和巨红细胞性贫血及白细胞生成减少等病症。计划怀孕的女性要及时自我检视，并进行相应的补充。富含维生素 B_6 的食物有大豆、花生、葵花子、香蕉、核桃、动物肝脏、蛋黄、鱼类等。

停服避孕药后需多喝牛奶：由于避孕药会降低女性骨密度，容易引起骨质疏松，所以长期服用避孕药的女性，不论在服药期间还是停药后都应注意多食用牛奶、山核桃、松子、杏仁等高钙食物，特别是多喝牛奶。因为每 100 毫升牛奶含有 105 毫克钙，如果每天喝 500 毫升牛奶可摄入 520 毫克钙，再加上其他饮食，基本可满足身体对钙质的需求。

研究人员建议，服用避孕药的女性每天饮食至少要摄入 1000 毫克钙。但是，由于钙质吸收有个体差异，建议女性最好去医院做个骨密度、血钙等检测，并由医生给出适当的钙摄入量。

023 提前半年解决牙齿问题

如果计划怀孕，千万别忘记对口腔的孕前检查。保证牙齿的健康，也是安全度过孕期的前提之一。一般来说，孕前应该进行下列项目的口腔检查。

■ 牙龈炎和牙周炎

女性在怀孕后，体内的雌激素水平明显上升，尤其是黄体酮水平上升很高，会使牙龈中血管增生、血管的通透性增强，容易诱发牙龈炎，这被称作"妊娠期牙龈炎"。研究证实，怀孕前未患牙龈炎的女性，其怀孕后患"妊娠期牙龈炎"的比例和严重程度均大大降低。而在孕前就患有牙龈炎或牙周炎的女性，怀孕后炎症会更加严重，牙龈会出现增生、肿胀，出血显著，个别的牙龈还会增生至肿瘤状，称为"妊娠期龈瘤"，极容易导致出血，严重时还会妨碍进食。另外，患者牙周袋中细菌毒性增加，对牙周骨组织的破坏也加重。

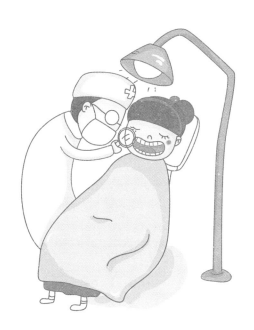

牙周炎往往易引起多颗牙齿的松动脱落。如果是中、重度的牙周炎，孕妇生出早产儿和低体重儿的机会也会大大增加。所以，怀孕前应该进行牙龈炎和牙周炎的检查和系统治疗。

 蛀牙

孕时生理的改变和饮食习惯的变化，以及对口腔护理的疏忽，常常会加重蛀牙病情的发展。一旦发生急性牙髓炎或根尖炎，不但会给孕妇带来难以忍受的痛苦，而且服药不慎也会给胎儿造成不利影响。另外有调查证明，母亲患有蛀牙，生出的小宝宝患蛀牙的可能性也会大大增加，原因之一就是母亲是婴儿口腔中蛀牙细菌的最早传播者。所以，怀孕以前治愈蛀牙无论对自己，还是对小宝宝都是有好处的。

🔲 阻生智齿

阻生智齿是指口腔中最后一只磨牙（俗称"后槽牙"），由于受颌骨和其他牙齿的阻碍，不能完全萌出，造成部分牙体被牙龈所覆盖，以下颌第三磨牙最为常见。阻生智齿的牙体与牙龈之间存在较深的间隙（医学上称为"盲袋"），容易积留食物残渣，导致细菌滋生、繁殖而直接引起急、慢性炎症，就是通常说的"智齿冠周炎"。由于智齿多在 18 岁以后萌出，且智齿冠周炎又最容易发生在 20～35 岁，而这个年龄段恰好是育龄女性选择怀孕的时间，所以要想防止这种病的发生，就应该在孕前将口腔中阻生智齿拔除。

🔲 口腔卫生

有怀孕的打算了，就应当到口腔科（最好是专门为准孕妇检查的口腔科）做口腔卫生状况检查，接受口腔医生的健康指导。这是非常关键的一点。

孕期口腔常见病都与口腔的卫生状况密切相关，孕妇需要知道如何正确地刷牙和使用牙线，以及孕期如果患口腔科疾病，何时进行治疗是安全的等。

024 剖宫产再怀孕的身体准备

有的妇女第一胎进行了剖宫产，很快又怀上了第二胎，这对孕妇身体健康和胎宝宝生长非常不利。剖宫产按子宫口部位可以分为子宫体部剖宫产和子宫下段剖宫产。无论哪种剖宫产，再孕时均易发生破裂，造成危险。

子宫体部剖宫产由于体部肌层较厚，缝合时不易对合，产后子宫复旧时子宫体部肌肉收缩明显，故体部切口愈合较差，再次妊娠分娩时，体部瘢痕位于主动收缩部分，故容易发生破裂。相比之下，子宫下段剖宫产由于肌层较薄，缝合时对位好，产后子宫复旧时无明显收缩，故愈合较好，再次妊娠时子宫破裂的可能性也小。据统计资料表明，子宫体剖宫产再次妊娠后子宫破裂的发生率是子宫下段剖宫产的 4 倍。但子宫下段剖宫产的妇女也需要经过一段恢复期才能再次妊娠。

接受过剖宫产手术的妇女，如再次生育，最好过两年之后再怀孕，给子宫一个充分的愈合时期。尽管如此，在分娩时也还会有子宫破裂现象发生。

因此，有过剖宫产史或做过子宫肌瘤摘除手术、或因子宫畸形做过矫正手术者，子宫上会留下瘢痕，医学上称为瘢痕子宫，凡属瘢痕子宫者的妊娠，均要小心谨慎行事。到分娩时，如果需要，医生会对准妈妈进行再次剖宫产。

第二次剖宫产一般不用再在腹部另切一个切口，而在原手术瘢痕部位为中心，切除腹部手术瘢痕，术后腹部仍然只留下一条瘢痕。再次剖宫产时，应行输卵管结扎。剖宫产手术分娩，一人仅能做两次。为保证母亲的健康，在第二次剖宫产手术的同时，要做输卵管结扎，以达绝育目的。

025 孕前不要染上"电视病"

晚餐过后，泡上一杯茶，打开电视——这是许多都市人最惬意的一段时光了。看电视如今已成了人们生活中很重要的娱乐方式，它丰富了人们的业余生活。只是人们也逐步认识到看电视不当可引起多种疾病，医学上统称为"电视病"。

电视眼：长时间看电视可引起近视、夜盲症、青光眼，甚至造成视网膜萎缩，导致视力明显下降。

电视颈：有些人由于看电视姿势不良，躺在床上斜着颈，或半靠床头、屈颈弯背或背靠沙发伸颈仰头等，久而久之使颈部经常维持在过伸或过屈的姿势上，易于引起颈部软组织劳损或颈椎病。

电视胃：有人边吃饭边看电视，或为了看电视，吃饭时狼吞虎咽等，这将减少胃液、胆汁或胰液的分泌，增加胃的负担，久而久之则造成了消化不良或胃病。

电视心：有的女性情感倾向性较大，容易随电视节目的情节而过于兴奋、紧张或悲伤；男性在看球赛时，情绪易激动，从而引起心跳加快，血管收缩，诱发心脑血管疾病。

电视肥胖症：有些女性整日看电视，缺少活动，边看电视边吃糖果、点心等零食，造成热量过剩而引起肥胖。

电视迷综合征：有些女性长期沉湎于电视机前，打乱了日常生活规律，造成自主神经功能紊乱，可引发神经衰弱症候群，表现为头痛、头晕、失眠、多梦、记忆力减退等症状。

孕前准备小百科

备孕女性看电视时要注意卫生保健

为预防电视病的发生，看电视时要注意卫生保健。

1. 一般看电视的时间不要太长，每次最多看两个小时，每隔半小时就起来活动一下以减轻疲劳。

2. 看电视的距离要适度，保持在 3 米左右比较合适。

3. 电视机安放高度要适中，大约应与人的视线水平平行或略低一些。

4. 看电视姿势要端正，不要躺着看电视，以免引起脊柱弯曲。

5. 看完电视要洗脸，因为电视机开启后，荧光屏附近的灰尘比周围环境的灰尘多，灰尘中大量微生物容易吸附于人体皮肤，可导致皮肤病。

6. 备孕女性在选择电视节目时，少看或不看紧张刺激的节目。

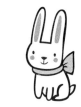

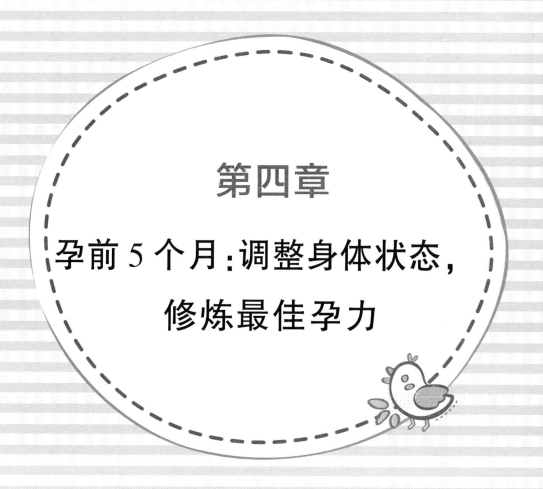

第四章

孕前5个月：调整身体状态，修炼最佳孕力

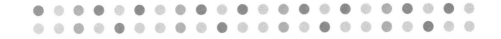

001 女性孕力自测

准备怀孕做妈妈，您对自己的孕力有信心吗？请做一个简单测试，以对自己的孕力有一个大概的了解。

直系亲属中，是否有人曾患原发性不孕症？

A. 有；B. 没有

在排卵期同房且没有采取避孕措施，是否怀孕过？

A. 有；B. 没有

与丈夫结婚 1 年以上，且未采取任何避孕措施，是否一直不孕？

A. 是；B. 不是

曾经出现过意外怀孕，且做过人工流产手术吗？

A. 是；B. 不是

是否发现自己的白带经常呈黄色、浅绿色、褐色或呈豆腐渣状？

A. 是；B. 不是

阴部曾出现过强烈的瘙痒、异味，或偶尔有瘙痒、异味？

A. 有；B. 没有

是否由于经常出差，被迫使用过公共用品？

A. 是；B. 不是

是否曾有过阴道炎、盆腔炎、宫颈炎或宫颈糜烂？

A. 有；B. 没有

平时是否爱穿紧身衣，且有熬夜习惯？

A. 是；B. 不是

是否每天接触手机、电脑等有辐射的物品 8 小时以上？

A. 是；B. 不是

是否存在体形偏胖、体毛浓密、月经不调、疼痛或青春痘中的一项或几项？

A. 是；B. 不是

是否有喜食辣、咸、甜或油腻、肉食等不良饮食习惯?

A. 是; 8. 不是

得分标准: 选 A 得 1 分, 选 B 得 2 分。

专家提醒

得 24 分, 恭喜您, 您的"孕力"完全正常, 但要做好孕前保健工作, 请继续保持。

得 21~23 分, 您的孕力指数勉强及格。如果您正处在备孕阶段, 请到正规医院进行孕前检查, 检查时需增加输卵管碘油造影和激素等的检测, 这些都有助于更为准确地判断您的生育能力。如果您尚未有要宝宝的打算, 建议您每年至少做一次生殖系统的体检, 以保证自己未来的生育能力。

得 19~21 分, 您的"孕力"处在危险边缘。如果您有要宝宝的打算, 建议您每年做 4 次妇科疾病检查, 尤其是妇科炎症、宫颈糜烂这些病症, 力争及早发现、及早治疗, 避免危害到您的输卵管、子宫内膜等, 从根本上阻断您的"孕程"。

得 12~18 分, 您的"孕力"严重受损。此时怀孕的概率非常小, 建议您到正规医院进行全面的检查。如果是因心理问题引起的不孕, 如家中长辈给您造成的种种压力、生活负担导致, 心理承受着巨大压力等, 可适当放松心情, 多与家人沟通, 积极参加一些娱乐活动, 都可以改变您的"孕力"指数。假如是因为生理疾病造成的不易受孕, 建议一定坚持做好孕前检查, 发现疾病及时治疗。

002 男性育力自测

孕育宝宝是夫妻双方的事情, 男性无法置身事外, 只有双方的"孕力"和育力都处在最佳状态, 才能达成孕育健康宝宝的心愿。现在, 丈夫不妨自测一下自己的"育力", 从而对怀孕做到心中有数。

没有理由地出现害怕的感觉。

A. 一天 24 小时都这样

B. 相当多时间会出现这种感觉

C. 少部分时间会有这样的感觉

D. 没有或很少会出现这种感觉

感觉比平常容易紧张与着急。

A. 一天 24 小时都这样

B. 相当多时间这样

C. 少部分时间这样

D. 没有或很少出现这种感觉

常因头痛、颈痛、背痛而感到苦恼。

A. 一天 24 小时都这样

B. 相当多时间这样

C. 少部分时间这样

D. 没有或很少出现这种感觉

常因心里烦乱而觉得惊恐。

A. 一天 24 小时都这样

B. 相当多时间这样

C. 少部分时间这样

D. 没有或很少出现这种感觉

自我感觉将要发疯了。

A. 一天 24 小时都这样

B. 相当多时间这样

C. 少部分时间这样

D. 没有或很少出现这种感觉

手脚发抖。

A. 一天 24 小时都这样

B. 相当多时间这样

C. 少部分时间这样

D. 没有或很少出现这种感觉

感到身体极端衰弱和疲乏。

A. 一天 24 小时都这样

B. 相当多时间这样

C. 少部分时间这样

D. 没有或很少出现这种感觉

手脚麻木、剧痛。

A. 一天 24 小时都这样

B. 相当多时间这样

C. 少部分时间这样

D. 没有或很少出现这种感觉

心跳得很快。

A. 一天 24 小时都这样

B. 相当多时间这样

C. 少部分时间这样

D. 没有或很少出现这种感觉

因一阵阵头晕而苦恼。

A. 一天 24 小时都这样

B. 相当多时间这样

C. 少部分时间这样

D. 没有或很少出现这种感觉

有晕倒或要晕倒的感觉。

A. 一天 24 小时都这样

B. 相当多时间这样

C. 少部分时间这样

D. 没有或很少出现这种感觉

做噩梦。

A. 一天 24 小时都这样

B. 相当多时间这样

C. 少部分时间这样

D. 没有或很少出现这种感觉

因胃痛和消化不良而苦恼。

A. 一天 24 小时都这样

B. 相当多时间这样

C. 少部分时间这样

D. 没有或很少出现这种感觉

尿频。

A. 一天 24 小时都这样

B. 相当多时间这样

C. 少部分时间这样

D. 没有或很少出现这种感觉

脸红发热。

A. 一天 24 小时都这样

B. 相当多时间这样

C. 少部分时间这样

D. 没有或很少出现这种感觉

得分标准

选 A 得 1 分，选 B 得 2 分，选 C 得 3 分，选 D 得 4 分。

专家提醒

得分高于 50 分者为正常，准备孕育的男性可安心等待胎宝宝的到来。

得分低于 50 分者为异常，此时，准备孕育的男性要考虑自己是否存在生育问题了。这些问题，有可能是心理因素引起的，此时，备育男性要及时调节情绪，放松心情，必要时请心理专家指导，为孕育健康宝宝做准备。

003 怀孕的最佳年龄

遗传学家的研究表明，女性在 23～30 岁是生育的最佳年龄段，而男性年龄在 30～35 岁所生育的子女最优秀。选择在最佳生育年龄期生育，对于胎宝宝的生长发育和未来宝宝的成长都是十分有利的，可按以下年龄选择生育时机。

女性的最佳生育年龄

24～29 岁的女性全身发育都已经完全成熟，卵子的质量较高，若怀胎生育，并发症少，分娩的危险也相对较小，胎宝宝的生长发育好，并且发生早产、畸形儿和痴呆儿的概率最低。尽管三四十岁的女性也可以排卵，但是卵子的质量有所下降，不利于生出健康的宝宝，所以建议女性在此年龄段怀孕，最迟不能超过 35 岁怀孕。

男性的最佳生育年龄

法国遗传学家通过研究证实，男性在 30～35 岁所生育的后代是最优秀的。男性的精子质量在 30 岁时达到最高，之后可持续 5 年的高质量。这是因为这个年龄段的男性较为成熟，生活经验丰富，同时更加懂得关怀和照顾妻子，有能力培育好宝宝。男性过了 35 岁之后，体内的雄性激素便开始衰减，年龄越大，精子基因突变率也相应增大，精子的质量和数量都得不到保证，对胎宝宝的健康也会产生影响。

一年有春、夏、秋、冬四个季节，究竟哪一个才是最佳的受孕季节呢？一般来说，夏末秋初，也就是 7~9 月份是受孕的最佳季节。这是因为以下几点原因。

■ 流行性病毒感染发病率较低

怀孕后最初的 3 个月是胎儿的大脑组织开始形成和分化的时期，这时对宫内

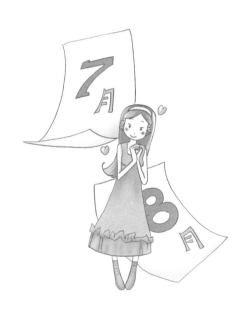

的各种因素极为敏感。而 7~9 月，风疹、流感、流脑等流行性病毒感染的发病率比较低，而在怀孕后最初 3 个月的胎儿如果受到这些病毒的侵袭，会损伤胎宝宝正在发育的器官，可导致胎宝宝智力障碍、发育畸形等。若在这一期间怀孕，就可大大降低受感染的概率。

■ 蔬果品种丰富

这个季节是收获的季节，各类新鲜的蔬菜瓜果大量上市，因此，怀孕初期的准妈妈可以获取丰富的营养，对胎宝宝健康成长十分有利。

■ 分娩时期适宜

如果在此期间怀孕，那么次年分娩时，正是春末夏初之季（4~6 月），避开了酷暑寒冬，气候宜人，有利于准妈妈的产后恢复和新生儿的喂养。对准妈妈而言，这一时期水果蔬菜供应充裕，有利于产后伤口的复原及乳汁的分泌，便于供给宝宝充足的奶水，有利于宝宝的健康发育；此时孩子衣着可逐渐减少，护理较为方便。对新生儿而言，这一时期阳光充足，可以获得较好的光照条件，有利于骨骼的发育，可预防佝偻病的发

生。当盛夏来临时，妈妈和宝宝的抵抗力都已得到加强，容易顺利地度过酷暑。

专家提醒

　　怀孕是否在最佳季节并不是绝对的，即便不是在这一时期怀孕，只要注意改善不利条件和注意弥补不足，也同样可以孕育一个健康可爱的宝宝。切不可因为没有按期怀孕就流产，还是顺其自然较为妥当。

005 影响精子质量的因素

　　引起精子质量下降的原因，有些是先天或后天的疾病，有些则是生活中一些人为因素造成的。其中，以下几种因素已在研究中证明，对精子质量的影响最大：

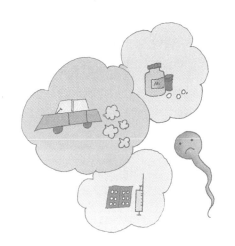

■ 汽车尾气

　　汽车尾气中含有大量有害物质，如二氧化硫、二氧化碳等。人体长时间接触这些物质会影响生殖健康。最严重的是，汽车尾气中的二噁英是极强的环境内分泌干扰物质，可使男性的睾丸形态发生改变，精子数量减少，生精能力降低。

■ 药品和烟酒

　　药物对男性生育能力的损害受到药物的种类、剂量、疗程、患者的年龄等因素影响。一般使用药物的剂量越大、疗程越长、患者的年龄越小，对生育功能的损害越严重，恢复生育功能所需要的时间也越长。总之，药物会损害男性性腺功能，因此未婚未育男性在选择药物时要小心谨慎。烟酒对精子的影响前面已有叙述，这里不赘述。

◼ 噪声

随着现代化的发展，城市噪声对健康的影响更为突出。噪声会使人体内分泌紊乱，导致精液和精子异常。长时间的噪声污染可以引起男性不育；对女性而言，则会导致流产和胎儿畸形。

◼ 高温高热

"低温环境"是精子的最佳保存空间，高温对精子来说是生存的残酷大考验。高温对睾丸会产生损害，但是究竟多高的温度和在这种温度下暴露的时间多长，才会对睾丸产生影响，目前在学术界仍有争论。在现实生活中，男性应尽量避免在高温环境中停留过长时间，并要少洗桑拿浴和用热水泡澡。

◼ 辐射

辐射对人体的健康已被确定有明确的影响。小剂量的辐射会影响机体发育，大剂量的辐射可引起睾丸组织结构的改变，增加精子的畸形率，降低精子数量、密度。日常生活中，辐射源很多，微波炉、电脑、电视机、空调、手机等，都会产生辐射。因此，男性平时应尽量减少与辐射源的接触，但也不必过度紧张。

◼ 微量元素

与男性生育相关的微量元素主要包括锌、硒、铜、钙和镁等。锌是生殖系统内重要的元素，锌直接参与精子的生成、成熟、激活和获能。缺锌会影响青春期男性生殖器官和第二性征发育，降低精子的活动能力，影响精子的密度，削弱机体的免疫功能，使男性容易患前列腺炎、附睾炎等感染性疾病。而硒的缺乏会使体内过氧化物浓度增加，从而造成对男性生殖系统和睾丸的伤害。因此，男性平时应该多吃含锌、硒较高的食品，如牛奶、玉米、黑米、黑豆等。与锌不同的是，铜在人体内的含量与精子的活力呈现负相关，也就是说，体内的铜越多，精子的活力就越下降，活力就越差，运动速度就越慢。更为可恶的是，铜元素浓度的增高，不仅可直接影响精子的生理功能，还会通过干扰脑部垂体内分泌腺的分泌功能，从根本上影响男性生育。

006 影响精子质量的微量元素

适当补充某些微量元素能提高精子的活力，比如锌，有利于生育；有的微量元素却可导致性功能障碍，降低精子活力，比如铅、镉等。

■ 铅

铅对男性生殖器的毒性作用，主要表现为使精子数目减少、精子畸形率增加和精子活力下降。研究表明，铅对睾丸的直接毒性作用，以及通过间接阻断下丘脑-垂体-睾丸的调节功能，可影响睾丸的生精功能，使精子数目减少及畸形精子率增高。铅对附属性腺的毒性作用则可影响精液中的果糖代谢，使精液液化时间延长，从而影响精子的活力；铅还可抑制精液中琥珀酸脱氢酶的活性，使精子能发生障碍，也使精子活力下降。

■ 镉

镉也是使一种重要的重金属污染物，它容易蓄积于睾丸组织并对其产生损害。早期主要损害睾丸血管，影响睾丸血供，使睾丸功能受损；晚期则危及睾丸实质，使睾丸细胞坏死。因此，镉的摄入量过多，不但可导致精子数目减少和精子活力下降，还会使雄激素水平下降，导致性功能障碍。

■ 锰

研究表明，生殖器官对锰特别敏感。而过量的锰对睾丸有毒性作用，可导致曲细精管生精细胞损伤，甚至变性坏死。锰中毒的男性，可出现精子数目减少和精子活力下降。长期中毒甚至会导致男性性功能障碍，引起性欲减退、射精困难、阴茎勃起时间短，乃至阳痿、早泄等。

007 孕前要改变不良的饮食习惯

不良的饮食习惯会造成营养失衡。营养失衡对于有生育计划的准爸妈来说必须积极调整，因为营养失衡有可能引起不孕，也有可能影响胎儿的发育。计划怀孕的父母一定要改变以下不良习惯：

▣ 不吃脂肪

孕前准妈妈为了苗条的身体不吃脂肪或高热量的食物，这样除导致营养不良外，还会出现贫血的症状或低蛋白血症。女性身体营养失调，会影响卵子的活动能力，严重的还会导致不孕。胎儿在母体的发育需要大量的营养作为后盾，特别是怀孕的头 3 个月内，胎儿的各个重要器官基本形成，大脑也开始急剧发育。这个时候，胎儿需要从母体获得充足全面的营养，而这些营养一部分来自孕前的营养储备；如果储备不足，势必造成胎儿的发育不良，而且还会因为缺少某些重要的营养素导致发育畸形。

▣ 把水果当主食

有的孕前准妈妈认为吃水果可以使皮肤细腻、红润，还可以充分地补充维生素，就把水果当主食。这样的做法也是不科学的：虽然水果里含有丰富的维生素，但有的水果糖分含量很高。如果过多地摄入糖分，会增加体内血糖的含量，既有可能引发妊娠期糖尿病，也会影响其他营养素的摄入。

▣ 偏爱多食高蛋白肉类

孕前准爸爸偏爱多食高蛋白肉类，精子的生成需要优质的蛋白质，但不能过多，如果高蛋白摄入过多，维生素摄入不足就容易造成酸性体质，使精子的质量受到影响。而对蔬菜、水果之类含有丰富维生素的食物则应多吃，孕前准爸爸不爱吃水果、蔬菜，这就缺少了蔬果当中的营养物质，还有可能产生不出健康的精子，从而降低生育能力。

008 男性一定要吃的补精食物

枸杞子：本品味甘、性平，能养阴补血、滋养肝肾、健肾固髓、益精明目，是提高男女性功能的佳果良药。历代《本尊》述其有明显增强人体性功能的作用。《药鉴》里说枸杞子"滋阴，不致阴衰，兴阳，常使阳举"。《本草纲目》

云："枸杞子粥，补精血、益肾气。"

蛤士蟆油：此属高级强壮滋养品，它是雌性蛤蟆油的干输卵管，具有补肾益精、滋肺养阴的功效。对于体虚乏力、神经衰弱、精力不足、肺虚咳嗽及其他消耗性疾病，有很好的补益和治疗效果。一般吃法是取蛤士蟆油3克~6克，加入清水一碗泡一夜，次日加冰糖适量炖服，或与白木耳一起蒸服。

羊肾：即羊腰子。中药认为，羊肾性温、味甘，功能补肾气，益精髓。《日华子本草》说羊肾："补肾血，益精髓。"《本草纲目》说羊外肾："功同内肾而更优。"羊肾适用于肾虚劳损、腰脊疼痛、足膝痿弱、耳聋、消渴、阳痿、尿频等症。

桑葚：桑葚是桑树的果实，又称桑果，其性寒味甘。干果入药，鲜果作果品食用，有补肾、益肝、滋阴、养血等功效。《滇南本草》中说："桑葚补肝肾、充血液、止消渴、利关节、解酒毒、祛风湿、聪耳明目、摄魂镇魄。"《本草经疏》说："桑葚甘寒益身而除热，其为凉血、补血、益阳之药无疑矣。"

鸽肉：鸽肉味咸、性平，具补肝肾、益精气、缓解疼痛之作用，鸽肉中含有丰富的蛋白质，以及少量脂肪和无机盐等，且细嫩鲜美，尤以乳鸽为上。健康人食之可保肾。炖全鸽尤适用于肾虚、阳痿、早泄、性功能低下等，以及妇女由于气血两虚引起的性功能减退。

鹌鹑：鹌鹑肉性平、味甘，有补中益血、养血填精的功效。它的营养丰富，有"动物人参"之称，由此可见其补益作用之强，其肉味鲜美，老幼皆宜，可用于肾精不足引起的腰膝酸软、夜尿频多，以及阳痿、早泄、遗精等病。它是保肾佳品。该品不温不燥、不寒不凉，故应用范围很广泛。

海参：海参味甘咸，性温，具有补肾补精、养血润燥、除湿利尿的功效，海参是高级滋补品，营养滋补力强，而胆固醇含量却少于其他动物性食物，富含碘、锌等微量元素，所含的蛋白质及其他多糖有延缓衰老、滋养生精、修补组织等作用。一般多用于神经损伤、阳痿、遗精、小便频数等虚劳病人。《本草从新》中曾说其能"补肾益精、壮阳疗痿"。

淡菜（又名海红）：淡菜性温、味甘咸，能补肾益精、壮阳敛阴。其味道鲜美、滋补力强。淡菜温而不热，补肾益精、壮阳益肾的功效显著，对于精血衰少、阴虚阳衰的病人疗效较好，久食之可敛阴潜阳。《随息居饮食谱》说淡菜"补肾、益血、填精……"。

海虾：具有补肾壮阳的功效。富含蛋白质、脂类、矿物质、维生素，能增强机体免疫力。

栗子：性温，有补脾健胃、补肾壮腰之功，肾虚腰痛者最宜食用。

韭菜：是振奋性强化药，有健身、提神、暖身壮阳作用。

胡桃仁：性平甘温，能补肾益精，《本草从新》说"胡桃仁治痿强阳"。

泥鳅：营养丰富，功效壮阳益阳，又能祛湿，补中兼清。

全麦食物：男人的性能力，主要是由两方面的因素决定：一是性欲，二是勃起能力。性欲主要取决于体内雄性激素分泌的多少，性欲越强，勃起功能越好。勃起功能主要取决于阴茎海绵体动脉血管的扩张能力，血管扩张越充分，阴茎内血液充盈越多，勃起越坚硬。

全麦食物就是小麦在加工过程中没有去除麸皮的食物。小麦的麦麸中含有丰富的矿物质、粗纤维和 B 族维生素、维生素 E、硒等抗氧化物，由整粒小麦磨成的全麦粉营养价值很高。

虽然全麦食物对雄性激素没有明显影响，不会影响男性的性欲，但却可以改善阴茎的血液循环，使血液充盈、血管保持良好的状态，从而使阴茎保持良好的勃起功能，而勃起时血液越充盈，勃起功能越好。

009 孕前提高免疫力总动员

免疫力是指人体与生俱来的自然抗病能力。感冒有时会自愈，这"自愈"并非疾病真的自生自灭，而是我们借助身体的自我免疫能力来剿杀病毒。备孕期的夫妻要想提高免疫力、有效地抗击疾病的入侵，要注意以下几个方面。

■ 合理营养，吃出免疫力

充足的蛋白质、适量的维生素和一些微量元素能增强人体的免疫调节功能。蛋白质是免疫系统防御功能的物质基础，如果蛋白质匮乏，会影响免疫细胞和抗体的形成，导致肌体抗病能力减退，各种传染疾病会乘虚而入。维生素 A、维生素 C、维生素 E、泛酸、核黄素、叶酸和牛黄酸都是维持正常生理功能所必需的营养素，它们的缺乏也会导致免疫功能的降低。铜、铁、锌等必需微量元素与免疫功能也密不可分，如果缺乏这些元素，会抑制免疫功能，机体感染的概率也会随之升高。其实每一种营养素都各司其职，缺一不可。因为免疫细胞的活力是靠蛋白质、脂肪、糖类、无机盐和维生素等营养素一起来经营的，所以，孕妇要遵守平衡膳食原则，每天保证 1~2 袋牛奶或酸奶、鸡蛋 3 个、鱼肉豆类 250 克~300克、新鲜蔬菜（特别是有色蔬菜）4 种以上、水果 3~4 个，另外加上植物油、调味品、少许菌藻类和坚果类食物，争取每天吃 20 种以上的食物，做到荤素、干稀、生熟和酸碱平衡。药食同源，选择清热、解毒、润肺的食物也能达到提高免疫力的食疗效果。

■ 好睡眠，提升人的免疫力

良好的身体状态与充足的睡眠息息相关。要知道，如果睡眠不足会使体内的白细胞和巨噬细胞数量减少，患病的概率增加。当然，最好在晚上 11 点前睡觉，不必非要睡足 8 小时，只要第二天醒来精神舒爽就说明睡好了。以下几个方法可有效改善睡眠：睡前饮 1 杯热牛奶；睡前 4~6 个小时内避免情绪兴奋；让卧室温度保持在 18℃~22℃；中医传统理论讲究"头凉脚热"，夏天可以用冰枕、玉枕，冬天睡觉前要用热水泡脚 20 分钟，长期坚持，必有成效。

■ 每日运动一小会儿

对增强免疫系统来说，运动胜过所有的药物。有试验表明，机体处于运动状态时，免疫细胞分泌干扰素的量比平时增加 1 倍以上。每天坚持散步、做操等，持续 12 周后，不仅免疫细胞数目会增加，免疫力增强，还有利于顺利分娩。此外，不良的生活习惯、巨大的心理压力也能削弱女性的免疫力，所以建立体内的自然防线要从生活的点点滴滴做起。

010 备育男性生活中要避开的误区

■ 备育男性睡觉时应避免趴着睡

有不少男性喜欢趴着睡，这种俯卧位的睡眠姿势不但容易压迫内脏、使呼吸不畅，对生殖系统也有一定危害。长期趴着睡容易压迫阴囊，刺激阴茎，造成频繁遗精，导致头晕、背痛、疲乏无力、注意力不集中。另外，阴囊需要保持一个恒定的温度，才有利于精子的生成。而趴着睡会使阴囊温度升高，不容易及时散热，对精子生长不利。因此，备育男性平时最好采用仰卧位或右侧位的睡姿。

■ 备育男性应避免穿紧身裤

男性喜欢穿紧身裤，如牛仔裤或紧身三角裤，这些衣物穿在身上会紧紧地包住男性的外生殖器，会使阴囊和睾丸紧贴身体，对其产生压迫，增加睾丸的局部温度，容易影响睾丸的正常生精能力，造成少精子症或无精子症从而丧失生育能力。而且这些衣服由于不透气、不散热等因素，不利于精子在睾丸中的生存，易导致精子功能下降。这样会不利于受孕的成功，还会因受精卵质量的下降而增大胎宝宝先天发育畸形的比率。所以，建议准备要孩子的男性最好穿一些宽松、纯棉、透气的衣服。

■ 备育男性避免洗热水浴或桑拿浴

有些男性认为，用燃气热水器洗个热水澡或是蒸蒸桑拿，舒适又解乏，殊不知，热水在汽化时会产生一种叫三氯甲烷的致癌物质，并随蒸汽被身体部分吸收，会给计划中的宝宝的健康埋下隐患。另外，精子的适宜温度在 34℃~35℃，而桑拿浴的温度可高达 70℃~80℃，因此，备育男性在洗澡、用热水时尽量不要用温度过高的热水，最好从孕前 3 个月起就停洗桑拿浴。

■ 避免过多骑车

男性在备育期间如果过多地骑自行车、摩托车、赛车的话，极易压迫阴囊，很容易引起前列腺和其他附性腺充血或受到慢性劳损，造成慢性炎症，影响生育。因此，为了孕育健康聪明的小宝宝，建议准爸爸骑车时间不宜过长。

■ 避免蓄胡须

男性如果蓄着浓密的胡子很容易吸附、收容空气中的灰尘和污染物，而胡子在口鼻周围，更容易使污染物进入呼吸道和消化道，对受精前精子的内环境不利。另外，蓄胡须的准爸爸与妻子接吻还会将各种病原微生物直接经口腔传染给妻子，不仅不利于优身受精、佳境养胎，而且还会潜伏致胎畸形的危险。因此，为了胎宝宝的正常发育及健康，准爸爸应在要宝宝前半年开始勤刮胡须。

011 备育男性要多吃助孕食物

备孕女性的饮食一直以来受到人们最大程度的关注，可是备育男子的饮食习惯对生育一个健康宝宝也起着至关重要的作用。现今社会环境污染重、社会压力大，体内很容易产生各种毒素，如果不能彻底排出，很容易影响精子的质量，而且也不利于为稚嫩的胚胎提供一个良好的生长发育环境。

■ 多吃可排除毒素的食物

建议男性从备育的半年前开始，多吃些可以帮助清除体内毒素的食物，如猪血、鸭血、鸡血等，避免有害物质对自己身体的伤害，保护精子健康强盛的生命力。

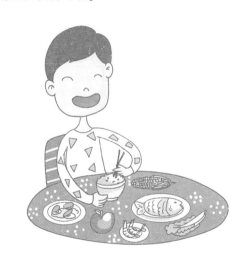

■ 多吃蔬果

很多男性不喜欢吃蔬果，认为那是女孩子减肥的食物。其实，蔬果当中不少营养物质是男性生殖生理活动所必需的。若是长期缺乏各类维生素，就可能妨碍性腺正常的发育和精子的生成，影响精子的正常活动能力，严重时甚至会引起不孕。研究表明，如果男性体内维生素

A 严重不足会使精子受损，即使受孕，也容易导致胎宝宝畸形或死胎；而 B 族维生素与男性睾丸的健康更是密切相关，如果缺乏，则会降低男性生殖能力。

■ 多吃含蛋白质的食物

好多年轻男士都比较偏爱肉食，尽管蛋白质是生成精子的重要原料。充足的优质蛋白质可以提高精子的数量和质量，但是蛋白质摄入不能超量，妻子要根据丈夫的实际情况，保证使其适量均衡地摄入。比如，三文鱼、牡蛎、深海鱼虾等海产品不仅污染程度低，还含有促进大脑发育和增进体质的营养元素。不过，不要单吃某一类食品，更不能偏食，各种瘦肉、动物肝脏、乳类、蛋类中也是优质的蛋白质食品，均衡摄取才可以帮助增加精子的营养，提升精子的成活率。

■ 多吃含矿物质及微量元素的食物

除了优质蛋白质以外，人体内的矿物质和微量元素对准爸爸的生育能力也有重要影响。比如，锌、锰、硒等元素参与男性睾酮的合成，帮助提升精子活动的能力以及受精等生殖生理活动。矿物质和微量元素无须单独补充，在一些高维生素食物中就可以获得。平时除了多吃蔬果外，还可以多食用一些海洋性植物，如海藻类或是菌类植物食物。与各类营养素的功效相比，能量虽然不是营养元素，但它可以保证其他营养素在体内发生作用；而且精子及其他生殖生理活动也需要充足的能量。饮食当中的各种主食都是能量的主要来源，包括米面、五谷杂粮、干鲜豆类等。

专家提醒

1. 不要借韭菜来助性，因为韭菜农药含量较高，很难清除，对男性生殖能力危害大。

2. 长得又肥又大的茄子多半是用催生激素催化而成，对精子生长有害，最好不要多吃。

3. 水果一定要削皮后再吃，因为果皮上农药含量最高。

4. 一般的蔬菜要先洗干净，再放入清水中浸泡一段时间，然后再下锅。

生育一个聪明健康的宝宝是夫妻共同的责任，从现在开始，准爸爸就要好好准备起来，改变自己不良的饮食习惯，迎接一个健康小生命的出生。

012 孕前女性一定要治愈盆腔炎

盆腔炎是指女性盆腔、生殖器官（包括子宫、输卵管、卵巢）腹膜和子宫周围的结缔组织发生炎症，统称之为"盆腔炎"。

■ 盆腔炎的病因

当机体的抵抗能力下降，或由于其他原因使女性的自然防御机能遭到破坏时，就会导致盆腔炎症的发生。那么，引起盆腔炎的因素有哪些呢？

第一，子宫的创伤造成的，比如分娩、流产或剖宫产后，身体的机体抵抗力下降或手术消毒不严，使细菌病毒通过破损部位进入子宫、卵巢和输卵管，引起了这些部位的炎症。

第二，经期不注意卫生或经期性生活等，易导致各种病原体感染，经引道上行到子宫等生殖器官。

第三，放置宫内节育器、扩张术及刮宫术都有可能使局部炎症的机会增加。

第四，由于子宫和输卵管与腹腔相通，女性生殖器通过血液和淋巴管又与腹腔相联系，所以生殖器官的炎症会引起其周围的盆腔组织发炎，反之盆腔的感染也会引起生殖器官的炎症。所以盆腔炎很少局限于一个部位，而是易于几个部位同时发病。

■ 急性盆腔炎的治疗

急性盆腔炎包括急性子宫内膜炎及急性子宫肌炎、急性输卵管卵巢炎、急性盆腔结缔组织炎、急性盆腔腹膜炎，常见的症状有高热（38℃～40℃）、寒战、头痛、食欲缺乏、下腹疼痛、腰酸、白带增多且呈脓性有臭味等。有腹膜炎时可出现恶心、呕吐、腹胀、腹泻的症状。炎症刺激泌尿道会出现排尿困难、尿频、尿痛的症状；刺激直肠会出现腹泻或排便困难症状。医生检查时会出现下腹部紧张、有压痛，阴道内有大量脓性分泌物、子宫颈充血，子宫两侧可摸到肿块并有压痛。

得了急性盆腔炎应卧床休息，最好取半卧体位，有利于脓液积聚在一起使炎症局限。还应给予充足的营养及水分，必要时应小量多次输血，疼痛严重可使用止痛药，高烧可用物理降温法。应根据感染细菌的种类使用抗菌药物，如青霉素、链霉素、氯霉素、金霉素等；抗菌药物应足量，症状消失后应继续用药两周，以巩固疗效，防止形成慢性盆腔炎。

有盆腔脓肿形成时应手术切开引流，经药物治疗无效，或疑有输卵管积脓肿，应手术治疗。

■ 慢性盆腔炎的治疗

慢性盆腔炎的全身症状不明显，有时可有低热、易感疲乏、精神不振、周身不适、失眠等。当患者抵抗力下降时，可急性发作。由于慢性炎症形成的疤痕、粘连及盆腔充血，可引起下腹部坠胀、疼痛及腰部酸痛，常在劳累、性交后、排便时及月经期前加重。由于盆腔瘀血，患者会出现月经和白带增多现象；卵巢功能受损害者会有月经失调，输卵管炎造成阻塞后会形成不孕。所以备孕期女性一定要注意。

选用中药治疗慢性盆腔炎效果较好，湿热型多见，宜清热利湿、活血化瘀，可用丹参、赤芍、木香、桃仁、金银花、蒲公英、茯苓、丹皮、生地等；如为寒凝气滞型，宜以温经、散寒、行气、活血为主，常用桂枝茯苓汤加减。另外也可外敷，用炒大青盐500克或醋拌坎离砂500克，用布包敷于下腹部，还可用红藤煎100毫升做保留灌肠。以及体针、耳针等中药针灸疗法均有一定治疗效果。还可采用封闭疗法，能阻断恶性刺激，改善组织营养。一般每次用0.25%奴佛卡因40毫升在骶角前封闭，每周1~2次，4~5次为1个疗程。

013 女性应多留意自己的白带

正常白带无味、无刺激性，它不仅能保持阴道的湿润，而且还是女性保健的一道"天然屏障"。因为阴道脱落的上皮细胞含有糖，被阴道杆菌分解为乳酸，使阴道保持酸性环境，它使得多种致病菌，如大肠杆菌、真菌等无法在阴道内生长繁殖。

◼ 影响白带多少的因素

白带分泌的多少以及性状、黏稠度等，通常与月经周期息息相关。青春期少女，月经不稳定，卵巢的功能尚未健全，白带稀少淡薄。性发育成熟的女子，在排卵期白带极度稀薄而清澈透明，如鸡蛋清样。排卵后 2~3 天，白带逐渐变得黏稠、浑浊，分泌量也大大减少。

另外，白带的多少与性意识、性活动也密切相关。比如热恋中的女子在与情侣亲昵时，或者频繁出入社交场合的青年妇女，都可能因为性意识增强，引起体内雌激素水平的升高，使白带有所增多。蜜月期的女性因性生活频繁、情欲高，也会出现白带增多。

◼ 警惕病理性白带

正常的白带分泌和白带增多的现象，都是女性身体健康的生理显示，有些变化也不必担忧。但是，如果出现病理性带下，即阴道内分泌物异常增多，或色、质、味发生改变，或伴有某些症状，就是疾病的表现，任其发展会影响受孕，故应在准备怀孕时进行治疗。

脓性白带：呈黄绿或灰黑色泡沫状，有腥臭味，大多为滴虫或化脓性细菌感染所致。常见于滴虫性阴道炎、慢性宫颈炎、子宫内膜炎和阴道异物等，不利于受孕。

豆腐渣样白带：呈豆腐渣样或凝乳状小碎块，同时，外阴瘙痒难忍，常见于真菌性阴道炎。

血性白带：内含有血，血量多少不定。对这类白带应警惕恶性肿瘤，如宫颈癌的可能，此外，宫颈息肉时也可能出现血性白带。

黄色水样白带：多由于病变组织的坏死或变性所致，常见于子宫黏膜下肌瘤和子宫颈癌等。

泡沫样白带：多由于滴虫性阴道炎引起，常伴有外阴和阴道瘙痒，若合并细菌感染，则呈黄脓样泡沫状。

无色透明黏性白带：多见于身体虚弱的女性，或者存在某些慢性疾病者。

■ 病理性白带的防治与护理

注意调理饮食：饮食不节可造成脾虚而致带下，如过食辛辣（姜、椒之类）、刺激性较强的食物，或饮烈性酒类，脾经湿热蕴结损伤任、带二脉，以致黄色秽浊液下注，相反，若过食生冷，损伤脾胃，不能化湿，水湿之气也下而为带。

调摄情志：赤带的产生与肝郁火旺关系密切，而导致肝郁的最主要因素是情志不舒，女子的特点与男子相比，心胸较狭窄，多好计较小事；邻里的关系、公婆的表情、丈夫的态度等，都可引起女子的情绪变化。明白了情志不舒致病的道理后，就应胸怀宽阔，遇事识大局、顾大体，以理智控制自己的情绪，这样因"郁"而导致火旺的因素即可以消除。

夫妇同治：有的带下病是因滴虫、真菌性阴道炎所致，丈夫的生殖器及尿道中存留的滴虫及真菌，可以通过性交而进入女子阴道，从而引起滴虫、真菌性带下病，故除夫妇的内衣均需常洗换外，每次性交前，双方应先将生殖器官用肥皂水洗净后，方可行事。

014 躲避受孕的"雷区"

很多女性都患有这样或那样的妇科疾病，并且总认为这很普遍，只要用药治疗一下就可以了。殊不知，有些病症若没有及时治疗，会对未来宝宝的健康造成影响，严重者还会发生不孕。所以，患有内生殖器官炎症或是其他疾病的女性，一定要在孕前进行治疗，让宝宝在一个健康、干净的子宫内成长。下面我们就来了解一下哪些"雷区"是需要准妈妈重点提防的。

■ "雷区"1：宫颈糜烂

宫颈糜烂是一种较为常见的妇科疾病，是慢性宫颈炎的一种表现形式。如果女性因为各种原因损伤了宫颈，导致细菌侵入，就会发生白带增多、发黄，阴道时而出血，月经不调，下腹疼痛等宫颈糜烂症状。通常，轻度宫颈糜烂不会影响怀孕，但到了重度糜烂，宫颈处的黏液就会含有大量白细胞，变得黏稠，这种状态很不利于精子的活动和穿透，从而降低受孕率。女性发现自己患上了宫颈糜烂，就要加紧治疗，以免病情加重影响孕育下一代。而且患有宫颈糜烂的女性患发宫颈癌的可能性约为 0.73%，较正常女性的 0.1% 要高很多。所以，不论是为了自己还是下一代，都要尽快治愈宫颈糜烂。

■ "雷区" 2：阴道出血

非经期阴道出血大多是女性生殖器官出现病变的表现。阴道出血可能来自外阴、阴道、子宫颈和子宫内膜，但其中以子宫的可能性居多。

①**功能性子宫出血**：临床表现为月经量多，经期延长，出现不规则出血。此病比较多见，多是由于调节生殖、内分泌功能的精神失常所致。治疗时要先以止血为要，以免因长期出血导致贫血。

②**月经后出血**：如果女性月经结束后 7～10 天出现了出血状况，不要掉以轻心，要注意观察出血的颜色、出血量、持续的时间等是否与月经一样。如果血液排出量不一致，并出现腹痛，就要当心是否患上宫外孕或先兆流产。如果出血量较多，持续时间长，腹痛明显，则有可能患上子宫肌瘤或子宫内膜异位症。遇到月经后出血的问题，要增加营养，补充富含蛋白质的食物及蔬果；避免做重体力活和剧烈运动，保证睡眠质量，心情要愉快，不要在思想上产生不必要的压力。多数女性会随着月经周期的稳定而自行消失，如果反复出现，或是流血较多，要及时到医院就诊。

③**性交后阴道出血**：如果女性在性交后出现了出血症状，就要留心是否患有阴道炎、宫颈息肉、宫颈糜烂、早期宫颈癌或黏膜下肌瘤等疾病。一经发现如上症状，就要及时就医诊治，以免给以后的生育带来影响。

④**流产后出血**：一般人在流产后的 1 周时间内会有阴道出血的状况，但如果出血的时间延长，则有可能是宫内还留有残留。有些患者还会出现严重腹痛症状，这时就要到医院进行二次刮宫手术，否则残留的胎膜组织还有可能引发绒毛膜上皮癌。

■ "雷区" 3：输卵管炎

输卵管炎通常是被病原体感染而患上的病症，感染后患者或出现寒战、高热，下腹部两侧疼痛剧烈，白带增多，阴道出现不规则出血，尿频，尿痛等症状。因为输卵管发生炎症后，炎症会使输卵管纤毛蠕动速度减慢，阻碍受精卵向子宫运动；或出现输卵管伞端、黏膜处发生粘连，造成输卵管闭塞，导致不孕。患者发现自己出现了如上症状时，要及时到医院进行治疗，避免输卵管粘连，从而成功怀上宝宝。

■ "雷区" 4：卵巢囊肿

如果女性出现了小腹疼痛、白带增多、色黄、有异味，月经不调等症状，且小腹内有肿块，性交时偶尔还会发生疼痛，就要当心是否患上了卵巢肿瘤。卵巢是卵子不断生长、成熟、排出的场所，若卵巢发生病变，卵子的生长、成熟及排出就会受损，从而导致不孕。

■ "雷区" 5：肾病

如果女性患有肾脏问题，最好在治愈后再要小宝宝。因为将近 10 个月的妊娠会增加全身的血容量，加重肾脏的负担。如果孕妇的肾脏有问题，就很容易导致病情恶化，甚至发生肾脏功能衰竭。尤其到了妊娠的中后期，有肾病的女性较正常女性更易并发妊娠高血压综合征。严重者还会影响胎儿的发育，易使胎儿在子宫里缺氧，出现流产或死胎的状况。

015 孕前注意养肾助孕利优生

■ 肾是优生的关键因素

肾具有藏精、主生殖的机能。精气是优生的物质基础，而肾对精气有闭藏作用。肾对精气的闭藏作用，使精气在体内能充分发挥其应有的生理功能，不使精气无故遗失而影响机体的生长、发育和生殖能力。

肾所藏的精气包括"先天之精"和"后天之精"。先天之精是承受于父母的生殖之精，它与生俱来，是构成胚胎发育的原始物质，后天之精是指出生之后，来源于摄入的食物，通过脾胃运化功能而生成的水谷之精气，滋养脏腑组成以后，剩余部分藏之于肾。先、后天之精均藏于肾，从而保持肾中精气的充足。这就为肾主生长发育、主生殖的机能，提供了物质保证。

肾中精气的主要生理效应是促进机体的生长发育和逐步具备生殖能力。在人体的生长、发育及衰老的生理过程中，肾中精气的盛衰起着关键作用。就生殖机能而言，女子二七，男子二八，肾中精气不断充盛，产生了一种促进性腺发育而至成熟的物质，于是女子按期排卵，月经来潮，男子产生精子，性腺的发育渐趋成熟，具备了生殖能力。只有在性激素的作用下，才能经调、精足，才能生育。而随着肾中精气的衰退，女子七七，男子七八，激素分泌水平降低，生殖能力亦随之下降以至消失。由此可知，肾具有主生殖的作用。

■ 养肾要防肾损害

肾脏是人体内药物、毒物代谢和排泄的主要器官，一些药物可以通过多种方式对肾脏造成损害，而且任何药物长期大剂量使用都会造成肾损害。

注意冬季脚的保暖："寒自脚生"，脚离心脏最远，血液供应少而慢，再加上脚部的皮下脂肪层薄，保温差，因此，脚的皮温最低，比如趾尖温度有时只有25℃，所以要注意足部保健。因为肾的经络起于足心。因此，在冬天首先要有一双合适的鞋子，鞋子的底应该略厚一些，使人少受冬寒侵袭。另外，袜子要干燥，透气性能要好，一般选用棉线袜为宜，袜子和鞋垫在汗浸湿后要及时晒干。

冬天切忌夜间憋尿：冬天天气寒冷，有人就寝后不愿起床小便而憋尿。这是一种不良习惯，对肾有损害。尿液中含有尿素、尿酸以及各种有毒的代谢产物，这些物质如果在体内积存过久，就可能对机体产生有害影响，甚至可引起膀胱炎、尿道炎。经常憋尿，还可能产生尿痛、尿血的情况。

016 运动能提高身体素质

孕前身体素质的提高，最关键的是要经常坚持进行健身活动。如果经常通过体育锻炼保持身体健康，就能为下一代提供较好的遗传素质，特别是对下一代加强心肺功能的摄氧能力、减少单纯性肥胖等遗传因素会产生明显的影响。

■ 了解自己的体能

在开始孕前运动之前，首先要对自己的体能有所了解。一种方法是看一看自己是否能轻快步行 15 分钟而不气喘吁吁。另一种方法是早晨醒时测试一下自己的脉搏，如用食指或中指轻轻按压，感受脉搏跳动，如果每分钟在 70 次以内说明体质状况良好；80~100 次表明体质下滑；如果跳动 100 次或更多则表明体质较差。

■ 运动以后再怀孕

对于任何一对计划怀孕的夫妻而言，应该进行一定阶段有规律的运动后再怀孕。例如：夫妻双方计划怀孕前的 3 个月，共同进行适宜与合理的运动或相关的体育锻炼，如慢跑、柔软体操、游泳、太极拳等，以提高各自的身体素质，为怀孕打下坚实的基础。特别是体重超过正常标准的女性，更应该在计划怀孕前就准备好一个周密的减肥计划，并严格执行。丈夫们应该帮助自己的妻子合理安排饮食，与妻子共同锻炼身体或运动，以达到怀孕前身体棒素质好的要求。

■ 运动无处不在

如果您以前并不经常锻炼，不要急于开始大运动量的练习，可以从常规生活的一些细小变化开始。这些变化会提高您的基本健康状况。比如上班或逛商店的时候爬楼梯而不要用电梯，回家的时候跑步上楼，就是在电梯上也要多活动一下。这些都会提高心跳的速度，为身体提供氧气、消耗脂肪，并全面提高肌肉的柔韧性。或者您可以改变一下外出旅行的方式，每周骑自行车出去旅行一次，不要再驾车；走路去车站，提前 1~2 站下车，然后走到目的地；改变一下散步的方式，一口气跑上 5 分钟，然后再交替进行轻松的散步，这样效果会更好。

017 选择适合自己的有氧运动方式

有氧运动被公认为是最有效的孕前运动方式。有氧运动也称有氧代谢运动，是指人体在氧气充分供应的情况下进行的体育锻炼，也就是说，在运动的过程中人体吸入的氧气与需求相等，从而达到生理上的平衡。有氧运动的特点是强度低、有节奏、持续时间长。要求每次锻炼的时间 30~60 分钟，每周坚持 2~3 次。记住，要持之以恒。这种锻炼能将人体内的糖分充分分解，并能消耗体内脂肪，还能增强和改善心肺功能。常见的有氧运动项目有步行、慢跑、滑冰、游泳、骑自行车、打太极拳、跳健身舞、做韵律操等。

◼ 慢跑

慢跑若以锻炼为目的，每次不能少于 5 分钟，持续的时间越长，心肺功能的锻炼会越好；若以减肥为目的，则应在 20 分钟以上。运动量和每次持续的时间应循序渐进，一开始时可以走跑结合、快慢结合，适应后，距离和速度再逐步增加。因故需停练时，也要逐日递减。

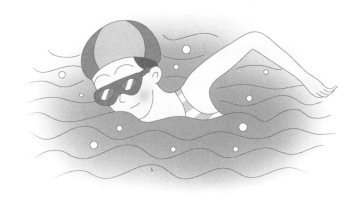

◼ 骑车

骑车不仅能够锻炼肌肉，还能够降低血压。骑车时，肌肉会反复收缩，可以促进血管的收缩与扩张，并且对淋巴系统也大有益处。骑车锻炼应注意增加深呼吸，一般骑 30 多分钟。骑自行车的正确姿势是身体稍前倾，男性前倾 30 度左右，女性前倾 20 度左右，脚心正好踏住蹬板。这样对脚心处涌泉穴可起到经常按摩的作用。自行车健身法还有多种，如慢骑几分钟法、快骑几分钟法、交替循环式的间歇锻炼法、快速上坡或逆风骑的力量锻炼法等。

◼ 游泳

游泳时，水的浮力可以减轻人体 90% 的体重，释放关节压力，刺激淋巴排毒。同时，游泳可使胸肌、膈肌和肋肌等呼吸肌得到锻炼，从而改善肺的功能，提高呼吸效率，并增强肺泡弹性。作为水平运动，游泳可减轻心脏和脊柱负担。水的刺激和压力还可改善供血状况。除了可防治呼吸系统疾病和心血管疾病以外，游泳对于防治腰背疼痛、关节炎、神经衰弱症、肥胖症等也有较明显的效果。

■ 跳绳

跳绳是一种非常好的运动方式，它适合于任何人、任何季节、任何地点。跳绳也要循序渐进。开始时，从 1 分钟做起，跳完 1 分钟，可以去做些放松运动，休息 1 分钟，再跳 2 分钟。3 天后即可跳 5 分钟，1 个月后可连续跳上 10 分钟。不间断地跳绳 10 分钟，和慢跑 30 分钟消耗的热量差不多，是一种低耗时、高耗能的有氧运动。

018 制订孕前锻炼方案

孕前身体素质调养，最关键的是夫妻双方要经常坚持健身运动，保持身体健康状态，为下一代提供较好的遗传素质，特别是对下一代加强心肺功能的摄养能力，减少单纯性肥胖等遗传因素能产生明显的影响。

■ 健身锻炼的益处

锻炼可以改善神经系统的功能，使其反应灵活迅速、准确协调。我们通常在观看体育比赛时，被运动员那精细、微妙的动作所折服，这是其长期刻苦训练的结果。当然常人健身是以健全体魄为宗旨，经常锻炼则可使机体反应更敏捷、灵活；锻炼可以消除脑细胞疲劳，提高学习效率以及增强大脑活力，有效地延缓大脑细胞的衰老。

锻炼可以增强心脏功能，使心肌更厚实，肌肉纤维更丰满，心脏收缩更有力，每次搏动能输送更多的血液；能使血液中的红细胞、白细胞以及血红蛋白的含量增加，提高血管功能，改善微循环功能。总的说来，可以提高血液输送氧气和养分的能力。

锻炼可以提高呼吸系统功能，使呼吸强度加大，呼吸频率减慢，使人体能承受更大强度的运动和劳动负荷；也能使肌肉更加丰满有力，关节更加牢固、灵活，骨骼更加坚硬，韧性更强。通过锻炼可以加强女性骨盆部的肌肉，有助于以后的分娩。

此外，锻炼还可以增加机体的耐受力，这也有利于机体对不良环境的适应，同时也有利于女性的分娩。锻炼增加人的性欲以及对性的敏感度，使夫妻能从性生活中得到更多的乐趣。

■ 选择适合自己的锻炼方式

锻炼虽能给机体带来许多好处，但是不当的锻炼也能使机体受到损伤，为了避免伤害，在锻炼时应注意采取积极主动的方式锻炼，因人而异、量力而行。同时应注意锻炼过程中循序渐进，持之以恒，全面锻炼。

在选择锻炼方法时，应注意由于男女生理结构的不同，选择不同的项目。对于女性来说，力量小，耐力相对差，但柔韧性及灵活性较强，因此选择健美操、游泳、慢跑、旅游等对体力要求较低的运动较适宜。这类活动对于维持女性的体形有非常好的效果，如健美操把适宜活动与音乐结合起来，使单调、乏味的肢体运动变得生动活泼，运动者不易失去兴趣。同时，健美操的运动是全身性的，并有相当的运动强度能消耗体内过多的脂肪。而男性的锻炼内容则相对来说较女性选择的余地更大。

不管选择什么样的锻炼形式，都应该循序渐进，并坚持不懈。由于机体的变化是缓慢的，只有不断地锻炼，才能使身体得到提高，机体对于外界的防御功能增强。

019 备孕夫妻要学会互相宽容

夫妻之间需要和谐的气氛、和谐的情调。祖国医学《订增养生药言》云："天地不可一日无和气，人心不可一日无喜气。"夫妻之间互相宽容，则是增和气、添喜气的要素，必利于养肾，使心情愉快，更利受孕。夫妻之间不可避免地会出现一些摩擦、争吵，这往往造成一些烦闷和苦恼。常言说："金无足赤，人无完人。"夫妻间对于对方身上的缺点毛病，或性格上的缺点、生活上的习惯，能够谅解，善于宽容，就会使矛盾得到调和，使夫妻感情更加和谐、身心健康。这对孕育成功非常重要。

■ 要多沟通

出现不良情绪时，夫妻之间需要多沟通，互相协调彼此的心态。夫妻之间凡事要互相忍耐，如果意见不同想要大声说话时，互相先离开一会儿。夫妻要彼此以诚相待，一方心态失常时，伴侣需要好好劝导和安慰，帮助对方摆脱困境，想方设法帮助对方忘掉不愉快的事。夫妻双方在这一时期更要相互包容和忍让，尽量避开平时容易引起争执的话题，保持平和的心境。

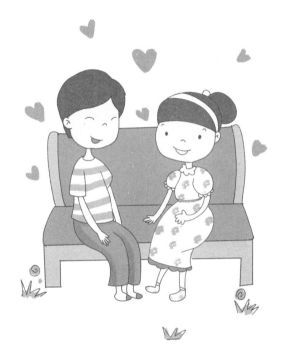

■ 夫妻间要宽容

怒多缘于争执不肯让步，故夫妻双方都需学会合理的让步。双方要各自克制，多作让步，不要以牙还牙，寸步不让。要有气量，不要斤斤计较，处处指责；要有理智，留有余地，不要说过头话，伤害彼此感情；要多想想平时夫妻恩爱，说话注意互相尊重，不要轻率说"断交"一类的言辞，不给对方恶性刺激；要多规劝，善于思想交流，不要火上浇油，使用激怒方法；要主动打破僵局，结束不愉快的"冲突"，不要打"持久战"，导致恶性结局。

■ 遇事冷静

心理学家告诉我们，冷静下来思考，可以避免鲁莽、失态和操之过急的一时冲动。许多夫妻不和，甚至出现悲剧，就是由于一时不冷静造成的。《寿世保元》讲到"物来顺应，事过宁心"不要将往日的不快，昔日的烦恼时时记在心中而自我不宁；《备德录》强调："调治要诀，只一静字，事过心清凉，则心不为凡事所累，自得清静。"夫妻之间，只要立足于合，自觉礼让，遇事冷静，就会使家庭生活和睦融洽。

■ 随和、礼让

夫妻相处要宽忍为怀。因为夫妻发生口角，多数没有什么根本的利害冲突，为何不能忍让呢？因此，当一方"无礼"时，另一方应理智地让步，暂且退避三舍，另一方的怒气就会"冰消雪化"。

学会宽容，这对孕前的夫妻非常必要，夫妻感情和谐，身体就会更加健康，精子、卵子就能正常发育生长，受孕概率就会大大增加。

020 和谐性生活要有良好的心理准备

良好的心理因素与和谐的性生活紧密结合，是达到优生的重要因素。也是孕前夫妻健康受孕该具备的重要条件之一，所以实现和谐良好的性生活应有下列心理准备：

做爱时，夫妻双方的注意力要集中，完全排除其他无关意念和心情的干扰。夫妻双方都有做爱的要求，并为此感到轻松愉快，而不仅是单方面需要，或者将其视为负担和痛苦。

夫妻都有正常的性欲望和性冲动，而不仅仅是一方。夫妻双方要在高度兴奋、愉悦、舒坦、满足中完成性行为，而不是索然无味。

性交过程中，夫妻双方激动、兴奋、欢快的情绪应趋浓烈，并互相影响、感染、激励对方。如果一方的一言一行，甚至呼吸、表情、姿势、语调等方面，显出勉强不自然或者为难的表示，就会削弱对方兴奋欢愉的情绪。并非每次性生活夫妻双方都能达到这些要求，有时因偶然因素使性生活不尽如人意，缺乏正常性快感，也是不足为奇的。只要对方体谅，即可在下次性生活中得到补偿。

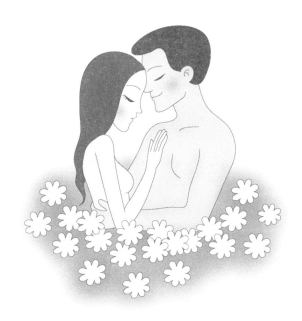

根据夫妻性生活的心理特点，为保持性生活的和谐，提高满意度，避免心理性的性功能障碍，夫妻双方同房时应创造良好的环境，排除一切情绪干扰，正确对待和妥善处理性生活中可能出现的种种问题。只有这样，才能使夫妻性生活保持最佳心理状态，获得极大的精神愉悦。使夫妻顺利受孕，健康孕育宝宝。

021 注意房间的卫生

人体在新陈代谢过程中，会产生大量的化学物质，共计 500 余种，其中从呼吸道排出的有 149 种，如二氧化碳、氨等。让 3 个人在门窗紧闭的 10 平方米的房间里看书，3 小时后检测发现，二氧化碳增加了 3 倍，氨增加了 2 倍。故紧闭门窗时间越长，室内二氧化碳浓度越高，高浓度的二氧化碳会使人头昏脑涨、疲乏无力、恶心、胸闷、读书学习不能专心。

预防人体对房间的污染：皮肤是人体最大的器官，经它排泄的废物多达 171 种。英国科学家曾对室内尘埃进行了测定，发现其中 90% 的成分竟是人体皮肤脱落的细胞。另外，经汗液蒸发的尿酸、尿素、盐分、皮脂腺的分泌物等，皆从皮肤散发到室内空气中。即使健康人，每天通过吐痰、咳嗽、打喷嚏等，也会排出400亿个细胞、病菌等微生物，弥散到空气中造成污染。若是房间内有病人，则排出的病原微生物和有毒物质会更多。

为防治这些污染，首先要注意个人卫生，勤洗澡理发、勤换洗衣服、勤晒被褥，不要随地吐痰。室内经常扫地、拖地板，对家具要用湿抹布擦，防止灰尘飞扬。床下也要经常清扫，不要堆积杂物。

开窗通风换新鲜空气：另一重要措施是经常开门开窗，通风换气。在夏季，最好昼夜24小时开窗；冬天天气寒冷，每天亦应开窗2~4次。在安排居室时，应把向阳的房间作为卧室。

勤打扫居室：每天要打扫房间卫生，每周要大扫除，保持室内地面、墙面、家具的卫生。

另外，卫生间、厨房也必须保持清洁卫生，天天打扫，开窗通风，安装排风扇、抽油烟机等。

022 彻底根除 4 种睡眠陋习

备孕期女性在睡眠时需减轻身体负担，从而帮助自己更好地入眠。以下4种陋习，女性朋友应该戒除：

陋习1：带妆入睡，常常睡觉时也不卸妆。带着残妆睡觉，化妆品会堵塞皮肤毛孔，造成汗液分泌障碍，妨碍细胞呼吸。长此以往，会诱发粉刺，损伤容颜。所以，睡前卸妆洗脸很有必要。及时清除残妆对脸部肌肤的刺激，让皮肤得到充分呼吸。

陋习2：戴胸罩入睡。胸罩对乳房是起保护作用的，但戴胸罩入睡则会招致疾病，特别是诱发乳腺癌。有关研究发现，每天戴胸罩超过17小时的女性朋友患乳腺癌的危险比短时间戴胸罩或不戴胸罩者高20倍以上。这是因为乳房长时间受压，淋巴回流受阻，有害物质滞留在乳房内的结果。

陋习3：带手机入睡。有的女性晚上睡觉时将手机放在枕头边。手机在开启和使用过程中，会有大量不同波长和频率的电磁波释放出来，形成一种电雾，影响人的神经系统等器官组织的生理功能。因此，睡觉时最好关机或把手机放在远离自己的桌子上。

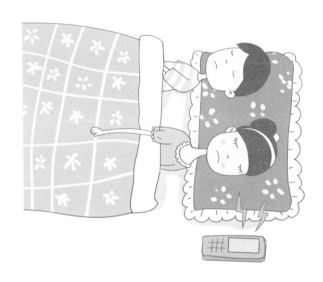

陋习4：戴饰物入睡。一些女性朋友在睡觉的时候，总是戴着饰物，觉得方便。其实，不摘卸饰物的习惯是很危险的。一些饰物是金属的，长期佩戴会磨损皮肤，不知不觉中会引起慢性吸收以至蓄积中毒（如铝中毒等）。一些有夜光作用的饰物会产生镭辐射，量虽微弱，但长时间的积累可导致不良后果。戴饰物睡觉会阻碍机体的循环，不利于新陈代谢，这也是戴饰品的局部皮肤容易老化的原因。

023 打造一个良好的睡眠环境

营造一个良好的睡眠环境是保障睡眠质量的关键因素。一般来说，影响睡眠的环境因素主要有温度、通风以及噪声等。

噪声是睡眠的"杀手"

安静无噪声的环境使人平静松弛，容易入睡，相反，喧闹嘈杂、噪声干扰，会难以入睡。实验证明，噪声超过 35 分贝时人就难以入睡，40 分贝的噪声能惊醒 5%睡着的人，70 分贝的噪声能惊醒 30%的熟睡者。长期受噪声干扰的女性甚至会出现"噪声烦恼症"，造成情绪不佳而失眠。因此，在备孕期，要摆脱噪声的干扰，室内最好选用木质家具，因木材纤维有多孔特性，能吸收噪声。家具摆放不宜过少或过多，过少声音可在室内共鸣回旋，产生很大的回响；过多显得拥挤不便，东碰西撞，增加噪声。原则上，睡眠环境可以允许有较规律呈现的低分贝的背景音，如风扇声、收音机无线电台广播声等，避免突然高分贝噪声的干扰。

温度适宜助睡眠

卧室的温度对睡眠来说也是有影响的，一般应保持在 26℃为宜。温度太高会使人感到烦躁不安，有时还会出汗；温度太低则人会蜷缩一团，都不利于入睡。我国北方地区的居民房冬季多半有供暖设备，可以保证冬季有合适的温度，南方地区到冬季就要购买电热设备或电热毯。夏季是难熬的季节，尤其在南方，整夜汗流浃背，很难保证有良好的睡眠，因此在睡前铺凉席和冲凉水澡是十分必要的。

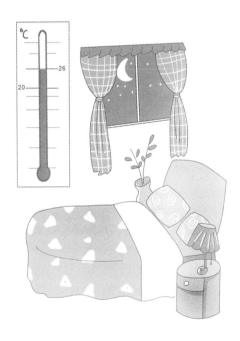

夏季空调虽能降温，但是也有很大的缺点，若长期生活在空调环境中，人的抵抗力就会降低，甚至引发肩臂酸痛、头晕、昏沉感等"空调综合征"。

一般来说，在刚入睡时身体会主动调低体温，所以应散热以降低体温。因此，入睡时调低室温有助于体温的下降，从而帮助入睡，入睡后体温虽较清醒时低，但基本维持恒定。但如果室温调得过低，在睡眠时体温会急速下降，而过低的体温会促使睡者醒来，这也是许多女性在后半夜或清晨易早醒觉得冷的感觉。所以，空调的温度可提前设定好，在入睡时稍低一点儿，以26℃为宜，等入睡1~2小时后再回升至28℃。

■ 卧室通风利睡眠

通风对卧室来说之所以重要，自然与睡眠脱不开关系。完全密闭的卧室由于空气不流通，即使睡一夜，次日起床也会感到头脑不清醒。其实想保持卧室空气的清新并不难做到，在入睡前30分钟，只要把窗户打开就能充分换气，然后把窗户开一条小缝，使整夜有少量的空气循环而不造成穿堂风。因为开窗可以使室外的新鲜空气与室内的污浊空气进行充分的交换，以创造良好的空气环境。夜深人静，室外空气受大气层中气流的稀释变得格外洁净。新鲜空气是自然的滋补剂，它可以提供充分的氧气，因而刺激机体消化功能，促进营养物质的吸收，改善新陈代谢，加强神经系统的作用，增强对疾病的抵抗力。睡眠中的大脑也需要大量氧气去进行生理活动，这时提供更多的新鲜空气，能充分迎合它的需要，发挥睡眠的最大效能。

专家提醒

很多女性朋友在防止空气产生污浊时，往往会选择用芳香剂来改善卧室的空气质量，这其实加剧了室内空气污染，对人体会产生不良刺激。芳香剂对人的神经系统会产生危害，少数还会损害造血系统，刺激呼吸道黏膜。因此，最好还是通过多开窗来换气。

由于肾主生殖，故不孕症与肾的关系密切，其次与子宫功能失调、脏腑气血不和等有关。中医关注的病因主要有肾虚、肝郁、痰湿等。

■ 肾阳虚不孕型

由于先天肾气不足，阳虚不能温煦子宫，子宫虚冷，以致不能摄精成孕。症见：久婚不孕，月经后期，量少色淡，或月经稀发，闭经，面色晦暗，腰酸腿软，性欲淡漠，小便清长，大便不实，舌淡苔白，脉沉细或沉迟。宜用温肾补气养血、调补冲任之药膳治疗。

温补鹌鹑汤

材料：菟丝子 15 克，艾叶 30 克，川芎 10 克，鹌鹑两只，盐适量。

做法：①将鹌鹑宰杀，去毛和内脏，洗净。②将菟丝子、艾叶、川芎放入砂锅中，加入清水煎煮，用纱布滤渣取汁。③将药汁和鹌鹑用碗装好，隔水炖两小时，加盐调味即可。

虫草炖鸡

材料：冬虫夏草 10 克，老母鸡 1 只（约 1000 克），姜片 5 克，葱白 10 克，料酒、味精、清汤、胡椒粉、盐各适量。

做法：①老母鸡去毛及内脏，洗净剁成块；将冬虫夏草、姜片、葱白与鸡块一同放入砂锅内。②注入清汤，加盐、胡椒粉、料酒，炖煮 2 小时，去姜、葱，加味精调味即可。

■ 肾阴虚不孕型

由于精血不足，冲住脉虚，胞脉失养，不能成孕；或阴虚火旺，血海蕴热，不能成孕。症见：不孕，月经先期，量少，色红无血块；或月经尚正常，但形体消瘦，腰腿酸软，头昏眼花，心悸失眠，性情急躁，口干，五心烦热，午后低热，舌贡偏红，苔少，脉细数。宜用滋阴养血、调冲益精之药膳治疗。

东坡羊肾汤

材料：羊肾 250 克，土豆、胡萝卜各 45 克，植物油、酱油、花椒、大料、茴香、料酒、白糖、葱段、姜片、蒜片各适量。

做法：①把羊肾洗净，切成小块；土豆、胡萝卜洗净，切成菱形块。②锅内放植物油烧热，放入羊肾块，肉变成金黄色时捞出，再把土豆、胡萝卜块放入锅内，炸至金黄色时捞出。③将羊肾块倒入锅内，加入清水、酱油、葱段、姜片、蒜片、花椒、大料、茴香、料酒、白糖，煨至肉烂，放入炸过的土豆、胡萝卜块，一起煨 10 分钟，倒入汤盘即可。

双皮炖鸽肉

材料：地骨皮、牡丹皮各 10 克，白鸽 1 只，料酒、盐、味精、酱油、香油各适量。

做法：①将白鸽活杀，去毛、血、内脏，洗净。②将地骨皮、牡丹皮洗净，装入纱布袋内，扎口，置瓦罐内，加清水，武火煮沸。③加入白鸽、盐、料酒，煮沸后改文火，再煨 1 小时，去药袋，在汤中加入适量味精。④捞出白鸽放容器中，用酱油、香油拌鸽肉食用即可。

■ 肝郁不孕型

情志不够，肝气郁结，疏泄失常，气血不和，冲任不能相资，以致不孕。症见：多年不孕，经期先后不定，经来腹痛，行而不畅，量少色黯，有小血块，经前乳房胀痛，精神抑郁，烦躁易怒，舌苔正常或暗红，苔薄白，脉弦。宜用疏肝解郁、养血理脾之药膳治疗。

附杞蒸牛鞭

材料：附片 6 克，淮山药 20 克，枸杞子 15 克，党参 10 克，牛鞭 2 条（约重 400 克），荔枝肉 6 克，桂圆肉 6 克，红枣 10 枚，葱、盐、醋、黄酒、生姜、鸡汤、冰糖、胡椒各适量。

做法：①将荔枝、桂圆、大枣蒸熟，葱切段。附片、党参、山药、枸杞子，拣去杂质，洗净。②先用温水洗净牛鞭，加水煮 2 小时，捞出剖开，刮去尿道中白膜和杂质，切开，并剁约 4.5 厘米长的段，再切成 1.5 厘米的条，加适量盐、醋揉搓，然后置清水中洗净，再放冷水锅中煮至水沸，取出洗去臊味。③取去净

臊味的牛鞭，放瓷碗内，放入黄酒、葱、生姜、鸡汤、精盐、

冰糖，上笼蒸至八成熟，去葱、姜，加附片、党参、山药、枸杞子及油，再上笼蒸至牛鞭酥烂，撒少些胡椒，即可佐餐食用。

■ 痰湿不孕型

体质肥胖，或恣食膏粱厚味，脾虚不运，痰湿内生，气机不畅，胞脉受阻，不能摄精成孕。症见：婚后久不受孕，形体肥胖，经行延后，甚或闭经，带下量多，质黏稠，面色苍白，头晕心悸，胸闷泛恶，苔白腻，脉滑。宜用燥湿化痰、理气调经之治法。

神仙富贵饼

材料：白术500克，菖蒲500克，山药2000克，石灰少许。

做法：①将白术、菖蒲用淘米水浸后，刮去其黑皮切片，加一小块石灰同煮以去苦水。晒干后加山药共为细末。②食用时可将上述的细末和面粉按1∶1的比例和面，做饼蒸食。或加白糖制成薄饼食。食量可因人而异。

薏米茯苓粥

材料：薏米30克，茯苓20克，大麦芽（炒）15克，黑砂糖适量。

做法：上述药材放入砂锅（最好是玻璃调理器）内，加水1升，充分炖熟后加黑砂糖调味，再煮一开即可。每日1剂，连续7日服用。

025 中医食疗调理男性不育

男性不育症除了在食物方面的调理外，传统的中医也有其独到的见解。

■ 肾阴亏虚不育型

以精子总数少为主，兼见腰膝酸软，舌质红，苔少，脉细数。故宜以育阴生精为主来调理。

补肾虾丸烩

材料：水发黑木耳200克，虾仁100克，鸡肉蓉80克、菠菜叶50克，芝麻30克，鸡蛋1个（取蛋清），番茄150克，鲜汤、料酒、姜汁、植物油、葱花、

淀粉、水淀粉、盐、味精各适量。

做法：①将虾仁洗净，加入鸡蛋清、淀粉上浆，过油滑开。②黑木耳洗净，剁成蓉，放入碗中，加盐、味精、芝麻、鸡肉蓉、淀粉和鲜汤，搅拌均匀，抓捏在手心，捏成约10克重的丸子，每个丸子包入1个虾仁；番茄洗净，切成块。③炒锅置火上，倒油烧至七成热，丸子逐个下锅，略炸一下捞出，放入漏勺沥油。④锅内留底油烧热，下入葱花、番茄块煸炒几下，再烹入料酒、姜汁，放入鲜汤、盐、味精、丸子烧沸，略熘入味，下菠菜叶稍炒，用水淀粉勾芡，炒匀盛出即可。

五子补肾茶

材料：菟丝子、枸杞子各250克，覆盆子125克，车前子60克，五味子30克。

做法：①将菟丝子、枸杞子、覆盆子、车前子、五味子共研为细末。②将药末调匀，分成每剂10克，沸水冲服。此饮品中的几味中药材都有益肾壮阳的效果，有扶阳固涩的作用。

■ 肾阳不足不育型

以精子成活率低为主，兼见畏寒肢冷，阳痿不举，滑精早泄，阴囊湿冷，舌质淡，苔白，脉沉细无力。故宜用益肾兴阳的药膳调理。

精神药酒

材料：枸杞子30克，熟地黄、红参、淫羊藿各15克，沙苑蒺藜25克，沉香5克，荔枝核12克，炒远志3克，母丁香6克，白酒1000毫升，冰糖50克。

做法：①枸杞子、熟地黄、红参、淫羊藿、沙苑蒺藜、沉香、荔枝核、炒远志、母丁香去杂质，切碎。②将切碎的药与冰糖入白酒密封浸泡30天即可服用。本品具有补血健脑、益精的功效。

双胶骨髓牛鞭

材料：鹿角胶、鱼鳔胶各30克，枸杞子15克，黑豆、猪骨髓各200克，牛鞭100克，葱、姜、料酒、盐、鸡精各适量。

做法：①将牛鞭用水泡透，去表皮切段；猪骨髓切段；黑豆温水发涨；葱、姜分别洗净，葱切段，姜切片。②将牛鞭段、猪骨髓段、黑豆同放砂锅内，武火炖煮后改文火煨烂，再将枸杞子、鹿角胶、鱼鳔胶及葱段、姜片、料酒、盐放入锅中，煮 10 分钟后，加鸡精调味即可。

■ 湿热郁结不育型

以精液不化为主，兼见腰酸肢冷、神疲嗜卧、阴囊湿热、会阴坠胀、尿中白浊以及尿后余沥不净，舌红，苔黄腻或白腻，脉弦滑。故宜采用清利湿热方，佐以益肾生精药膳调理。

提神化精银耳煨甲鱼

材料：甲鱼 1 只，知母 10 克，黄柏 10 克，天冬 10 克，女贞子 10 克，银耳 15 克，生姜、葱段、盐、味精各适量。

做法：将甲鱼剖腹，去内脏、头，放入锅内，加水、姜、盐、葱段，用大火烧开后改用文火煨。至肉将熟时放入发好的银耳及药袋（内装知母、黄柏、天冬、女贞子），待甲鱼肉软烂时出锅，用味精调好口味，吃肉饮汤。

苁蓉海参鸽蛋

材料：肉苁蓉 15 克，水发海参 2 只，去壳熟鸽蛋 150 克，植物油、葱段、姜片、鸡汤、黄酒、酱油、盐、胡椒粉、味精、干淀粉、水淀粉各适量。

做法：①将海参洗净，放入鸡汤内焯烫，捞出，切花刀；肉苁蓉加水煎 1 小时，取汁。②烧热锅放油，将鸽蛋裹满干淀粉，入热油锅内，炸至表皮呈黄色捞出。③锅内放植物油烧热，下葱段、姜片煸香，加鸡汤稍煮，再加酱油、黄酒、海参烧沸后，转文火煮 40 分钟。④加入炸好的鸽蛋、苁蓉汁，煨 10 分钟，盛入盘中。⑤锅内剩余汤汁烧沸，加适量盐、胡椒粉、味精，用水淀粉勾芡，浇在海参和鸽蛋上即可。

■ 气血两虚不育型

以精子活动力差为主，兼见少气懒言，乏力自汗，纳食不香，面色无华，唇甲色淡，腹胀便溏，舌质淡嫩，苔白，脉沉细无力。故宜采用益气养血药膳调理。

补虚正气粥

材料：黄芪 30 克，人参 10 克，大米 90 克，白糖适量。

做法：①将黄芪、人参切片，用冷水浸泡 30 分钟，入砂锅煎沸，煎出浓汁后将汁取出，在参芪锅中加入冷水如上法再煎，并取汁，将两次药汁合并。②药汁同大米加水煮粥，粥好后放入白糖调味即可。人参大补元气。黄芪味甘性微温，可健脾补中、促进机体代谢、抗疲劳。

熟地烧牛肉

材料：熟地15克，牛肉500克，植物油、葱段、姜片、蒜片、小茴香、料酒、白糖、酱油、盐各适量。

做法：①熟地洗净放入砂锅，加300毫升水文火煎煮20分钟，取汁；牛肉洗净，切小块，放入砂锅，加水武火烧开，略煮片刻，除去血沫，洗净，沥干备用。②锅中倒油烧至六成热，放入葱段、姜片、蒜片、小茴香爆香，随即下入牛肉略炒，加料酒、白糖、酱油、盐煸炒至牛肉上色入味后，加入熟地药汁，武火烧开后改文火煮至牛肉熟烂、汁收干即可。

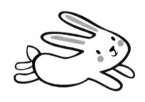

第五章

孕前 4 个月：建立最适合
怀孕的生活方法

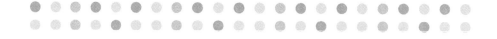

001　必要时调换工作岗位

随着社会的不断发展，越来越多的女性加入到各行各业的工作中，成为职业女性。有部分女性工作环境中含有较高浓度的化学物质，会影响女性的生殖功能，进而影响胎儿的健康发育。因此，为提高人口素质，实现优生优育，有些职业岗位的妇女应在考虑受孕时暂时调换工作，有些毒害物质在体内的残留期可长

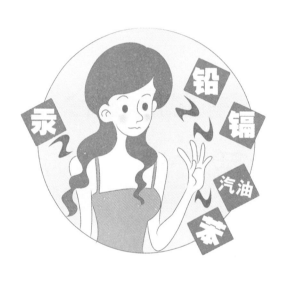

达1年以上，即使离开此类岗位，也不宜马上受孕，否则易致胎儿畸形，故应采取适当的避护措施。在发现怀孕后，受精卵、着床胚泡及早期胚胎可能已遭受侵袭，再采取避护措施就为时已晚。以下职业岗位的妇女应调离工作岗位。

■ 某些特殊工种

从事某些化工生产的女性，由于要经常接触某些化学毒物，而这些化学毒物对母婴健康均可造成严重危害，并且极易造成婴儿先天畸形。如经常接触铅、镉、甲基汞等重金属，会增加妊娠妇女流产和死胎的危险性。其中甲基汞可导致胎儿中枢神经系统的先天疾患，铅与婴儿智力低下有密切关系；怀孕后接触二硫化碳、二甲苯、苯、汽油等有机物的妇女，流产发生率会明显高，其中二硫化碳、汽油还会导致妊娠中毒症的发生；据国外报道，从事氯乙烯加工和生产的女性所生婴儿先天痴呆率很高。因此，这些岗位的职业女性，应在孕前调换工种。

■ 高温作业、振动作业和噪声过大的工种

研究表明，工作环境温度过高，或振动甚剧、噪声过大，均可对胎儿的生长

发育造成不良影响。因此，这些岗位的职业女性应暂时调换工作，以确保母婴健康。

■ 接触电离辐射的工种

研究表明，电离辐射对胎儿来说是看不见的杀手，可严重损害胎儿健康，甚至会造成胎儿畸形、先天愚型和死胎。所以，接触工业生产中的放射性物质，从事电离辐射研究、电视机生产以及医疗部门的放射线工作的人员，孕前均应暂时调离工作岗位。

■ 医务人员

传染病流行期间，医务人员容易因密切接触患者而被感染，而风疹病毒、流感病毒、麻疹病毒、水痘病毒对胎儿的发育影响较为严重，可能导致各种各样的先天畸形。所以，医务人员在妊娠3个月以内时，如正值疾病流行，即使不能暂停工作，也要格外加强预防保健。

■ 密切接触农药的工种

农业生产离不开农药，而许多农药已证实是可危及女性及胎儿健康，引起流产、早产、胎儿畸形、弱智等。因此，农村妇女应从准备受孕起就远离农药，政府应加强乡镇企业劳动妇女的保护。影响孕妇和胎儿健康的工作是多方面的、妊娠妇女要切实加强自我保健和劳动保护，必要时应取得上级主管的支持，在医师的帮助下，暂时调换工作。

002 避免病毒对生育的影响

我们生活的环境中存在着一些有害的生物因素，如病毒、细菌等。当孕妈妈受到感染时可通过胎盘绒毛屏障或子宫颈上行感染胎儿，导致胎儿畸形或流产等。

■ 有害病毒的种类

与生育有关的有害生物因素主要是风疹病毒、巨细胞病毒、单纯疱疹病毒等。此外，还有人类免疫缺陷病毒、水痘、带状疱疹病毒、肝炎病毒等。病毒是一种严重危害人体健康的病原微生物，它的体积小，在普通显微镜下看不到病毒的真正形态，一旦侵入机体就会造成感染而影响健康。

■ 病毒的感染途径

主要通过空气、飞沫、日常生活接触，或通过注射等多种途径感染人体。病毒感染对胎儿的影响非常大，孕妇被病毒感染，不仅对孕妇本身健康不利，更重要的是对胎儿会有损害，特别是在孕前和怀孕初期感染病毒可引起胎儿流产、早产、畸形或死胎。

病毒是造成胎儿先天性缺陷的主要原因，当孕妇被病毒感染后，由于病毒体积非常小，会马上进入孕妇的体内，经血液循环通过胎盘感染胎儿。由于孕早期胎盘还处在刚刚形成的初级阶段，预防病菌侵入的能力和抵抗病毒的能力都很差。此外，在这个时期胎盘还极易遭受感染，造成胎盘炎症，从而影响母体与胎儿之间的物质交换。胎儿的发育是依靠胎盘吸收母体营养并将废物排出体外，那么，如果胎盘出现问题，势必要影响胎儿的正常发育，甚至导致先天性缺陷。

■ 预防措施

根据上述病毒对胎儿的危害，准备怀孕的女性，特别是在孕前 4 个月时，要注意保护好自己，在疾病高发季节，尽量不要去公共场所，以免感染病菌，造成无法弥补的损失。同时注意个人卫生和环境卫生。居室要保持通风和阳光照射。锻炼身体以增强体质，可做一些孕妇体操，并注意保暖预防感冒。可以服用一些中药制剂，如板蓝根等。

003 备孕期间慎用指甲油和化妆品

指甲油以及其他化妆品往往含有一种名叫酞酸酯的物质。这种酞酸酯如果长期被人体吸收，不仅对健康十分有害，而且最容易引起孕妇流产及生出畸形儿。所以孕期或哺乳期的妇女都应避免使用标有"酞酸酯"字样的化妆品，以防引起流产或婴儿畸形。

另外，这种有害物质还会危害婴儿腰部以下的器官，引起生殖器畸形，如果母亲哺乳期间使用含有这种物质的化妆品，孩子长大后，可能患不孕症或阳痿。这是酞酸酯这种物质阻碍雄激素发挥作用造成的恶果。故那些爱美的女性，备孕期和怀孕期间尽量不要涂指甲油，以免犯"美丽"的错误。

研究表明，邻苯二甲酸酯在人体和动物体内发挥着类似雌激素的作用，可干扰内分泌，使男子精液量和精子数量减少，精子运动能力低，精子形态异常，严重的会导致睾丸癌，是造成男子生殖问题的"罪魁祸首"。在化妆品中，指甲油中邻苯二甲酸酯的含量最高，很多化妆品的芳香成分也含有该物质，化妆品中的这种物质会通过女性的呼吸系统和皮肤进入体内，如果过多使用，会增加女性患乳腺癌的概率，还会危害到她们未来生育的男婴的生殖系统。

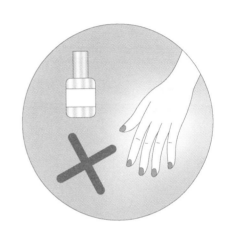

金属铅有一定的增白效果，且容易被人体吸收，因此，不少具有美白作用的化妆品部含有一定的铅成分。化妆品中的铅能够通过胎盘进入胎儿体内，主要危害胎儿神经系统的发育，加上胎儿的大脑比成人大脑对铅的毒性作用更敏感，因此，铅对胎儿期发育的损伤，在出生早期就能表现出来。

004 创造有助孕育的室内环境

好的居住环境，不仅有利于身体健康，也会使人心情愉悦，这对精子和卵子的健康以及它们成功结合、在子宫内着床和之后胎儿的成长都是非常有益的。

居室要选择向阳的房间做卧室，有充足的阳光，光线柔和、亮度适中、通风良好。居室的布置应协调，房间的色彩应与家具的色彩相配合，因为居室的色彩具有强烈的心理暗示作用。居室要相对宽敞一些，不可放过多的家具和物品，室内宽敞，孕妇心情就宽松平和，有利于情绪的调整。居室应是整洁、安静、舒适的。清洁卫生使准父母有个好心情，并有利于身体健康。

居室中的白色可给人以清洁朴素、宽敞坦率、纯真无邪的感觉；而蓝色可给人以宁静、冷清、深邃的感觉。这两种颜色可以使神经尽快地放松，体力和精力得到很好的恢复。房间中各种颜色的合理搭配，可以帮助紧张劳累了一天的准父母孕后尽快去除疲劳，有个愉悦的心情。选择孕妇喜爱的颜色、图案来装饰居家，可使孕妇心情舒畅、精神愉快，也有利与受孕及腹中小生命的发育。

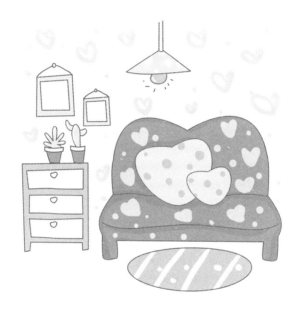

孕前准父母及孕妇的居室环境宜远离嘈杂的噪声，要求居室的大环境安宁、肃静，最好能给人以美的享受，引人遐想。

居室具有适宜的温度和湿度，有利于孕妇的休息。一般温度设定为 26℃、湿度保持在 40%～50%即可，温、湿度不合适会使人感到身体不舒适，易出现烦躁、不安等，影响工作和生活，还会影响健康及排卵，不利于受孕。

床铺要放在远离窗户相对背光的地方。卧具要舒适、卫生，不要睡在过软的床上。被褥床单等要选用全棉的。枕头内填充品和枕头的高低要适合，一般夏季用蚕沙或茶叶枕芯，冬天选用蒲绒、木棉枕芯，荞麦皮枕芯无论冬夏都适合。

居室应经常开窗通风，保证空气新鲜，尽量少用空调，居室内摆放几盆绿叶植物，既增添绿意，更可净化空气。

在室内不养不利于优生的植物。有些花草植物或花粉会使人产生不适症状，尤其是准备怀孕的女性会备受影响，不宜放在室内的花木有松柏类花木，如玉丁香、接骨木等；洋绣球花类，如五色梅、天竺葵等；丁香类花卉，如夜来香等；有毒性的花卉，如黄杜鹃、郁金香、一品红、夹竹桃、虎刺梅、万年青等。

005 睡前保健，提高睡眠质量的关键

■ 测测您的睡眠质量

①我需要闹钟才能准时起床。

②我每天早上都得经过一番挣扎才能起床。

③工作时，我经常感觉很烦躁且疲惫不堪。

④我的注意力和记忆力有越来越退步的迹象。

⑤在深入思考、解决问题或想点子时，我的反应比其他人来得慢。

⑥看电视时，我经常会不知不觉地打盹儿。

⑦我经常会在周末多睡几小时。

⑧我需要午睡来补充精力。

⑨我常在上床很久后才能睡着。

⑩我有黑眼圈。

如果您在以上的 10 个问题中，回答超过 3 个"是"的话，那说明您的睡眠质量出现了问题，应该想办法解决了。比如每天午睡的时间不要过长，保证在 30 分钟为宜。如果午睡时间超过 1 小时，就会影响到晚上的睡眠质量。还有洗澡时间最好保证在晚上临睡前两小时，这样不至于使大脑过于兴奋。

■ 睡前保健的方法

睡眠可以调节各种生理功能，稳定神经系统的平衡，是保持身体健康、提高受孕力的一个重要环节。有规律的、保质保量的睡眠，有助于增强体质和延年益

寿。那么，怎样才能有更好的睡眠呢？关键是要掌握一些睡前的保健方法，以使您甜甜地睡个好觉。

①**睡前散步**。人在晚间，一天的学习、工作、生活，大事小事无不留存在大脑中。此时，应安排一个短时间让大脑完全放松，最简便而有效的方法是到室外散步。晚饭后外出散步，不但有利于消化，还能领略自然界的夕照佳景，呼吸新鲜空气，十分有益。

②**睡前少量饮水**。人在夜间会因排尿、呼吸、出汗等失去水分而使血液黏稠度升高。因此夜间、晨起前是脑栓塞发生的高危时间。所以，在睡前饮杯水，其作用非同小可，能改善血液黏稠度，减缓血管老化和动脉硬化的过程，保持血管的弹性，预防脑栓塞。床前也应备水，以便在夜间醒来和早晨起床时及时补充水分。

③**睡前梳头**。头部穴位较多，通过梳理、按摩，可起到刺激穴位的作用，能平肝息风、开窍守神等。睡前，女性用双手指梳到头皮发红、发热，可疏通头部血流，改善大脑思维和记忆能力，促进发根营养，保护头发，减少脱发，消除大脑疲劳，更快进入梦乡。

④**睡前做眼保健操**。眼睛在白天使用频率很高，所以，在睡前最好能进行适当的按摩或做一些眼保健操。如用手指对眼角穴位做 10～20 次按摩，对眼球松弛和休息可产生很好的作用，可使眼睛明亮有神。

⑤**睡前洗脚**。上床前用温水洗脚，不仅可去足垢，使足部温暖，且能使血气下行，使心宁神安而入睡。数百年来，民间流传着这样一首《洗脚歌》："春天洗脚，升阳固脱；夏天洗脚，暑湿可除；秋天洗脚，肺润肠濡；冬天洗脚，丹田温灼。"可见，睡前洗脚好处多。另外，温水洗脚，有助冻疮、脱疽等疾病的预防。

006 上班族女性要选择健康的工作方式

对于上班族的女性来说，工作中的有些习惯也是影响身体健康与备孕、怀孕的一大要素。不要轻视这些小问题，有些女性往往由于这些小问题引出一些健康的大问题。

■ **警惕上班路上的"恶习"**

在上班路上，您是否在候车时匆忙在路边小摊解决早饭甚至不吃早饭，或在乘车时有读书看报、小睡的习惯呢？保健专家提醒上班族，这些看似"分秒必争"的坏习惯有损健康。

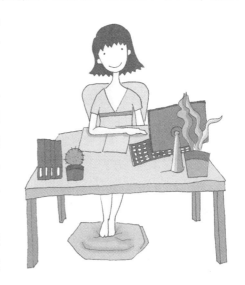

①**车上看书**。上下班的时候，路上人挤车非常多，公交车难免经常踩刹车，车厢晃动较频繁，在这种状态下读书看报是典型的不健康用眼行为，会引起眩晕、眼疲劳、头昏脑涨，导致一整天的不适状态。

②**车上睡觉**。有些女性因为上班路途较远，常在上班路上补觉。其实这样坐着睡觉不但越睡越累、腰酸腿疼，

还会影响颈椎健康，而车门开关和换气风扇吹来的凉风，还容易使人着凉感冒，甚至可能导致面瘫。

■ **当心久坐不动的危害**

对于女性来说，在办公室中久坐不动的害处非常大。久坐不动易长出危险脂肪，在办公室工作的女性，一天到晚地坐在电脑旁边，很容易发胖，如果您在日常生活和工作中是长时间坐着的，那么就得注意身体中是否有内脏脂肪的大量堆积。我们通常所说的脂肪叫作"皮下脂肪"，它让人的外形显得肥胖，同时也影响健康。而内脏脂肪围绕着人的脏器，主要存在于腹腔内（比如胃的周围）。研究表明，存在过多的内脏脂肪，就会增加患糖尿病、心脏病和其他各种代谢性疾病的机会，所以它被称为"危险的脂肪"。

久坐不动易受"痔疮"偏爱，久坐不动会令肛门部缺乏活动，使肛门部血液循环不畅，肌肉弹性下降，收缩力减弱，直肠黏膜下滑，这同样也会导致痔疮生成或痔疮加重。

久坐不动易引起腰椎病，由于长期久坐，或者有的坐姿不良，或总是固定一个姿势而使得腰部软组织长久处于张力状态，易使软组织缺血，而产生腰肌劳损。

■ 选择健康的工作方式

据一项调查显示，上班族女性有很多不健康的工作方式，这些不良工作方式不仅会让工作效率降低，更严重的是会埋下疾病的隐患。特别是备孕期女性，要在备孕期就改变不良习惯，选择健康的工作方式。

①**经常活动手腕**。经常用电脑工作，很容易患上"鼠标手"。预防鼠标手关键是要尽量避免上肢长时间处于固定、机械而频繁活动的工作状态下，如总是握着鼠标等，每工作1小时就要起身活动活动肢体，做一些握拳、捏指等放松手指的动作。也可以给自己配上一个鼠标垫，鼠标垫可使手腕与手掌放平，鼠标垫与手腕接触的地方有一些小小的塑料浮点，可以起到按摩手腕、活血、去除酸痛和麻木的作用。

②**办公室勤开窗**。在封闭的写字楼里工作容易感到头痛，因为大楼中缺乏流动的新鲜空气；此外，周围环境中的一些污染，如化学品、空气清新剂等都可能滞留在大楼里，危害人体健康。可以用电子空气清新器帮助净化室内空气环境，也可以将窗户打开透气。如有可能，最好能离开大楼到有绿化的地方散散步。

③**经常眺望远处**。很多人经常会整日埋头于电脑或文件堆里，常常感到眼睛疼痛。这是由于眼睛专注于某物太久，眼睛内部和周围的肌肉痉挛而引起的。一般情况下，工作一两个小时后要让眼睛休息5分钟，向远处眺望或闭上眼睛休息5分钟也可以。

④**保持正确坐姿**。坐立时如果姿势不当，身体各部分的肌肉就容易疲劳，因此最好的坐姿是抬起头，让头部和身体基本保持一条直线。如果头部太向前伸，颈部和上背部的肌肉就会绷紧，也容易产生疲劳。对于整天在办公室工作的白领人员而言，有些习惯性动作，如低着头在键盘上打字，或把电话听筒夹在肩膀和头之间打电话等，如果持续时间太长，也容易产生疲劳。最好的解决办法就是经常改变姿势，每隔一段时间休息一下，哪怕只是在办公室里倒杯水或稍微活动一下也好。

007 月经过少怎么办

月经过少是指月经周期正常，但每次行经的天数短于两天，月经量少于 20 毫升，仅需少量或甚至不用月经垫，经血呈暗紫色或粉色。月经过少也是月经失调的一种表现。对于备孕期女性而言，月经过少会影响怀孕，所以一定要重视并加以辅助治疗。

■ 月经过少的原因

妇科疾病：某些妇科疾病是引起月经过少的常见原因，如子宫内膜结核破坏了部分或全部子宫内膜形成疤痕，而致月经过少甚至闭经。下丘脑、垂体功能低下：多由于精神因素，遗传或环境因素影响所致，也可因全身疾病或长期服用避孕药引起。

刮宫手术：尤其是多次人工流产刮宫术后，由于机械性损伤过重，导致子宫内膜不能修复再生或宫腔发生粘连，都可以发生月经过少甚至闭经。

卵巢发育不全：若卵巢发育不良，性激素产量低，流血会少，流血时间就短。

上述原因均有可能使患者不能受孕。也有少数女性自初潮后月经量就少，但月经周期及排乱正常，则不影响受孕。

■ 月经过少的治疗方法

对下丘脑、垂体、卵巢功能低下者，备孕期女性可采用内分泌治疗，对结核引起的应以抗结核为主，但形成疤痕者较难治愈。因刮宫手术造成的，经治疗大部分可以恢复。

008 警惕月经过量导致贫血

■ 什么是月经过量及危害

如果来月经很频繁，周期常常短于 21 天，或行经时间超过 7 天，或每次行经出血量很多，往往需要用很多卫生巾。以上情况有一种出现，或同时出现，就属于异常的子宫出血。伴随着月经频发、出血过多，还会出现一系列的症状，如头晕、乏力、心悸、失眠等。出血过多还会导致贫血，严重时还可发生出血性休克而危及生命。

■ 月经过量的原因

这时，首先要找一找自己有无引起出血过多的全身性疾病，如再生障碍性贫血、血小板减少性紫癜、白血病等。如果有以上疾病存在，是由于凝血机制发生了问题而造成全身出血，月经过多仅仅是这些疾病的伴随症状，而您的生殖器官和内分泌功能并没有异常。

还有一种情况就是生殖器官本身的问题了，如子宫输卵管部位的炎症、宫内节育器反应、应用性激素或避孕药不当，外伤等都可引起子宫不正常的出血。

■ 月经过多的几种类型

功能失调引发的出血过多：如果经过认真全面的检查并没有查出导致出血的疾病，却长期出现不正常的子宫出血，应该考虑为功能失调型子宫出血。这是由于控制月经、内分泌功能的神经出现异常而引起的。备孕期女性在经过认真全面的检查后，未发现任何疾病改变，应考虑是功能失调型子宫出血的可能。

①无排卵性功能失调型子宫出血：假如卵巢没有排卵，也就不能同时分泌雌激素、孕激素两种激素，那么子宫内膜只受雌激素的刺激。内膜不断增生，由于没有孕激素与之对抗，内膜增生时没有致密坚固的支架做支撑，组织非常脆弱、血管增长过多，很容易发生部分内膜自发性破溃出血。出血后内膜开始自行修复，一处未补好而另一处又出现自溃出血现象。待雌激素撤退时，整个子宫内膜又开始脱落，真正的月经又来了。由于出血时间长，出血量多，使子宫内膜不易自行修复。子宫内长期存在的大量破碎的内膜激活了血管内纤溶酶（一种溶血物质），它使修复血管破口处的血小板也同时被溶解，这就使受损部位不易形成血凝块，血管无法被堵住，进一步加重了出血。表现为阴道出血没有一定的周期，行经时间长短不一，有时淋漓不尽，有时大量出血。这种情况医学上称为"无排卵性功能失调型子宫出血"。

②黄体功能不足引发的月经频发：正常情况下，卵巢排卵后，卵子的外

壳——卵泡退变成黄体，由黄体分泌雌激素、孕激素，刺激子宫内膜增生、变厚：由于神经内分泌功能紊乱，导致排卵后激素分泌减少，子宫内膜缺乏足够的性激素而停止增生，于是提前脱落出血。这就形成经血过早排出，但出血量不是很多的现象。这种月经周期缩短的表现，为月经频发，这种情况称"黄体功能不足引起排卵性月经失调"。治疗时以促进黄体功能为主，多采用激素治疗。

③**子宫内膜脱落引发出血**：假如有排卵，排卵后雌激素、孕激素的分泌也正常，内膜增生过程良好，但雌激素、孕激素不是迅速撤退，而是恋恋不舍，使整个撤退期延长。内膜一方面因激素撤退而脱落出血，另一方面又不断受残留激素的刺激而增生，造成内膜不能如期完成脱落。表现为月经周期正常而行经时间延长，且出血量增多，这种情况称为"子宫内膜不规则脱落"。这种情况也发生于育龄期女性。由于下丘脑—垂体—卵巢调节紊乱，引起黄体萎缩时间延长。治疗以促进黄体功能、补充孕激素为主，目的是使黄体及时萎缩，内膜完整脱落。

孕前准备小百科

月经过多女性的调理和治疗

对于患有全身性疾病的患者，在治疗原发病期间，应增加营养，多休息。对于患有生殖器疾病的女性，在治疗妇科疾病的同时，要注意外生殖器的卫生清洁。月经期绝对不能性交，避免感染。

对于神经内分泌功能失调型子宫出血的女性，要注意精神、情绪方面的调节，因为月经过多不止是单一的妇科疾病，它与神经系统关系非常密切，精神紧张，情绪变化，常可引发月经不正常，而药物的作用常常不能从根本上解决问题：因此，在治疗月经病时，必须保持精神愉快，避免精神刺激和情绪波动。

009 欣赏音乐，用旋律调节人体节律

音乐，简单地说，就是以系统的乐音为媒介来塑造形象、传达感情、反映生活的艺术。欣赏音乐可以说是容易开展的一种娱乐方式，对人的身心健康很有益处。美妙的音乐可以帮助人消除精神紧张、调整好情绪。

音乐有调节人体节律的作用，悠扬、悦耳的旋律可以影响人体内各种器官的运动节奏，引起人体组织细胞发生和谐的同步共振，对人体内细胞起到"按摩"作用，促进内分泌和新陈代谢，使人尽快地消除疲劳。备孕夫妻在家常常听听音乐，会对备孕起到意想不到的效果。

不同旋律、节奏的音乐对人体的调节作用也各不相同，因此人在不同的心境和环境下，应该选择风格不同的音乐来欣赏，以起到对神经的调节作用。如当需要入静催眠时，可以选择舒缓、幽静的小夜曲，如舒伯特的《小夜曲》、海顿的《小夜曲》等，在乐曲的陪伴下，您的情绪很快就会稳定下来，不久便进入甜美的梦乡；当需要舒心宽胸、振奋精神时，可选择一些旋律激昂、节奏欢快的乐曲，它们会令您精神振作、心胸开阔。

欣赏音乐必须注意音量的问题，否则效果就适得其反了。家庭中噪声如超过60分贝，轻者可引起听力减退、头痛、头晕、失眠等症状，重者可能导致心跳过速、血压升高、食欲缺乏、消化不良、胃肠功能紊乱。所以，听音乐最适宜的音量应为40分贝~50分贝。

总之，欣赏音乐不但能给备孕夫妻以美的享受，而且可以帮助备孕夫妻愉悦身心，放松情绪，消除疲劳，陶冶情操。因此在紧张、辛苦的工作之余，要抽出时间一起坐下来听听音乐，这样对健康是很有好处的。

女性逛街是休闲的主要方式，但是逛街往往也会逛出麻烦。比如拥挤的环境造成的空气污浊、商场装修的污染以及不良的用钞习惯带来的病毒侵害。特别是备孕期的女性，一定要提前做好准备，避免因为逛街购物导致劳累，影响健康。

■ 不要选择人流高峰期逛街

体质较差的备孕期女性，对拥挤环境的适应性差，外出时要尽可能避开人流高峰，免受拥挤之苦。上街购物要有计划，减少在一些拥挤场所的逗留时间。在逛街途中可选择一些街心花园或人少境幽处休息一会儿。

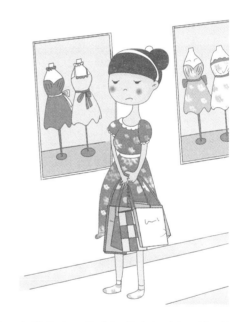

购物时间不宜过长大型购物超市、商场一般主要依靠中央空调系统等机械通风装置调节室内空气质量，一旦输送的风量不够，氧气缺乏，室内空气污浊，就会成为一些呼吸道传染病传播流行的场所，会对购物者的健康产生影响。因此，购物时间最好不要超过两小时。尤其是在一些密闭的商场或娱乐场所不要久留，要注意呼吸新鲜空气，及时补充身体所需的氧气。

■ 改变不良用钞习惯

减少现金交易，尽可能持卡消费。持卡消费方便、安全、快捷，又能减少接触钱。钱不要随意乱放，尤其是不要放入口袋内，要用钱包装钱，将污染源集中于一处。

购物点完钞之后，请及时清洗双手，避免污染源扩散。

■ 注意卫生

逛完商场后回到家里的时候，应当及时去卫生间洗手、洗脸，并且换下外衣。这样可以有效避免外界细菌侵袭到家中。购回的物品要进行合理的存放，外包装要妥善处理。也可坐定后闭目养神或听听优雅音乐，以消除身体疲劳，缓解紧张情绪。

011 当心看不见的"健康杀手"——辐射

■ 家电电磁辐射的危害

只要电器处于操作使用状态，它的周围就有电磁场或电磁辐射。随着家用电器的普及，随之而来的是电磁辐射充斥室内空间，直接影响着女性的循环系统，以及免疫、生殖和代谢功能。

由于它能破坏人体特别是妇女固有的生物电流及其磁场，进而引起体内的生态平衡失调，可使女性神经系统和体液调节功能发生紊乱，进而出现头痛、乏力、疲倦、烦躁、易激动、失眠等症状。

■ 怎样对付电磁辐射

电磁辐射有害健康，但电磁场无处不在，家家又离不开电器的使用。因此，专家给出了个人防护原则：尽量远离电磁辐射源。一般距离 1.5 米以上就基本安全了，而且家电不要集中摆放；用完电脑或看完电视一定要洗洗脸，不要嫌麻烦；每次接触和使用家电，要尽量缩短时间；不用但仍然通电的电器照样能产生大量的电磁辐射，因此用完电器后一定要记得随手关上电源。

注意家电的通风。

①电脑：电磁波发生于电脑的前面及后面。电脑显示器会放射出阴离子，所以备孕者在操作时的距离至少在 30 厘米，开机瞬间电磁辐射最大，应予避开。

②电视机：看电视时，最好能距离电视机 3 米以上，关机后立即远离电视机。

③微波炉：使用微波炉时，应注意至少离开 0.5 米以上，眼睛不要看着炉门，不可在炉前久站。食物从炉中取出后，最好先放几分钟再吃。

④电热毯：相当于一个电磁场，即使关上开关，仍会扰乱体内的自然电场，备孕期的夫妻最好慎用。

⑤手机：接通瞬间释放的电磁辐射最大，最好在手机响过一两秒或电话两次铃声间歇中接听电话；手机辐射对人的头部危害较大，它会对人的中枢神经系统造成机能性障碍，睡觉时别放枕边；即使在辐射较小的待机状态下，手机周围的电磁波辐射也会对人体造成伤害，因此尽量不要把手机挂在胸前或放在裤子口袋里。备孕夫妻应多吃胡萝卜以及富含维生素的绿叶蔬菜，可以加强机体抵抗电磁辐射的能力。

012 摆脱污染，找回清新的空气

随着人们生活水平的提高、住房条件的改善，建筑、装饰和家具造成的居室环境污染成为女性健康的大敌；一些容易产生污染的大型公共场所、家庭轿车也成为危害女性健康的新污染源。

■ 避免装修家具污染

家庭、商场装修和工作场所中各种油漆、涂料和胶黏剂释放的苯污染容易影响女性健康，甚至直接影响孕妇的胎儿发育。北京大学基础医学院陈大方教授历时 5 年，以 1500 名妊娠分娩的女工及其新生儿作为研究对象，结果表明，低浓度的芳香烃有机溶剂污染对新生儿出生体重存在不良影响，可使新生儿出生体重降低和新生儿孕周期明显缩短。另外，调查发现，装饰材料和家具中的各种人造板和游离甲醛不仅是可疑致癌物，而且还有可能造成妇女月经紊乱和月经异常，当室内空气中甲醛浓度每立方米在 0.24 毫克~0.5 毫克时，有 40% 的适龄女性月经不规则。所以备孕期女性一定要引起重视。由于室内装饰材料是造成污染的主要来源。国家已经颁布了 10 种室内装饰材料的有害物质限量，所以在装修选材方面要严格按照国家标准进行选择。

新家具要注意甲醛和苯的释放量，最好通风一段时间再用，或者到市场上购买竹炭、竹炭、负离子等多种室内空气污染治理材料，让家具里的有害气体尽快释放，人造板制作的衣柜使用时要注意避免将内衣、睡衣放在里面。

合理选择花卉是优化室内空气质量的一个好方法。吊兰能吸收一氧化碳和甲醛；天南星能吸收空气中的苯和三氯乙烯；石竹能吸收二氧化硫和氯化物；月季、蔷薇可吸收硫化氢、氟化氢、苯酚、乙醚等有害气体等。除了这些，适宜在室内摆放的鲜花还有文竹、龟背竹、万年青、仙人掌、常青藤等，不适宜在室内养的花草有丁香、夜来香、夹竹桃、洋绣球、郁金香、松柏类花木等。

用空气清新器改善室内空气质量，如果室内空气流通不好，可安装空气净化器，以改善室内的空气质量。空气净化器可过滤尘埃、细菌和有害气体，同时还能释放有利于健康的负氧离子，使居室空气清新。需要注意的是，由于室内的有害气体是一个缓慢的释放过程，即使有再好的空气净化产品，人在封闭的室内时间过长，也易导致一些病症。

■ 厨房油烟污染

厨房是女性经常活动的场所之一，也是家庭居室环境中最大的污染源。厨房中排放的油烟气体含有一氧化碳、二氧化碳、氮氧化物，以及具有强烈致癌性的苯并芘等许多对人体有严重危害的物质。常用食油加热到270℃左右产生的油雾凝结物，可导致细胞染色体的损伤，这也是家庭主妇容易衰老和多病的原因之一。美国一家癌症研究中心最近指出，中国妇女患肺癌比例高的原因是所处的居室环境污染所致。备孕女性在家庭厨房炒菜时不必让油加热致冒烟才将菜下锅，油温越高，冒烟越多，危害越大。尽量使用精制食用油，可以减少污染。同时在烹调时，一定要使用排气扇或抽油烟机。

■ 生活垃圾污染

现代生活使生活垃圾量增多，不及时清理，也会污染居室环境。如很多包装用品，留之无用，丢之可惜，放在家里，藏污纳垢，污染环境。生活垃圾要分类包装，及时处理。

家中要注意保持清洁卫生，每天要开窗透气。家中尽量不要用地毯，以利于打扫卫生。没有用的物品，摆在家里既占地方，又污染环境，要狠下心来处理掉。有良好的生活习惯，才能防止居室环境污染，保持备孕者的身心健康，为孕育宝宝营造一个良好的环境。

013 孕前缺乏微量元素应重视

在孕前缺乏微量元素对孕育健康胎儿的发育是极为不利的，下面列出一些微量元素对胎儿的影响。

■ 缺碘

碘是人体合成甲状腺素的重要原料，如果缺乏碘就会很容易导致甲状腺激素减少，造成胎儿发育期大脑皮质中主管语言、听觉和智力的部位不能得到完全分化和发育。婴儿出生后生长缓慢、反应迟钝、面容愚笨、头大、鼻梁下陷、舌外伸流涎，有的甚至聋哑或精神失常，成年后身高不足 130 厘米，人称"呆小病"。目前对于"呆小病"尚无特效的治疗方法，因此必须要重视预防。尤其是生活在缺碘的内陆地区的女性，怀孕前应多吃一些含碘较多的食物，并坚持食用加碘食盐。

■ 缺锌

医学研究发现，人体内核酸和蛋白质的代谢过程中都有锌的参与。缺锌将导致 DNA 和含有金属的酶合成发生障碍。女性如果缺锌，胚胎发育必然受到影响，甚至形成先天畸形。为防止缺锌，女性从准备怀孕前半年时就必须戒酒，以免酒精增加体内锌的消耗。同时应多吃瘦肉、肝、蛋、奶制品、莲子、花生、芝麻、核桃等富含锌的食品。

■ 缺铜

医学早期研究发现，在致婴幼儿死亡的疾病中，患儿以贫血为主症，常因精神异常、运动障碍和全身动脉血管迂回曲折而夭折。这是因为母亲在妊娠期间血中铜含量过低，引起胎儿缺铜，造成机体新陈代谢提供能量来源的三磷腺苷缺乏，以致不能满足生命的最低能量。同时可影响胎儿某些酶的活性以及铁的吸收和运转，最终造成贫血。

■ 缺锰

研究数据表明，缺锰会让婴儿的智力低下。一般说来，常吃谷类和蔬菜等食物的人不会发生锰缺乏，但由于现在食品加工得过于精细，往往会造成锰摄入不足。因此，女性在怀孕前要适量多吃粗粮、新鲜蔬菜和水果。

■ **缺铁**

人体发生低血色素性贫血往往都是由于缺铁造成的。孕妇在妊娠 30 ~ 32 周时，血色素可降至最低，造成妊娠生理性贫血。在此基础上如果再缺铁，则可危及胎儿。调查表明，患严重贫血的孕妇所生婴儿的红细胞体积比正常婴儿小 19%，血色素低 20%。

无论在孕前还是在孕期，准妈妈们都要做到科学饮食，应多食一些含铁丰富的食物，如蔬菜中的黑木耳、海带、芹菜、韭菜，谷类食物中的大麦、糯米、小米，豆类食物中的黄豆、赤小豆、蚕豆、绿豆等，全面补充人体所需的微量元素，这样在孕育宝宝的时候才不会因为缺乏微量元素而产生心理负担。

014 年龄、职业、压力等因素对性别的影响

■ **高龄易生女儿**

男性的精子数会随着年龄的增加而减少，所以生女孩的概率特别高，这是已被证明的事实。同样的，女性的年龄越大，由于老化作用的影响，会使子宫内的碱性分泌物逐年降低，生女孩的机会也大幅度提高。所以，年纪较大的夫妻生女儿的概率比年轻夫妻高，这是不争的事实。因此，想要男孩，一定要趁早生育。

■ **"危险"职业易生女儿**

根据统计报告指出，男性的职业若是长时间开车的司机、空服员或飞行员、麻醉科医师、在深海工作的潜水员，生女孩的概率都特别高。这是因为睾丸受到高温、气压或水压的强烈变化，或是吸入过多有毒的麻醉气体，导致生命力相对不强的 Y 精子先行死掉，造成生女孩的机会特别多。

■ **男性穿紧身衣易生女孩**

男性若平时经常穿紧身衣裤会使阴囊温度上升，造成精子数目减少，生男孩

的 Y 精子会先死掉，使得生女孩的概率大增，也可能会暂时不孕。若想要生男孩，必须防止阴囊温度过高，所以男性要特别注意不要穿紧身衣裤。

■ 压力"创造"女儿

压力也会对下一代的性别产生影响。如男性长期压力大会使精子数目减少；女性太紧张会产生强烈的酸性环境，不利于 Y 精子存活。所以，工作压力过大、生子压力大的人，特别容易生出女孩。若想生男孩，压力则不要太大，心情要放轻松。

■ 吃素妈妈易生女儿

英国科学家发现，孕妇的素食对子女性别有直接的影响。这项诺丁汉大学所做的研究发现，英国的男婴与女婴数量比例为 106：100，但是吃素的孕妇生下儿子与女儿的比例为 85：100。这项数据显示，吃素的孕妇比较容易生女儿。

■ 男性化职业妈妈易生儿子

支配欲望强烈、过分自信的妇女，她们的卵子由于雄性激素偏高，更善于接纳精子中的 Y 染色体。因此，常常发号施令、大权在握的妇女怀男婴的机会比普通女性更高一些。

新研究表明，从事如工程师或会计之类的雄性化职业，将大大增加孕妇生产男孩的概率。因为从事男性化职业的女性往往大脑具有"系统性"，在受精过程中，其子宫内的睾丸激素含量较高，因此增加了胎儿是男性的概率。

■ 污染物影响胎儿性别

美国《科学日报》刊登的文章称，一种名叫高密度多氯联苯化合物（PCB）的污染物能影响女性所怀胎儿的性别。PCB 在工业中广泛用于电气设备的冷却液和隔离液，以及家用产品和建筑材料。PCB 是公认的人体血液和母乳的持久性有机污染物。而最新研究发现，PCB 还能影响儿童性别。研究人员发现每升血清中含 1 微克的 PCB 化合物，生男孩的概率就降低 7 个百分点，因此，经常接触多氯化合物的妇女比很少接触的妇女生男孩的概率低 33%。

夏季使用空调要注意通风

夏季，天气炎热，很多人使用空调来降低自己的体温。然而，机器制造的凉爽其实并不干净，环保科研机构的检查表明，室内空气污染平均比室外高 20 倍以上，而长时间使用空调的房间，其污染程度更高。有关部门提供的数字表明，空调病患者的数量目前也已出现了上升的势头。

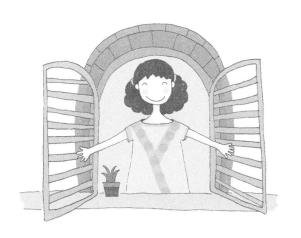

有关专家指出，目前，人们对室内空气污染认识不足，以致出现室内吸烟的污染、装潢装饰材料的污染、电炊具使用过程中而形成的辐射——电磁波污染等。由于室内装修极端考究，门窗过于密封，再加之通风设施差，室内外空气交换能力的减弱，使本来对人体健康影响不大的污染因素，变得过于集中。还有那些吸附在地毯、窗帘等上面的螨虫、真菌等微生物，由于被窗帘封闭在室内，所以也形成了新的污染源。如果室内不使用空调，采用开窗和门通风，这些污染可大大减少；如果使用空调，房间里的这些污染物再加上空调产生的污染物就统统聚集在室内，空气的污染程度就可想而知了。

专家提出，目前大多数空调不具备空气交换及负离子发生设备。加之开空调的房屋门窗紧闭，而且运转过程中的空调所提供的是再循环空气，同室外空气相比，缺少人体必需的负氧离子，所以，人体在室内呼吸到的空气很不新鲜，降低了人体抵抗力。又由于室内外温差悬殊，如果人们频繁进出于空调房间，忽冷忽热，也对身体健康不利。奉劝那些只图一时凉爽的人在使用空调时，注意合适的温度，室内温度不宜过低，这样有利于防病，有利于优生。那么，如何预防来自室内的环境污染？专家提出，首先必须做到通风换气，这对保持室内空气新鲜是非常必要的。另外，厨房、卫生间与居室要设门关闭，厨房里要安装抽、排油烟设备，卫生间也要有换气扇，尽量减少生活、燃料产生的二氧化硫、氮氧化物、一氧化碳、悬浮颗粒等有害物质的污染。有条件的家庭在安装空调的同时，最好能添台净化器。

016 孕前注意提防家庭中的无形杀手

现代女性除上班工作外，还要在家庭中承担做饭、打扫卫生等家务，其中有些劳动会接触有害物质，对人体形成一种无形杀伤力，当身体受到伤害时，会对受孕或怀孕后的胎儿不利，所以为了孩子，必须格外小心，提防家庭中的无形杀手，以利保健。家庭中的无形杀手大致有以下几种：

烟雾杀手：厨房中的油烟自是家庭中的第一个"杀手"，烟雾中有毒物质种类多、浓度高、毒性大，因而要安装抽油烟机和经常开窗通风，还要尽量减少厨房劳动时间，这是消除这种家庭污染简单有效的方法。

煤气杀手：不管使用哪种燃气，都存在泄漏的可能，一旦发现室内有燃气泄漏，先关闭燃气总阀，打开窗户，再查泄漏原因。最好要安装燃气报警器，以利及时发现燃气泄漏。处理过程中，千万不要开关电灯等电器，因为电器开关会产生火花，如果室内燃气、空气的混合比正好在临界值上就会发生爆炸。

餐具杀手：使用不当的高压锅会爆炸，要经常检查高压锅排气是否通畅，每隔3个月换一次易熔片。不要用碱性溶液洗不锈钢餐具，因为不锈钢里含有微量的有害金属，这些金属被溶解后，会被人体吸收，对家人的健康不利。

油漆杀手：现代家庭种种时髦的家具为家庭增光添彩，而这些家具的油漆和其他有机物挥发的苯酚气体对人体有害，家具的装饰材料、人造纤维板以及一些泡沫绝缘材料制成的物品还能散发出甲醛气体，引起呼吸道炎症，进而会导致出现一系列症状。因而，应勤开窗通风，降低室内有害气体的浓度，减少家具对人体的危害。

017 孕前养成散步的好习惯

散步是一种既可健身也可防病治病的健身方法，也是一种简便易行、行之有效的运动养生方法。对于备孕的夫妻来说，散步是一种非常好的孕前健身方法。

■ 散步的要领

①散步之前，应该使全身自然放松，适当地活动一下肢体，调匀呼吸使之平静而和缓，然后再从容展步。全身放松是增加散步锻炼效果的重要步骤。身体拘束而紧张，筋骨则不得放松，动作必然僵滞而不协调，肌肉、关节也不能轻松地运动，这样就达不到锻炼的目的。

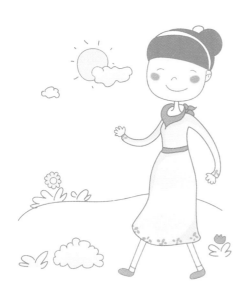

②散步时宜从容和缓，不宜匆忙，更不宜使琐事充满头脑。"须得以一种闲暇自如之态"，百事不思，这样可以使大脑解除疲劳，益智养神。悠闲的情绪、愉快的心情，不仅可以提高散步的兴致，也是散步养生的一个重要条件。

③散步时，步履宜轻松，有如闲庭信步之态，周身气血方可调达平和。唐代医家孙思邈即主张"行不宜疾"。这种步法，形虽缓慢，然而轻松缓慢之中，人体可气血畅达、百脉流通、内外协调，这是其他剧烈性运动所不及的。

④散步宜循序渐进，量力而为。散步要根据体力，循序渐进，做到形劳而不

倦，勿令气乏喘吁。

◼ 散步的速度

散步不是一般的走路，而是有要求的。如散步前应该全身心放松，适当地活动一下肢体，调匀呼吸，使呼吸平静而和缓，然后再从容展步。否则就达不到散步锻炼的目的。散步的速度也有规定。缓步是步频缓慢、步幅不大的步行，行走稳健，每分钟为 60~70 步，有健脾胃、助消化的作用。快步是步频稍快，步幅也不太大的步行，每分钟约 120 步，这种散步比较轻快，可振奋精神，兴奋大脑，能使腿肌增加力量。但是快步不等于急行，只是比缓步稍稍轻快而已，速度太快也不相宜。

还有一种比较自由的逍遥步，时快时慢，且走且停，行走一段路程后可以休息，继而再走。

◼ 散步的最佳时间

清晨散步：早晨太阳升起后是散步的好时间。或在庭院之中，或在林荫大道上均可，最好在树木较多的地方。若置身于青松翠柏之间，效果更佳，因其空气清新，可调气而爽精神。清晨散步要注意天气变化，适当增减衣物。同时，不要在车辆、行人拥挤的交通要道上散步，因为杂乱的噪声及机动车排出的废气于健康不利，也影响散步的情绪。

饭后散步：中国的许多医书都推崇饭后散步。饭后散步可健脾消食，而行走中以手摩腹，则可增加其效果。饭前饭后散步还可防治糖尿病。这种方法可以提高机体的代谢率，改善糖的代谢，已为现代医学证实是防治糖尿病的有效方法。

睡前散步：睡前散步，环境宜安静，以使心神宁静，产生愉悦舒适的感觉。入睡困难者，可以快步行走 15 分钟；而对情绪尚在兴奋之中的人，则以慢步为佳。久而久之，可起到较好的安神效果。

春季散步：春天是百花争艳的季节，人也应随春生之势而动。春季之清晨进行散步是适应时令的最好养生法。衣着要宽松保暖，步履要和缓有序，情绪要畅达，如此为之，可以养肝。散步健身最关键的一点就是持之以恒。日久天长，方可获得养生保健的效果。备孕夫妻每天坚持散步不仅可以锻炼身体，还可以在散步时有较多交流，有助于增进双方的感情。

018 孕前要重视补钙

孕前不宜缺钙

对于准备怀孕的女性来说，因钙流失而出现骨质疏松的风险是 30%~40%。如果平时就有喝咖啡、不爱晒太阳、不喝牛奶的习惯，那么可以肯定地说，您缺钙的情况已经比较严重了，如果不及时补充，在怀孕后只会流失得更快。专家提醒，女性在孕期出现大量钙流失主要源于胎儿。因为胎儿骨骼的形成所需要的钙全都来源于母体，因此准妈妈消耗的钙量也要远远大于普通人。

缺钙导致骨质疏松

孕前不注意补钙，准妈妈体内就会因钙流失而不断调动母体骨骼中的钙盐，

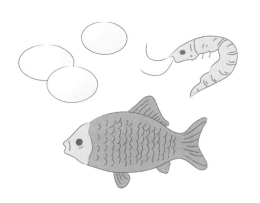

来保持血钙的正常浓度，如果钙流失很严重，孕期的女性就会出现肌肉痉挛，如小腿抽筋、手脚抽搐等缺钙症状，甚至因为骨质疏松引起骨软化症。此外，缺钙还容易诱发高血压。倘若女性在孕期补钙不足，就容易出现中度或重度的妊高征，也就是孕期特有的一种高血压水肿蛋白尿症。这种高血压反应在孕妇中是常见的，且会在一段时间内持续、频繁地发生，对孕妇和胎儿带来极其不良的影响。不过，只要能够做到每天合理、充足地补钙，就能很好地避免这些不良现象的发生。

补钙只需 36 周

孕前补钙，专家提醒必须合理、足量地补，而不能随意、过量地滥补。医学专家认为，如果能从准备怀孕的时候就开始补钙是最理想的，在整个妊娠期间，都要特别注意补钙。孕期的女性每天最好能摄入 1000 毫克~1500 毫克的钙，尤其是妊娠中晚期的孕妇，每天摄入 1500 毫克钙比较合适。因为，在摄入的这些钙

中，有 400 毫克~500 毫克都是要给宝宝的。针对人体钙流失的现象，如今市场上出现了许多不同种类的钙片，孕前准妈妈们不妨适当地补充一些，200 毫克/片的钙片每天可以吃 2~3 片。

但是，除了补充钙剂以外，在饮食上也要多摄入含钙高的食品。比如说乳制品，最好每天能摄入 250 毫升~500 毫升的牛奶，250 毫升的牛奶中大约含有 200 毫克的钙。另外，像虾皮、蔬菜、鸡蛋、豆制品、紫菜、海产品等都含有丰富的钙。还可以多喝点鱼汤、排骨汤对补钙也有帮助。

019 备孕期的经期保健很重要

女性在月经期间盆腔血流量增加，有些人会感到下腹坠胀或胀痛；有血块排出或大片内膜排血时，子宫会发生强力收缩，引起剧烈腹痛；有少数人在月经期间抵抗力降低，很容易发生感冒。这些都属于月经不适或月经不调，对女性身体健康不利，发展严重也会影响受孕。因此，女性要特别注意月经期卫生保健。

■ 保持阴部清洁

月经期间，子宫口微微张开，子宫口的"黏液塞"被经血冲掉，细菌容易入侵。平时阴道呈酸性，一般的细菌不容易在酸性环境中生长繁殖，经血从阴道流出后，破坏了阴道的酸性环境，细菌也容易侵入或繁殖。残留在阴道里和阴道外的经血，是细菌的好养料，极有利于其生长和繁殖。细菌侵入后，会感染子宫内膜创面，使子宫、盆腔发炎，影响健康和造成不孕。从以上种种情况看，女性在月经期，必须讲究卫生，防止细菌对人体的危害。

保持经期阴部的清洁，每天应该用温开水清洗阴部。清洗阴部要有专用盆、毛巾，不能用公用盆，以免传染滴虫和真菌，导致阴道发炎。清洁阴部时，不可坐入盆内浸泡，以免脏水进入阴道。洗毕要用干净纱布或毛巾擦拭。不要长期用抗生素和化学药物冲洗阴道，以防菌群失调引起真菌性阴道炎等。清洗外阴应从前往后洗，一般不用肥皂。

卫生巾要清洁：这也是保证阴部清洁的关键，如果不注意卫生巾的清洁，细菌也会侵入阴道内，引起发炎。为此，应选购消毒严格的卫生巾，并多准备一点，以利及时更换，也可以使用卫生棉条，但要及时更换。

■ 注意洗澡时的卫生

经期洗澡有益血液循环，可减轻痛经，有利健康。但洗澡一定要淋浴或擦浴，千万不可洗盆浴或池塘洗浴，盆浴或池塘洗浴卫生没有保证，细菌会侵入阴道，造成感染疾病。不可用热水浸泡下身时间过长，以免盆腔充血，引起月经过多。不要用凉水洗澡或洗脚，要避免雨淋，更不可下水游泳，因为月经期盆腔充血，如遇寒冷刺激，子宫和盆腔里的血管极度收缩，可使月经量过少或突然停止造成月经异常。同时，因为月经期间妇女抵抗力下降，易着凉受冷而患病。

■ 做到劳逸结合

一般说月经期女性可照常工作、学习和劳动，但应避免重体力劳动和剧烈体育运动，如赛跑、打球、长途步行都不合适，因为这些活动会使下腹部血液流动加快，引起经血过多和经期延长。学习、工作也不可过累，不可时间过长，要保证充足的睡眠，做到劳逸结合，以增强身体的抵抗力。

■ 禁止性交

经期性交可引起盆腔出血加重，月经量过多，并可造成细菌感染，生殖器官发炎，如子宫内膜炎、输卵管炎、盆腔炎等，都会影响身体健康，不利受孕。

020 孕前要做好乳房保健工作

饮食上远离烟、酒、咖啡，少摄入脂肪，多摄入膳食纤维（蔬菜、水果、谷类食物）和豆类食物。另外，要多运动。

至少每个月做一次自检，发现乳房有异常肿块，及时到正规医院做乳房造影检查，以确认是否有病变发生。将每个月的固定一天定为自检日，这样可以让自检更有规律，也更容易发现异常。采用3个姿势视检：站在镜前，双手下垂；抬起双手，手指交叉置于脑后并向前压；双手叉腰，双肩和双肘尽量往前伸。在这3种状态下，仔细观察乳房的形状、色泽、乳头分泌物、乳头凹陷程度等有无异常。以 3 种方式触检：垂直式，双手上下滑动全面检查乳房；辐射式，从乳头向四周辐射状全面检查乳房；环式，从乳房外缘环式向乳头方向移动手指，全面检查乳房，最后别忘了检查双腋下。

选择合适的胸罩。胸罩过松会使乳房组织松弛，影响乳腺发育；过紧又会压迫乳房，使血液循环不畅。因此，要选择有较宽肩带并且罩杯合适的胸罩。

健胸小动作。十指并拢，双手于鼻前对击，手和肘要始终保持水平状态，手指要夹紧，同时嘴角呈微笑状。重复 10 次。此动作可使胸部脂肪组织和腺体得到锻炼，变得紧实。

纠正凹陷乳头。凹陷的乳头会给哺乳造成不便，最好提前加以纠正。用温热的水清洗乳头之后，局部涂抹油脂，用手指轻轻按摩乳头及乳晕，并轻轻向外拉乳头，每天 1~2 次，可较好地纠正平坦或凹陷的乳头。

021 做好卧室的卫生保健工作

人的大部分时间是在室内度过的，其中又有 1/3 以上的时间是在卧室内度过。因此，讲究卧室卫生对促进健康有着非常重要的作用，特别是备孕期的夫妻，更是要注意，避免因为卧室卫生不良而使得身体受到严重损害，不利于备孕。

■ 空气卫生很重要

据测试，人在安静时每分钟吸入 300 毫升氧气，呼出 250 毫升二氧化碳。所以，经过一天的作息，卧室内空气就会越来越不新鲜；卧室内存在多种污染物，要改善卧室空气卫生质量，就需要注意增加通风换气的时间。夏季开空调、冬季有暖气时，常常是关窗睡觉，因此在早晨起床后和晚上睡觉前应开窗通风或用排气扇换气，自然通风至少需 30 分钟，机械通风也需 15 分钟以上。另外，每星期要清洗一次空调的过滤网；清洁卧室家具或地面垃圾时，宜使用湿抹布或拖把进行"湿式"清洁，最好不要用掸子、笤帚一类的清洁工具，避免灰尘到处飞散。

■ 注意家具的材料和陈设

卧室空气污染的另一个来源，是某些建筑材料、装饰材料的使用。这类建筑材料、装饰材料和家具，往往含有对人体有害的化学物质，可引起人的呼吸道刺激症状、过敏反应、中毒等，如果卧室从地面、墙壁、天花板到放置的家具都采用此类物质，这就像把卧室变成一个"化学品仓库"，长期在这个"仓库"里休息、睡眠是很可怕的事情，所以在选购建材和家具时要尽可能选用绿色材料。

此外，卧室的家具应依墙摆放，以留出较大的活动空间，并要有利于采光和通风。

■ 不要随便在床上坐卧

外出归来后，外衣上沾有大量的灰尘。这不是通常人们所说的尘土，它是一类有机物和无机物的混合物总称，其成分十分复杂。有人体排出和掉落的皮屑、毛发等碎屑；有动植物成分，如各种花粉、绒毛；有城市空气中的烟尘和烟雾；有别人呼吸、咳嗽、喷嚏形成的飞沫等；有建筑材料和地面摩擦产生的扬尘；特别是您可能坐过病人坐过的椅子，沾上了不知道的污染物。所以，回家后应该把外套脱掉，这样避免把从外面带回来的灰尘病菌带到床上。

■ 注意床上用品的清洁

床上用品直接与人体接触，而人体的皮肤每天要分泌皮脂，天天出汗，常有皮屑和死亡的上皮细胞脱落，加上空气中的灰尘也不断飞落，最终落到床上用品上。因此，床上用品应定期清洗和晾晒，每星期至少在室外晾晒一次，最多每2~3星期就要更换一次床单、被罩和枕套。

022 孕前不要熬夜

男女双方在孕前长时间熬夜，会使精神萎靡，生物钟紊乱，整天处于昏沉状态，甚至出现呼吸困难、四肢乏力等症状。在这种状态下受孕必然会影响胎儿的生长发育。

现代社会节奏越来越快，人们在强压之下养成了非常不好的生活习惯，而习惯熬夜的人越来越多了，熬夜已经成为有些人生活方式的一部分。但是，从健康的角度讲，熬夜还是害处多多的。经常熬夜，免疫力会下降。人体经常熬夜，所造成的后遗症，最严重的就是疲劳、精神不振；人体的免疫力也会跟着下降，自然感冒、胃肠感染、过敏原等都会找上您。熬夜的隔天，上班时经常会头昏脑涨、注意力无法集中，甚至会出现头痛的现象，长期熬夜，会慢慢地出现失眠、健忘、易怒、焦虑不安等神经、精神症状。所以在孕前，男女双方最好改变这种不良习惯，尽量早点儿上床睡觉。如有时候不得不熬夜，那么就要事先做好准备和事后做好保护措施，这样可以把熬夜对身体的损害降到最低。

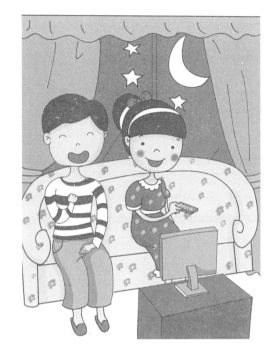

首先，一定要按时进餐，而且要保证晚餐的丰富。多补充一些维生素 C 或含有胶原蛋白的食物，鱼类豆类产品有补脑健脑功能，也应纳入晚餐食谱。其次，在晚上 10 点和 11 点间完成皮肤的清洗和保养工作，这样也有利于皮肤早点进入保养状态。

023 孕前应摄入适量的脂肪和糖类

脂肪的作用是供给热能和必需的脂肪酸，帮助脂溶性维生素吸收。脂肪是机体热能的主要来源，其所含的脂肪酸是构成机体细胞、组织不可缺少的物质，增加优质脂肪的摄入对怀孕有益。脂肪的营养价值与它所含的脂肪酸种类有关。脂肪酸分为饱和脂肪酸和不饱和脂肪酸。

亚油酸、亚麻酸、不饱和脂肪酸等均属在人体不能合成的不饱和脂肪酸，只能由食物供给，又称作必需脂肪酸。必需脂肪酸主要含在植物中，是人体必不可少的营养物质。必需脂肪酸吸收不足，会使人易患皮疹、血尿、泌乳障碍等多种疾病。胎儿所需的必需脂肪酸只能由母体通过胎盘进行供应，因此，为了让胎儿正常发育，想怀孕的女性应多吃植物油。动物油脂所含饱和脂肪酸很高，但没有饱和脂肪酸与其他两类脂肪酸的合理搭配，健康也会出现问题，这类脂肪仍然是身体能量的重要来源之一。

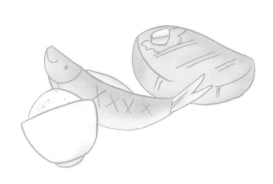

能量脂肪是人类不可缺少的营养素，如果吸收脂肪过少，会造成热能摄入不足和必需脂肪酸的缺乏，对胚胎、婴儿发育及母体健康都有危害。糖类占总热能摄入量的60%~70%，约合每天500克主食。米饭、五谷杂粮、干鲜豆类等糖类会转化成热能以供身体所需。因此，如果热量不足就会影响身体对这类营养的吸收，出现营养匮乏。如摄入过多会转化为脂肪而导致血糖升高，对生殖力有损害。热能的作用是保证其他营养素在体内发生作用，另外，精子以及其他生理活动也要依靠充足的热能。

所以孕前要保证能量的充足供给，最好在每天供给正常成人需要热量的基础上，再加上200千卡~400千卡，为受孕积蓄一部分能量，这样才能"精强卵壮"，为受孕和优生创造必要条件。

024 女性孕前不宜多吃的食物

过量吃胡萝卜会导致不孕：胡萝卜富含胡萝卜素，还含有较多的维生素B_2和叶酸，对身体非常有益，但胡萝卜不能吃得过多。根据美国研究发现，过量的胡萝卜素会影响卵巢的黄体素的合成，使其分泌减少，有的甚至造成无月经、不排卵，从而导致不孕。这可能是由于胡萝卜干扰了类固醇的合成进而导致不孕。

■ 不宜多吃烤肉

有人发现爱吃烤羊肉的少数妇女生下的孩子常有弱智或畸形，经过研究，这些妇女和其所生的畸形儿都是弓形虫感染的受害者。当人们接触了感染弓形虫病的畜禽，并吃了这些畜禽的肉食，常会被感染。

■ 不要食用过多菠菜

菠菜营养价值高，一直很受人们青睐，人们一直认为菠菜含丰富的铁质，具有补血功能，所以很多孕妇用来防止贫血。虽然菠菜中含有大量的铁，但也含有大量草酸，也就是说，菠菜中的铁并不能被人体所吸收，草酸还会影响锌、钙的吸收。如果孕妇长期食用未经处理（开水焯）的菠菜，体内钙、锌的含量就会减少，影响胎儿的生长发育。所以，为了给宝宝储备营养，计划孕育宝宝的女性一定不要食用过多的菠菜。

■ 不要过多吃高纤维食物

一项新研究发现，吃高纤维的食物可能会降低女性生育能力。高纤维食品如全麦面包等粗粮或者意大利面，可能会导致女性内分泌紊乱。女性摄入这类食品越多，她们体内对怀孕至关重要的激素水平就越低。美国研究人员对 250 名育龄女性进行了为期两年的跟踪研究，结果发现，高纤维饮食不仅让这些育龄女性体内的孕激素降低，还导致排卵停止发生率升高。也就是说女人有月经，但是卵巢不排卵。所以想怀孕的女性，不要过多地食用高纤维食品。

025 男性孕前不宜多吃的食物

■ 不要多吃经加工过的肉制品和脂肪含量高的乳制品

美国《生育与不孕》月刊近日报道，常吃蔬菜和水果的男人，比常吃肉制品和全脂乳品的男人，精子质量高很多。西班牙阿里坎特的研究人员，对 1061 名参加生育能力检查的男性进行了调查。结果发现，其中一半男性精液质量比较差，他们和另一半精液中拥有正常精子数量的男性相比，都喜欢经常大量吃加工过的肉制品和脂肪含量很高的乳制品。

研究负责人说，研究结果无疑证实了平衡膳食对保护生育能力至关重要。环境中的污染物通过饲料进入牲畜体内，在肉类和其他高脂肪食品的生产加工过程中也会产生多种有害化学物质。

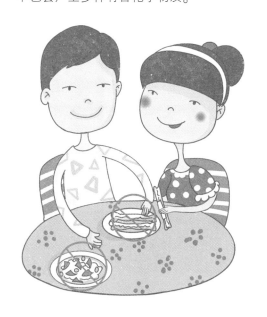

如果大量食用肉类、乳品等来源于牲畜的食品，这些物质将在人体内大量积聚，影响精子的质量和数量，不利于妻子受孕。计划要孩子的准爸爸一定要注意膳食平衡、合理，不要大量吃加工过的肉制品及脂肪含量高的乳制品。

■ 不要常吃油条

我国老百姓传统早餐喜欢吃油条，如果处于生育年龄的夫妇，长期进食油条的话，很容易导致人体内铝元素的含量超标，导致不孕症的发生。

油条含明矾会影响生育。铝并非人体所需的微量元素，但我们每天能接触到它。比如，有人炒菜用铝锅，如果在炒菜时加点醋就容易导致铝的溶解，伴随食物进入人体。

我们也经常进食含有铝元素的食品添加剂，加工某些食物时，为了成型、好看，常常使用固化剂、抗结剂、食用色素等含铝的添加剂。对于生育期的年轻男女性来说，铝在体内超标，就会导致睾丸生精的微环境发生异常，精子的生成被阻滞或发育受阻，最终导致成熟精子的数量和质量都降低，进而影响到生育能力。

对于孕前的女性来说，铝元素超标则会导致胎儿发育异常。作为传统食品，油条只可解馋不可贪吃。每根油条含铝约 10 毫克，每天两根，连吃 3 天就超标。

■ 动物内脏不能多吃

研究显示，许多动物肾脏中金属镉的含量超过国家标准 100 倍。镉可以诱导男性睾丸、附睾等组织器官发生结构功能上退行性变化，最后导致生殖系统能力减退。除了重金属镉，还有铅也可直接作用于男性生殖系统的核心器官——睾丸，造成精子数量减少、精子畸形率增加、活动能力减弱，影响生育。从理论上讲，人体自身有一定的排毒能力，有毒物质不会积存在体内，但如果超量摄取，人体自身的排毒能力就显得不足，有毒物质便会在人体内蓄积，当达到一定量时，就会损害人体。

男性吃动物内脏要限量，不仅仅是重金属，而且动物内脏容易被病原微生物和寄生虫污染，如果不做熟炒透，还会增加人们感染疾病的机会。有的营养专家提示男性，尤其是孕前准爸爸也不是不能吃动物内脏，但要注意摄取的量。建议每周最多吃一两次动物内脏即可，而且每次食用量不要超过 50 克。此外，吃动物内脏时，最好多搭配一些粗粮和蔬菜，以补充膳食纤维。

动物内脏中含有胆酸，粗粮和蔬菜与胆酸结合，能够增加胆酸的排泄，降低胆固醇的吸收，从而达到降血脂的保健作用。

026 科学安排性生活，为怀孕做准备

性生活的时间安排，也是很有讲究的。安排得好，不仅能使双方得到享受，也会有利于将来的妊娠。

■ 合理安排性生活的时间

有些夫妻将夫妻生活安排在晚上进行，事后可美美地进入梦乡。而有些夫妻喜欢将夫妻生活安排在清晨进行。夫妻生活不仅仅是男女性器官的交媾活动，而是要动员全身好几个重要脏器与组织进行工作，尤其大脑、神经、肌肉及诸多分泌腺格外活跃，心脏与肺也必须加倍努力。所以，夫妻生活必定会消耗一定的精力，引起不同程度的疲劳。一般夫妻生活后的体力恢复要休息 1 个小时左右。

■ 夫妻生活的持续时间

有些夫妻在夫妻生活中常常为性交持续的时间太短而感到不满足，女方对此更为关心，她们想延长夫妻生活的时间，也想知道夫妻生活有没有最佳的时间范

围。人类的性行为是一个极为复杂的生理和心理过程，一次性交的持续时间，不同夫妻间的差异极为悬殊，并且会受多种因素影响。其实，一次性交持续时间的长短并不重要，重要的是在于性生活的质量，只要双方都能得到性的满足，就是完美的性生活。

■ 夫妻生活间隔时间长短对怀孕的影响

研究表明，从精子生成到成熟总共需要 90 天左右的时间，这中间包括精子从睾丸到附睾的整个演变过程。

精子在睾丸内生成后进入附睾，有接近一半的会在到达附睾之前就老化、分解而被吸收。平时的精子有 70% 储存在附睾内，2% 在输精管内，其余在输精管的壶腹部。禁欲时间越久，储存在体内的精子也就越多。附睾微环境虽有利于精子成熟和存活，但精子也不能无限期地存活下去，它们会不断地衰老、丧失活力。保持适当的排精次数，附睾内衰老精子的解体和新精子的成熟之间会形成一个动态平衡，维持一定的储备。长期中止性生活时，精子将首先失去授精能力，然后失去运动力，最后在输精管内解体，致使衰老的精子比例增加，精液质量下降。

两地分居的夫妻重逢后最初几次排出的精液，老化的精子必然较多，这种老化的精子即使在夫妻同房后使卵子受精，也会因为染色体遗传物质的改变而影响胎儿中枢神经的细胞分化、发育，造成智力低下、畸形或导致流产。所以，从增加受孕机会和受孕质量的角度来看，禁欲太久可能影响后代的质量。

国外曾对射精频率与精液质量的关系做过详细的临床研究。志愿者每天手淫 1 次采集精液标本，共采集 21 天。试验前按一般常规在禁欲 3~5 天后采集精液标本，共 3 次，取其平均值作为自身对照，结果发现，在试验的最初 4 天内，精子密度、精液数量以及精子总数逐步减少到对照值的 70%、60% 和 50%。但当睾丸外精子储备排空后，则各项指标趋于稳定，并维持到 21 天。看来，这 3 项指标在试验第 5~21 天是相对稳定的。但是，当禁欲时间少于 12 小时的情况下，精子密度和精液数量减至对照值的一半，精子总数的下降更明显，只达到对照值的 28%。结果表明，禁欲 24 小时就能使储备迅速恢复。故对于生育力有问题的男性来说，有必要在计划受孕前禁欲 3~5 天，届时再采取隔日同房 1 次的办法，可能比每天 1 次更能增加女方受孕机会。

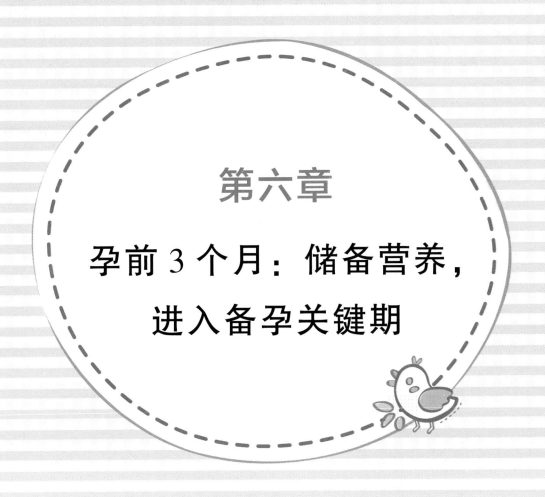

第六章

孕前 3 个月：储备营养，
进入备孕关键期

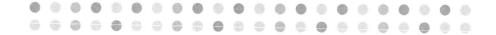

001 孕前3个月加强营养补充

　　青年男女准备要孩子前应注意身体健康，不能有营养缺乏症，尤其是准备怀孕的女性更不能缺少营养，切忌偏食、挑食或节食，以免造成某些营养素的缺乏，给怀孕带来很多麻烦，甚至是危害。

　　妇女在孕前补充营养很重要，其原因有二：一是妇女营养不良，易导致不孕；二是孕妇在孕前营养不良，可导致孕初胎儿发育迟缓。

　　妇女营养不良，可导致不孕。这是因为，母体是否健康以及营养是否充足，会影响卵子的活力。例如，严重营养不良的女性，会因闭经而不孕；青春期女性营养不良可导致月经稀少而闭经，影响以后的生殖能力；一些女性由于挑食、偏食严重，或不当的节食减肥，也会导致某些营养缺乏，进而造成不孕。

　　女性在孕前营养不良而导致孕初胎儿发育迟缓。在十月怀胎内，胎儿发育需要的时期是前3个月。在这个时期内，胎儿各个重要器官——心、肝、胃、肠和肾等都要分化完毕，并初具规模，而且大脑也在急剧发育，因此，这一关键时期胎儿必须从母体那里获得足够而全面的营养，特别是优质蛋白质、脂肪、矿物质、维生素，一旦不足，就会妨碍胎儿的营养来源，很大部分就只能依靠孕妇体内的储备，即孕妇怀孕前的营养。

　　许多营养素在人体内的储备期限是相当长的，比如脂肪能储存20~40天，维生素C能储存60~120天，维生素A储存长达90~356天，铁为125天，碘为1000天，钙的储存时间最长，高达2500天，即6年之久。

　　孕前的营养素储备多少，会直接影响到胎儿的早期发育。国内外大量的调查资料表明，胎儿的健康状况与其母亲在孕前的营养状况明显有关。那些孕前营养状况好的孕妇所生的新生儿，不仅体格符合标准，健康情况较好，而且患病率都比较低于。孕前营养状况差的孕妇所生的新生儿，就远远比不上前者。国外还有报道说，孕前营养状况好，对儿童学龄期的智力发育都会产生影响，他们会更聪明些。为了能生个健康聪明孩子，年轻夫妇就应该从想要孩子的时候开始，适当加强营养。

当然，具体从何时起、增加什么、增加多少，还要因人而异。营养状况一般的夫妻，应该从孕前 3 个月开始就要注意多摄取含优质蛋白、脂肪、维生素和微量元素丰富的食品，其中尤其不可以忘记钙、铁、碘、维生素 A 和维生素 C 的摄入，适当多吃些水产品、骨头汤、瘦肉、动物肝肾、新鲜蔬菜和水果等。对于那些体质瘦弱、营养状况差的夫妻，孕前营养更为重要，开始加强的时间要更早一些，最好在孕前半年左右就开始。

002 了解孕前饮食原则

对生活在现代社会的人们而言，科学饮食已经成为一种时尚。对于准备怀孕的女性而言，科学的饮食方法不仅对自己的身体状况十分有益，也为孕育健康的宝宝提供了有效的保障。孕前的饮食原则应参照平衡膳食的原则，结合受孕的生理特点进行安排。

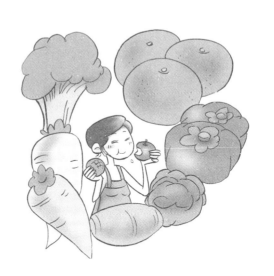

■ 保证热能的充足供给

每天供给正常成人需要的 9200 千焦的基础上，再加上 1600 千焦，以供给性生活的消耗，同时为受孕积蓄一部分能量，为受孕和优生创造必要条件。

■ 保证充足优质蛋白质的供给

蛋白质具有使伤口愈合、产生白细胞，防止细菌侵入的特殊功能。另外，催化身体新陈代谢的酶、调节生理功能的胰岛素等，都离不开蛋白质。可以说，人体没有蛋白质将不能运转。母亲如蛋白质缺乏会直接导致婴儿先天缺乏蛋白质。

一般来说，在怀孕前，蛋白质的每日摄入量应控制在 80 克 ~ 85 克。也就是说，每天荤菜中有 1 个鸡蛋、100 克鱼肉、50 克畜禽肉，再加 1 杯牛奶就可满足身体蛋白质的需求。

◼ 保证脂肪的供给

脂肪是机体热能的主要来源，所含必需脂肪酸是构成机体细胞组织不可缺少的物质，增加优质脂肪的摄入对怀孕是有益的。

◼ 充足的矿物质

怀孕期间，女性对各类维生素和矿物质的需求都有所增加。宝宝在母亲体内的健康发育也离不开这些营养素。加上营养素之间相互作用，某些营养素可以提高另外一些营养素的吸收或利用，如维生素 C 可以增加铁的吸收率，而叶酸与维生素 B_6、维生素 B_{12} 协同作用可以预防先兆子痫，钙的吸收需要维生素 D 来调节等。所以，在怀孕期间补充复合维生素的效果优于单一的某一维生素或矿物质的补充。另外，钙、铁、锌、铜等对构成骨骼、造血、提高智力、维持体内代谢的平衡有重要作用，准备怀孕的夫妻也不可缺少。

◼ 改变不良饮食习惯

成年人的偏食、挑食、节食减肥、饮酒和吸烟等不良习惯，或长期口服避孕药，都会引起某些营养素的失衡。摄入足够的营养，但要防止能量过剩。有研究统计数据显示，孕妇和哺乳期女性对所有维生素、矿物质的需要量大约是非妊娠妇女的 1.8 倍，但对能量的需求仅增加了 15%。换句话说，如果单纯靠增加膳食摄入来满足维生素、矿物质等的需求，将会造成蛋白质和脂肪摄入过量，能量摄入必将过量。

003 孕前 3 个月补充维生素

维生素是人体必需的营养素，它维护着身体的健康，维持着生命的延续，如果维生素缺乏会影响受孕和孕育健康宝宝，所以计划生育的父母必须在孕前 3 个月补充维生素。

维生素的补充，要多元化，并要合理补充。因为不同的维生素对人体起着不同的作用。比如，维生素 A 可维持正常视力和皮肤健康，增强对细菌的抵抗力，当妇女维生素 A 缺乏时，就难以受孕，即使怀孕也容易流产等；维生素 D 可促进钙的吸收；维生素 E 在孕早期有保胎防止流产的作用，缺少维生素 E 会出现不孕症；维生素 C 可保护细胞组织免受氧化损伤，增强免疫力，防止维生素 A 缺乏病（坏血病）和牙龈出血；叶酸有助于红细胞的生成，防止巨幼红细胞性贫血和胎儿神经管畸形；维生素 B_1、维生素 B_2 参与能量代谢等。其他 B 族维生素在孕期还有减轻胃部不适、促进食欲、减少妊娠反应等作用。

孕前的准妈妈需要做很多的准备工作，孕前的准爸爸不要以为自己就可以大撒把了。据研究发现，维生素 C 能减少精子受损的危险，提高精子的运动性；维生素 D 能提高男性生育能力；维生素 A 能使精子的活动能力增强；B 族维生素与男性睾丸的健康有着直接而密切的关系。维生素 E 有调节性腺和延长精子寿命的作用，维生素 E 还能改善血液循环，可以提高毛细血管尤其是生殖器部位的毛细血管的运动性，可提高性欲、增强精子的生成。

一般来说，我们都是从均衡的饮食来满足维生素的补充，所以可从下面的食物中获得我们所需的维生素：

维生素 C：水果和新鲜蔬菜，如所有绿色蔬菜、西红柿、卷心菜、菜花、猕猴桃、鲜枣、草莓、橘子等。

维生素 A：动物的肝脏、蛋黄、奶油、胡萝卜、绿叶蔬菜等。

维生素 B_1：谷类、豆类、坚果类、瘦猪肉及动物内脏。

维生素 B_2：动物内脏以及蛋、奶等。

维生素 B_6：动物类食物，如内脏；全谷物食物，如燕麦、小麦麸等；豆类，如豌豆、大豆等；坚果类，如花生、核桃等。

维生素 E：麦胚油、玉米油、花生油、香油、豆类、粗粮、坚果、芝麻。当正常饮食无法满足体内所需的营养时，补充复合维生素也是一种有效的途径。不过，为了避免过量服用某些维生素危害胎儿的发育，最好先咨询医生，选择适合的维生素，以利准父母在孕前摄入适量的维生素，健康地受孕。

004 孕前要摄入优质蛋白质

蛋白质是人类生命活动的物质基础，我们的神经、肌肉、内脏、血液，甚至头皮、指甲都含有蛋白质，可以说人体没有蛋白质将不能运转。这些组织每天都在更新，因此我们必须每天摄入一定量的蛋白质。而孕初期正是胎儿内脏生成和分化的时期，也是脑开始发育的时候。如果女性在孕前摄取的蛋白质不足，胚胎就会发育迟缓，对健全内脏和大脑极为不利，而且容易造成流产或发育不良，出现先天性疾病及畸形。准爸爸孕前也要补充足够的蛋白质，以提高精子的数量和质量。孕前准爸妈每天应从饮食中摄取优质蛋白质，以保证精子和卵子的质量以及受精卵的正常发育。

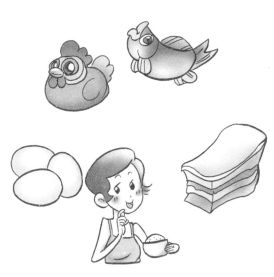

蛋白质人体自身不能合成，必须通过均衡的饮食来摄取蛋白质。蛋白质分动物蛋白质和植物蛋白质两种，动物蛋白质在各种必需氨基酸组成的比例上接近人体蛋白质，被称为"优质蛋白质"，如奶类、蛋类、肉类、鱼类等，其营养价值高，易被人体吸收。其实除摄取充足的蛋白质以外，还要讲求多样性，所以不能忽视植物蛋白质的摄取，如豆制品，其蛋白质的含量不低于各种肉类，并且还含有人体必需又不能合成的 8 种氨基酸。成年人每千克体重每天应摄取蛋白质 1 克~1.5 克，准备怀孕的女性应摄入 1.5 克~2 克，这样才能为怀孕做准备，因此每天荤菜中尽量保证有 1 个鸡蛋、100 克鱼肉、50 克畜禽肉，再加上 1 杯牛奶，这样就可以满足身体对蛋白质的需求。

005 准备怀孕一定要补铁

铁是合成血红蛋白的原料：人体内 60%~70% 的铁存在于血红蛋白内，15% 左右构成各种细胞色素，20% 以铁蛋白的形式储存于肝、脾、骨髓及肠黏膜中，5% 左右构成肌红蛋白。女性在妊娠 30~32 周时，血红蛋白可降至最低，造成"妊娠生理性贫血"，在此基础上如果再缺铁，则可能危及胎儿。

在孕前妇女就要开始多摄入铁质。铁能在人体内储存 4 个月之久，所以，在孕前 3 个月开始补铁，正好为孕中大量用铁做储备，可有效防止发生贫血，这对孕妇、胎儿的健康发育是很有益的。同时男性如果缺铁，精子顶体的能力就会下降，会影响精子的健康，不利受孕。所以孕前的准爸妈要补铁，每天补充铁 15 毫克~20 毫克。

育龄女性如果发生贫血，在计划受孕前一定要注意饮食调养，如果贫血不十分严重，就不必去吃各种补品，只要调整饮食就可以改变贫血的症状。均衡摄取肝脏、蛋黄、谷类等富含铁质的食物。如果饮食中摄取的铁质不足或是缺铁严重，就要马上补充铁剂。维生素 C 可以帮助铁质的吸收，也能帮助制造铁红素，所以维生素 C 的摄取量也要充足。

多吃各种新鲜的蔬菜，许多蔬菜含铁质很丰富，如黑木耳、紫菜、发菜、荠菜、黑芝麻、莲藕等。

■ 推荐几样家常的补血食物

黑米：黑米又名补血糯，是我国古老名贵的糯米品种。富含铁元素，具有补血功效，是近年来国际市场畅销的保健食品之一。

黑鱼：每 100 克黑鱼肉中含蛋白质 13 克，脂肪 0.7 克，糖类 1.4 克，钙 14 毫克，磷 150 毫克，铁 0.6 克，维生素 1 毫克，还含有丰富的碘。中医认为，黑鱼性微温，味甘、咸，能养血滋阴、补锌通脉、温经止带。适用于体虚月经不调、带下淋漓、产后乳汁不足、贫血。

胡萝卜：胡萝卜含有很高的 B 族维生素、维生素 C，同时又含有一种特别的营养素——胡萝卜素，胡萝卜素对补血有益，用胡萝卜煮汤，是很好的补血汤饮。

菠菜：菠菜内含有丰富的铁质和胡萝卜素，是很好的补血蔬菜。

金针菜：金针菜铁含量最丰富，比大家熟悉的菠菜高 20 倍，同时金针菜还含有丰富的维生素 A、维生素 B、维生素 C、蛋白质、脂肪及秋水仙碱等营养素。

龙眼肉：龙眼肉除了含丰富的铁质外，还含有维生素 A、B 族维生素和葡萄糖、蔗糖等，补血的同时还能治疗健忘、心悸、神经衰弱和失眠症。龙眼肉是很好的补血食物。

萝卜干：萝卜干所含的 B 族维生素极为丰富，铁质含量也很高，仅次于金针菜中的铁含量。

006 素食女性孕前宜加强营养

育龄女性经常吃素食，易患贫血，并影响身体内激素分泌。研究已证实，长期吃素食容易出现维生素 B_{12} 缺乏症。完全素食，只能够提供植物蛋白而会导致某几种氨基酸的缺乏。素食对微量元素的吸收最差，铁质吸收不足会影响血红素的形成，这对受孕影响很大。

由于长期吃素食，所进食物蛋白质少，因而导致机体激素分泌失常，影响生殖能力，严重的可能导致不育。所以素食女性想怀孕就必须加强营养。

饮食要多种多样，不论是主食（米饭、面包、五谷杂粮、豆类）或是蔬菜、水果、奶蛋类、油脂类，所含的营养都有差异，而且彼此不能互相取代，因此餐桌上应该经常变换菜式，并以全麦面食、胚芽面包、糙米等代替白米饭、白面。

多选择新鲜、未精加工的食物：吃素者最好多选择新鲜豆类和五谷杂粮。营养师大力推荐黄豆与糙米约 1：3 比例的黄豆糙米饭，蛋白质与糖类的比例正好。煮之前黄豆需先泡 2~3 小时，糙米泡 1 个小时（夏天要放进冰箱泡，以免发酵）。

适量多吃豆类：豆类的黄豆、毛豆、绿豆或豆腐、豆干及豆类加工品含丰富蛋白质，可补充因未摄食肉类而缺乏的部分，且多吃豆类无胆固醇过高之忧。

合理补充素食所缺：适量吃些蛋类，以增加动物蛋白质的摄入，可避免氨基酸缺乏。

多摄取腰果、合仁等果类，其富含的油脂可补充人体所需热量，青菜最好有四五种并不断调换，并多摄取富含高铁质的水果，如番茄、猕猴桃、葡萄等。坚持少油、少盐、少糖的基本饮食原则，有意识地补充素食者可能会缺乏的维生素。

007 提前 3 个月开始补充叶酸

叶酸是在绿叶蔬菜、谷物和动物肝脏中发现的一种 B 族维生素，是女性在备孕期间必须补充的一种维生素，它是人体细胞生长和造血过程中所必需的营养物质。叶酸最重要的功能是制造红细胞和白细胞，增强免疫能力，一旦缺乏叶酸，人体会发生严重贫血，因此叶酸又被称为"造血维生素"。

■ 准妈妈缺乏叶酸，胎儿易畸形

目前已经证实，孕早期叶酸缺乏是胎儿神经管畸形发生的主要原因。当体内叶酸缺乏时，最直接的后果就是细胞的分裂和增殖受到影响。这在血液系统中表现为血红蛋白合成减少，红细胞不能成熟，从而导致巨幼细胞性贫血，在母体内红细胞的制造和胎儿核糖核酸的需求大量增加时，如果缺乏叶酸，容易造成胎盘早期剥离、自然流产、先兆子痫。

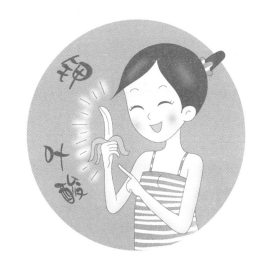

孕妈妈体内缺乏叶酸，是造成胎儿神经管缺陷的主要原因之一。胎儿神经管缺陷通常在怀孕初期发生，容易造成胎儿患有无脑症或脊椎

裂症。要预防这种情况发生，孕妈妈应当在怀孕前 3 个月开始补充叶酸，提前储备。因此，如果准妈妈打算半年后怀孕，从现在起就应该多吃富含叶酸的食物了。也就是说，孕前半年或 3 个月就应该有针对性地补充叶酸。

■ 叶酸的合理补充

怀孕最初的 8 周，是胎儿重要器官的快速发育阶段，但它在这段时期却显得格外安静，不易被准妈妈发现，当准妈妈意识到自己已经怀孕时，可能已经错过了小生命发育最重要的阶段。这就是为什么要在孕前半年或 3 个月时就开始补充叶酸的原因。

孕前每天应摄入 400 微克的叶酸，到了孕中期，每日应摄入 600 微克。补充叶酸这种营养物质可以通过饮食来完成，也可以通过口服药物，如斯利安或叶维胶囊，直至妊娠结束停服。当然，饮食是最好的营养物质，通过饮食来补充叶酸更受推崇。富含叶酸的食物，蔬菜有莴笋、菠菜、番茄、胡萝卜、青菜、龙须菜、菜花、油菜、小白菜、扁豆、豆荚、蘑菇等；水果有橘子、草莓、樱桃、香蕉、柠檬、桃子、李、杏、杨梅、海棠、酸枣、山楂、石榴、葡萄、猕猴桃、梨等；动物性食品有动物的肝脏、肾脏、禽肉及蛋类；豆类、坚果类食品有黄豆、豆制品、核桃、腰果、栗子、杏仁、松子等；谷物类有大麦、米糠、小麦胚芽、糙米等。

■ 如何防止叶酸流失

叶酸具有不稳定性，遇光、遇热都易失去活性，蔬菜储藏两三天后，叶酸会损失 50%~70%，不当的烹饪方法也会使食物中的叶酸损失 50%~95%，所以要提高叶酸的获取率，最好吃新鲜的蔬菜。水果如柑橘中的叶酸含量较多，而且使用过程中损耗也少，是补充叶酸的首选。此外，营养学家建议准妈妈每天吃一根香蕉，香蕉中的叶酸含量也比较丰富。

■ 服用叶酸的注意事项

怀孕后，因怕营养缺乏，许多准妈妈会服用维生素。实验表明，它们在酸性环境中易被破坏，在碱性和中性环境中比较稳定；而维生素 C 及维生素 B_2、维生素 B_6 丸要在酸性环境中所含的维生素才能比较稳定，如果在吃含叶酸的食物或叶酸补充剂时，同时服用维生素 C 及维生素 B_2、维生素 B_6 丸，由于二者的稳定环境相抵触，因此吸收率都会受影响。鉴于此，二者服用时间最好间隔半小时以上。

叶酸重要但不能滥补，因为长期服用叶酸会干扰孕妇的锌代谢，锌一旦摄入不足，就会影响胎儿的发育。女性最好能在医生的指导下服用叶酸制剂。目前市场上唯一得到国家卫生部门批准的、预防胎儿神经管畸形的叶酸增补剂是"斯利安"片，每片 400 微克。如果曾经生下过神经管缺陷婴儿的女性，再次怀孕时最好到医院检查，并遵医嘱增加每日的叶酸服用量，直至孕后 12 周。此外，孕妇如果在怀孕前长期服用避孕药、抗惊厥药等，可能会干扰叶酸等维生素的代谢，因此，计划怀孕的女性最好在孕前 6 个月停止用药，并补充叶酸等维生素。

专家提醒

哪些女性要重点补叶酸？

年龄超过 35 岁的准妈妈，由于受孕后卵细胞的纺锤丝老化，生殖细胞在减数分裂时容易出现异常，易生出有先天畸形的孩子。曾经有过 1 胎神经管缺陷的准妈妈，再次发病的概率是 2%～5%，曾有两胎同样缺陷者，概率达 30%，而患者的同胞姐妹发病的机会也会比正常人高。

经常吃不到绿叶蔬菜及柑橘的山区或高原地区的准妈妈。

008 孕前需要清除的体内毒素

许多疾病产生的根源是由于大量毒素的堆积，因此，排出体内的毒素才能让身体更健康，这样做会有助于备孕。

■ 自由基

自由基是对人体造成最大危害的内生毒素。这种物质是人体内氧化反应的产物，它们源源不断地产生，又不停地参与到人体的各种生理和病理过程中。在人体的衰老过程和许多酶反应以及药理和毒理作用中，它们都起着重要的作用，而且还会损害人体，并导致许多细胞的癌变或者死亡。

■ 胆固醇

胆固醇是人体正常代谢过程中不可缺少的物质，并不能说它对人体完全有害，只有当某些人生病，或内脏老化、代谢放慢、体内的胆固醇含量过高时，才会对人体造成危害。这些过多的胆固醇沉积在血管壁上，会使血管逐渐变窄，从而导致高血压和心脑血管堵塞，形成冠状动脉、粥样硬化等症。

■ 尿酸

尿酸是代谢后的最终产物，主要通过肾脏排出。如果肾脏出现问题，尿酸就会产生过多，或者排出不畅，就会沉积在人体的软组织或者关节中，容易引起关节炎、痛风、关节变形等症。

■ 宿便

所谓宿便，就是长时间住宿在肠中的粪便。中医认为宿便中所含的毒素是万病之源，而西医则认为，人体新陈代谢产生的废物和肠道内食物残渣腐败后的产物，是体内毒素的主要来源。所以，宿便留在体内危害巨大。如果粪便形成后，不能在一定的时间里离开人体，就会在肠道内进一步腐烂变质，成为细菌的滋生蓄积地。因为肠壁上的"褶皱"是负责吸收的，对于经过的食物它从中吸收营养，而这些食物被分解所产生的残渣即粪便，若是不被运出去，继续"宿"在那里，便会产生毒素，小肠照样会不加分辨，继续吸收。所以，宿便在人体内停留的时间一长，其中的毒素就有可能重新被肠道吸收，再次危害人体。宿便在体内停留的时间越长，对人体的危害也就越大。

■ 乳酸

人体在长时间运动或奔波中容易产生乳酸，它和焦化葡萄糖酸在体内不断积累，会导致血液呈酸性。乳酸积累后，人体会处于一种疲劳状态，腰酸背疼，浑身乏力，动作迟钝笨拙。

■ 水毒和瘀血

水毒是人体体液分布不均匀时产生的状态，也就是体内发生水代谢异常的状态。瘀血是人体内的老、旧、残、污血液，是气、血、水不流畅的病态和末梢循环不利的产物。水毒会引起病理性的渗出液及异常分泌等，会导致出现发汗排尿的异常和水肿。瘀血会引起对细胞、肌肉的养分、氧气供应不足，引发腰酸背痛，同时身体表面温度降低，有寒冷感。

◼ 重金属颗粒

重金属颗粒通过食物的形式进入人体，排出相对缓慢，如果日积月累，最终会导致许多疾病。

009 准备怀孕要吃排毒的食物

人体每天都会通过呼吸、饮食及皮肤接触等方式从外界接触有毒物质，天长日久，毒素在机体内蓄积，就会对健康造成危害。对于孕妇来说，这种危害更为严重，故年轻的夫妇在怀孕前 6 个月要净化自身的内环境，通过食物进行排毒，将体内的废物清除到体外，净化内环境。两人可吃以下排毒食物。

动物血：猪、鸭、鸡、鹅等动物血液中的血红蛋白被胃液分解后，可与侵入人体的烟尘和重金属发生反应，提高淋巴细胞的吞噬功能，具有排毒作用。怀孕前准爸妈应每周吃 1~2 次畜禽血。

鲜果蔬汁：鲜果蔬汁所含的生物活性物质能阻断亚硝酸铵对机体的危害，还能调节血液的酸碱度，有利于防病排毒。

海藻类：海带、紫菜等所含的胶质能促使体内的放射性物质随粪便排出体外，因此，多吃海带、紫菜可减少放射性疾病的发生。

春韭：韭菜富含挥发油、纤维素等成分，粗纤维可帮助吸烟饮酒者排出毒物。

豆芽：豆芽含多种维生素，能清除体内致畸物质，促进性激素分泌。

海鱼：海鱼富含多种不饱和脂肪酸，能阻断人体对香烟中有害物质的吸收，增强身体的免疫力。海鱼有"脑黄金"之称。

010　上班族女性的孕前饮食

对于每个想做准妈妈的女性而言，孕前注意营养的补充是非常重要的。上班族的准妈妈由于工作忙碌，饮食也相应地受到了影响，正常的营养吸收可能会变得没有规律可言，这对孕育健康宝宝不利。所以，孕前的上班族女性应特别注意自己的饮食营养。为了调节上班族女性的饮食，专家提出了以下几条饮食原则。

■ 健脑饮食

上班族女性在工作中由于精神压力较大，易疲劳，可能会出现神经衰弱综合征。因此，要注意健脑饮食，尤其应多食含氨基酸的鱼、奶、蛋等食物。首先，脑力劳动的白领女性会大量消耗体内的维生素，而充足的维生素和氨基酸等能够保证脑力劳动者精力充沛，提高思维能力。因此宜多食些富含维生素的食物。其次，适当补充含磷脂的食物，一般认为每天补充 10 克以上的磷脂，可使大脑活动功能增强，提高工作效率。

■ 平衡合理营养

上班族女性每日应饮 1 袋牛奶，内含 250 毫克钙，可有效地补充膳食中钙摄入量偏低现象；每日摄入碳水化合物 400 克~600 克，即相当于 400 克~600 克主食；每日进食 3~4 份高蛋食物，每份猪瘦肉 50 克、鸡蛋 2 个、家禽肉 100 克、鱼虾 100 克，以鱼类、豆类蛋白较好；每日吃 500 克新鲜蔬菜及水果，这是保证健康、预防癌症的有效措施。蔬菜应多选食黄色的，如胡萝卜、红薯、南瓜、西红柿等，因其内含丰富的胡萝卜素，具有提高免疫力的作用；多饮绿茶，因绿茶有明显的抗肿瘤、抗感染作用。饮食应粗细粮搭配、不甜不咸。合理安排饮食，能使您的身体既健康又美丽。

■ 适当增加饭量

孕前健康水平不佳，尤其营养水平低的女性，要增加饭量，平时每天吃 400 克米和面的，可增加到每天 500 克左右，即使稍胖一些也没问题。要增加米饭和面食的花样，以促进食欲。另外，要尽量避免或少食纯热能的食物，如白糖、点心、蜂蜜等，因为这些食品摄入多了可使维生素、矿物量摄入量下降，所以少吃为好。

011 少吃有损性功能的食物

肥甘厚味：这是因为肥腻之物易伤脾胃，而脾胃运化失常，可导致精气不足、精亏血少、体虚气弱，可致性欲减退。此外，过食油腻，脾胃运化艰难，酿成湿热，流注下焦，扰动精室，可引起遗精、早泄；若流注宗筋，则易致阳痿。可见肥甘厚味之品不可多食，否则影响性功能。日本学者发现，大豆和豆制品、章鱼、鳗鱼、泥鳅、鳝鱼含有大量生成精子的物质——精氨酸，对增强生精能力有效。

太咸食物：因为咸味先入肾，适度的咸味养肾，但食盐太多则伤肾，不利助阳。因此，在饮食上宜清淡，多吃一些富有营养、补肾养精的清淡食品，如植物油、蔬菜、豆类、粗粮、肝脏、禽蛋、鱼类、花生、芝麻等，这对健体强身、避免性功能衰退有积极意义。

寒凉食物：过食性凉食品，会肾阳不足，可致经少阴冷，性功能减退。祖国医学认为："性凉，多食损元阳，损房事。"现在已发现，菱角、茭白、海松子、兔肉、猫肉、猪脑、羊脑、水獭肉、粗棉籽油等，对性功能不利，常吃能出现性功能减退或精子减少、阳痿等。如猪脑，《本草从新》中说："损男子阳道。"水獭肉，《日华子本草》中说："消男子阳气，不宜多食。"《随息居饮食谱》中说："多食消男子阳气。"因此，对以上这些食物，有性功能障碍的人，应该禁食，性功能正常的也宜少食为好。

012 孕前男性需补微量元素和精氨酸

微量元素对男性的生殖功能和内分泌功能都有重要影响，尤其会影响到精液的质量。

锰的不足或缺乏：能引起睾丸组织结构上的变化，使生精细胞排列紊乱，精子细胞的结构发生异常。

铜的不足或缺乏：铜能明显影响精子的存活率和活动力。铜缺乏能减低精子穿透宫颈黏液的能力，也能导致精子浓度的明显下降。在不育男子的精液中，铜离子浓度有明显的改变。

锌的不足或缺乏：体内缺锌亦可使性欲降低，精子减少。锌在人体中含量约为1.5克，男性主要集中分布于睾丸、附睾和前列腺等组织中，精液中含量尤为丰富，比血浆中的锌含量高出50~100倍。锌缺乏可导致睾丸萎缩，精子数量少、质量差，使生殖功能降低或不育。即使精子有受精能力，其妻子的流产率也高，且易引起后代的畸形。锌是影响生殖功能的主要原因，其可影响精子代谢、精子膜的稳定性。给缺锌的男性补充锌剂后，精子的数量和质量均有明显的改善。精子量少的男子，可先作体内含锌量检查。若因缺锌所致，应多吃含锌量高的食物。每100克牡蛎含锌100毫克，每100克牛肉含锌4毫克~8毫克，同样量的鸡肉则含3毫克，鸡蛋含3毫克，鸡肝含2.4毫克，花生米含2.9毫克，猪肉含2.9毫克。这些都是补充锌的理想食物。

硒的不足或缺乏：硒的不足可引起睾丸发育和功能受损，附睾也会受到很大影响。缺硒的男性性欲减退，且其精液质量差，影响生育质量。

精氨酸的不足或缺乏：精子形成的必要成分是精氨酸。精氨酸含量较高的食物有鳝鱼、泥鳅、鱿鱼、带鱼、鳗鱼、海参、墨鱼、章鱼、蜗牛等；其次是山药、银杏、冻豆腐、豆腐皮。精子量少的男性多食此类富含精氨酸的食物，有利于精子量增加，从而促进生殖功能。

013 孕前如何保精

研究表明，精子中有一种蛋白质，可使精子易于黏附在卵子的外膜上。如果该蛋白质异常，精子就无法与卵子自然结合。临床数字显示，在不育的男性中有这种异常蛋白质的占10%~20%。大部分异常蛋白质是由于先天因素导致的，原因尚不清楚。沙眼是由沙眼衣原体引起的，但沙眼衣原体还能使男性尿道、输精管和附睾发炎，使精子活动能力减弱。所以，沙眼不是小问题，不要等它已经殃及了精子健康后才想起治疗。

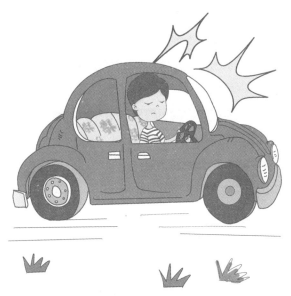

　　流行性腮腺炎病毒除了在腮腺中"为非作歹"外，还会在男性的睾丸里"惹是生非"，使生精"车间"——精曲小管遭到破坏，导致不孕。医师建议，如果丈夫患了腮腺炎，你们的怀孕计划应该相应推迟，至少要等他痊愈后再考虑受孕。

　　很多其他疾病也会让男性的精子质量或活力下降，如精囊炎、前列腺炎以及各种性病等。另外，贫血、白血病、食物中毒等问题也能使精子产生不足而导致不育。剧烈运动导致的外伤可使附睾、输精管、射精管和尿道这条"精子输送通道"出现阻塞现象。如果"交通"不畅，怎么能指望精子按时"赴约"呢？

　　精子喜欢阴凉。阴囊的温度低于体表温度 1℃～2℃，有利于精子的保存和活动。穿紧绷的厚质地的牛仔裤、用防水闪光面料做成的不透气裤子或骑赛车的时间越长，会阴部遭"压迫"就越重，缺水、缺氧和高温会"憋死"精子。同样道理，着装正统的男性在沙发上坐三五个钟头、洗桑拿几个小时，也会因高温"烫"坏精子。

　　脂肪含量高的食物会影响男性性欲，保护好男性的生育能力要从调节饮食开始。男性缺锌导致精子的活动力下降、容易解体，还没有遇到卵子就没有活力了；缺乏硒、维生素 A、维生素 E 等，精子容易出现畸形，数量也不足。为了健康生育，男人应多摄入蔬菜、水果和海产品，并定期摄入动物肝脏。竞争压力增大、生活节奏加快，城市中男性多数都背负着紧张、恐惧、抑郁、沮丧等不良情绪编织的精神包袱，容易出现内分泌功能失调，导致不育。缓解压力最好的方式就是出汗，所以，专家建议压力大的男性最好养成运动的习惯。

喜欢将汽车音响调到最高的男性要注意，80 分贝~90 分贝甚至更高的音乐不能带来享受，而是噪声，可使性欲和精子活动能力下降。长期暴露在汽车尾气环境中，有 1/3 的男性会出现精子质量和数量的下降。长时间驾车，阴囊的平均温度比步行时要高 2.2℃，有损精子的活力。

有很多药物对男性的生育力不利，服药前要咨询医师。雌激素、孕激素等激素类药物、抗癌药中的烷化剂、某些抗高血压药物，以及甲丙氨酯、氯丙咪嗪等镇静安眠类药物有伤精的不良反应。

保护男性的生育力要注意以下几点。

①**每天运动 45 分钟**。早上运动 1 刻钟，可尽快提起精神、舒通血液；下午运动半小时，可减轻疲劳，放松心情，促进健康。运动应以不引起疲劳为准，避开风大或过于潮湿的环境，运动应穿宽松的衣服，既方便活动，还有利于散热。

②**掌握呼吸，调整心情**。情绪波动时。轻轻闭上眼睛，做 3~5 次深呼吸，可以放松或调整心情。伴侣应宽容、体贴和理解男性所处的压抑、悲观、忧愁和紧张状态，减少男性的心理负担。

③**接种疫苗，定期体检**。定期体检的道理很多，最关键的一点是关注自身健康的态度要端正。而疫苗接种则可以预防传染疾病，让身体尽量少受一点儿伤害。

④**清洁和减负很重要**。隐私部位容易藏污纳垢，应每天对包皮、阴囊进行清洗；持续两小时以上的下列活动，要尽量避免穿紧身而透气性差的裤子，如泡热水澡、洗桑拿、骑自行车、驾车、坐沙发等。如果实在不可避免，应每隔 1 小时"冷静"几分钟，以便于精子的健康发育；脱离接触放射性物质、高温、汽车废气及农药等环境。如果想要孩子，最好脱离此类环境半年后再做计划。

⑤**戒烟限酒**。吸烟嗜酒的男性患不育症的概率是其他男性的 5 倍以上，所以，戒烟限酒是每个准爸爸该做的基本准备。

014 饮食控制：酸儿碱女，吃上下工夫

日常生活中的一日三餐，是不是能够改变子女性别呢？民间流传了很多年"饮食影响儿女性别"的说法是真的吗？答案是"Yes"！通过改变饮食，在一定程度上可以影响性别比例。要生男，吃的食物须有高盐分和钾及少量的钙与镁。要生女，则必须多吃高钙、低盐、低钾的食物。

■ 食物的酸碱性大公开

已经有越来越多的科学家研究统计，证明了食物的酸碱性的确会影响到生男生女的问题。最普遍的说法是：想要孕育男孩，女性平时就要多吃碱性食物，而男性要摄取均衡饮食；如果想要孕育女孩，女性就要避免吃太多的碱性食物，但也不要吃太多的酸性食物，以免影响身体健康，只要注意摄取均衡饮食就行，男性也是如此。

■ 酸味食物非酸性

是不是尝起来是酸味的食物就是酸性的呢？从营养学上来讲，食物一般被分为两大类，即酸性食物和碱性食物。食物的酸碱性与食物本身的 pH 值是没有关系的，也就是味道是酸的食物不一定是酸性食品。

■ 酸碱性食物划分依据

主要根据食物经消化、吸收、代谢之后在人体内变成酸性或碱性来定。酸性食物是指食物中所含的氯、硫、磷元素较多，在体内最终代谢产物为酸性的食物。这类食物有畜肉类、禽肉类、鱼虾类、蛋类、谷类以及硬果中的花生、核桃、榛子等。凡食物中所含的钙、钾、镁等元素的总量较多，在体内的最终代谢产物呈碱性的，即为碱性食物。这类食物有各种蔬菜、水果、豆类、奶类以及硬果中的杏仁、栗子等。

■ 偏酸偏碱害处多

如果过多食用酸性食品，就会消耗钙、钾、镁、钠等碱性元素，导致血液色

泽加深、黏度增加及血压升高，从而发生酸毒症，年幼者会诱发皮肤病、神经衰弱、胃酸过多、便秘、蛀牙等，中老年者易患高血压、动脉硬化、脑出血、胃溃疡等症。理论上碱性中毒也会发生，但人类碱性中毒现象不常见，因为人类有大量的胃酸可以进行中和。

■ 食物的酸碱程度大划分

弱碱性食品：苹果、甘蓝菜、红豆、萝卜、洋葱、豆腐等。

中碱性食品：香蕉、橘子、草莓、蛋白、番瓜、萝卜干、大豆、胡萝卜、番茄、梅干、柠檬、菠菜等。

强碱性食品：葡萄、葡萄酒、海带、茶叶等。特别是天然绿藻，它富含叶绿素，是不错的碱性健康食品。

弱酸性食品：海苔、文蛤、章鱼、泥鳅、白米、花生、酒、油炸豆腐等。

中酸性食品：鳗鱼、牛肉、面包、小麦、奶油、火腿、培根、鸡肉、鲔鱼、猪肉等。

强酸性食品：蛋黄、奶酪、糕点、柿子、乌鱼子、柴鱼等。

■ 适当饮食，决定子女性别

知道了食物对子女性别的重要性，年轻的准父母是不是跃跃欲试了呢？可是，具体该怎么做，才能准确无误地生下自己想要的宝宝呢？

■ 宝宝性别，饮食决定

对于想要生下男宝宝的父母来说，要均衡摄取碱性类的食物，因为科学家研究发现碱性食物可以平衡人体的酸碱性，使得人体呈现出碱性的状态，增加 Y 精子顺利与卵子受精、结合的机会。一般来说，碱性食物包括有新鲜的蔬菜、牛奶、橙子、香蕉、海带等。由于女孩的性染色体组合为 XX，所以如果想要生女孩的话，就必须要尽量想办法增加 X 精子与卵子结合的机会，所以准备怀孕的女性，应该要维持身体的酸性，如此才能阻碍 Y 精子，帮助 X 精子顺利受精。根据研究显示，X 精子偏好酸性的环境，所以平时在饮食方面，妇女应该要多摄取偏酸性的食物，如肉类、蛋白等。

■ 饮食控制，何时开始

饮食控制对于准备怀孕的夫妇来说如此重要，但是许多的准爸爸、准妈妈难免还是会有所疑虑，不知道怎样的饮食控制时机才恰当，以及必须持续多长时间，才能够真正达到生男生女随心所欲的目的。其实靠均衡的饮食来改善身体，是持续而累积的，因此需要一段时间的适应及调整，所以至少应于怀孕之前的半年，就开始动手实行，才会比较有效果。另外，除了准妈妈本身的控制之外，准爸爸也必须和妻子同心协力，一起进行饮食控制，并维持规律的日常生活作息，避免过度操劳的状况发生。

孕前准备小百科

中医调养有益处

中医的养生也对生男生女有着独到的见解，因此，有些父母会选择进行中医调养，以创造更大的孕育机会。一般来说，中药的调养对于女性极有助益，除了可以当作平时保养身体之用，相对也可增加生男孩的机会。为了增加命中的概率，挑选出适合的食物及食用时机也变得格外重要起来。根据女性的生理周期来看，适合吃中药的时间大约是在经期后一周左右，此期间刚好属于结束经期后，排卵期前，而服用的剂量以每个月至少服用两到三副为佳。虽然吃了中药，不见得就百分之百生出男孩来，但对于现代忙碌女性的身体健康，的确是具有很好的补益功效。

015 备孕期一定要警惕闭经

少女到 18 岁还不来月经，或者月经已经来潮并建立了正常的月经周期的育龄期女性；超过 3 个月以上不来月经，而又没有怀孕，这种情况医学上称为闭经。在这里，我们特指后一种现象。备孕期女性一定要警惕闭经，因为有可能会因此而导致失去怀孕的机会。

■ 闭经的原因

如果卵巢出了问题，如功能衰退，不能排卵或不能分泌适量的性激素，或长了肿瘤、组织被破坏等，就可能发生闭经。卵巢的功能又受脑垂体的支配，如果支配卵巢的脑垂体前叶出现异常，不能分泌促使性激素排放的物质，发生肿瘤或坏死等，也同样会导致闭经的发生。

另外，下丘脑的功能失调可影响脑垂体，进而影响卵巢功能引起闭经。由于下丘脑又受中枢神经系统——大脑皮层的指挥，所以当一个人受到精神创伤、环境变化、情绪紧张等因素影响时，就会扰乱中枢神经与下丘脑间的联系，继而使脑垂体、卵巢功能异常，性激素分泌受阻而闭经。此外，减肥不当引起体重下降过快、神经性厌食、消耗性疾病和过度运动造成的体重下降等，均可干扰中枢神经系统与下丘脑的内分泌调节而诱发闭经。

由于子宫原因导致闭经的常见情况有：子宫发育尚未成熟，不能对性激素发生反应，也就是说，性激素的到来并没有引起子宫内膜的增厚、脱落的周期性变化，当然也就不会有月经。这种情况称"原发性闭经"。另外，人流刮宫过度可引起子宫内膜损伤，使其无法呈现周期性变化；疾病造成的子宫内膜炎、子宫恶性肿瘤后放疗引起子宫内膜破坏，都可造成闭经，这些情况称"继发性闭经"。有些闭经属于假性闭经，假性闭经又叫"隐性闭经"，即卵巢功能正常，保持着周期性活动；子宫内膜也正常，按周期行经。但月经的出口处，如子宫颈、阴道有先天性缺陷或后天性损伤，引起闭锁，导致经血不能外流。这样从现象上看是没有行经，但实质上是经血没有出路，储存在阴道成为阴道积血；或者经血多时将子宫腔扩大，造成阴道子宫积血；或者更向上将输卵管也变成储存经血的地方，并通过输卵管伞端流入腹腔。这些病人往往有下腹周期性胀痛，并且逐月加重，但它与上述真性闭经不同，一经检查发现，将闭锁的阴道以及子宫颈打开，通向子宫腔，闭经就治愈了。

■ 闭经的治疗与生活调理

对引起闭经的器质性病变进行及时恰当的治疗。如宫颈、宫腔粘连者行扩张宫颈、分离粘连术；人流造成的闭经久治不愈者，可放置宫内节育器。性激素治疗：模仿自然月经周期作替代治疗，停药后月经可来潮并出现排卵。如人工月经周期疗法、雌孕激素合并治疗等。

诱发排卵：有些患者下丘脑、垂体功能失调，使卵巢失去了性激素的刺激，而卵巢功能仍然存在，仅仅是因为卵巢没有接收到指令而未排卵，这种情况可选用促排卵药，排卵后子宫内膜发生周期性变化就会有月经来潮，可以恢复生育功能。

手术治疗：如垂体、卵巢或其他部位有肿瘤而致闭经，应考虑手术切除，必要时可行放疗。先天性处女膜闭锁、宫颈口及阴道不畅造成的青春期女性月经不来潮，可采用手术治疗，进行矫正。

全身调理：对精神紧张、厌食、减肥、运动过量引起的闭经，应解除精神因素、环境因素及种种诱发因素，改善营养，适当休息，增强体质，同时可以配合中药、针灸调理。如不好转可进行心理治疗。

016 备孕夫妻要学会喝水

■ 水的重要性

我们身体成分的一半都是水，水是维持人体内环境的重要因素，对于即将怀孕的准妈妈来说，良好的体液环境更是小宝宝安心成长的保障。水在人体内维持各种化学物质处于正常状态及血液的正常循环，直接参与或促进一切化学变化，维持人体正常的新陈代谢。体内各种物质的消化、吸收、运输和排泄，都需要有水的参加。水可以储蓄热量和散发热量，从而调节体温。水在人体内还具有润滑器官和润泽皮肤的作用。

人体缺水，会引起食欲降低、精神不振、四肢无力，严重时会导致昏迷等症状。体内水分损失达 20% 时，就无法维持正常生命体征。人体每天需要及时补充水分，以保持正常的工作和学习。每天定量喝水 1200 毫升~1600 毫升（含膳食汤水），养成不渴也喝水的习惯，不要等到口渴才饮水。

当我们感到口渴的时候，机体的水分早已失去平衡，部分细胞已经处于缺水状态，此时喝水已经是"被动饮水"，久而久之，人体就会长期处于一种潜在的缺水状态，这不利于人体的正常代谢。我们要主动饮水，按时饮水，这不仅有利于机体代谢，同时还可以收到"内洗涤"的效果，并由此改善内分泌以及各脏器的功能，提高免疫力，对健康受孕极为有利。

■ 健康的饮水方法

白开水是最适宜的饮用水，煮沸 3 分钟后的开水不但无菌，而且水中的氯气及一些有害物质也被蒸发掉了，同时还保留了人体必需的微量元素。凉开水最好不要放置时间太长，超过 20 小时的白开水易滋生细菌，或被空气中的细菌污染。

①一般健康的成年人（包括孕前的准爸妈）每天饮水 6~8 杯，一般饮水量 1200 毫升~1600 毫升，分几次喝完。

②饮水的温度要适中。水温过高或过低都不适宜饮用，水煮沸 3~5 分钟后，自然冷却在 20℃~25℃，适宜饮用，此时，水中气体内聚力增大，分子之间紧密，表面张力加强，与人体细胞的亲和性最强，在此温度下饮用，效果最佳。

③最佳饮水时间为早晨起床后，9 点左右，11 点、15 点左右，21~22 点（睡前）。在这几个时间里，要主动喝白开水。

④不要暴饮。不要一次饮大量的水，要一口一口地喝，也就是将一杯水（200 毫升）缓缓喝完为止。

⑤大量出汗时，最好在水内放少量的食盐以便迅速补充丢失的无机盐和水分。

■ 饮水应注意的方法

①不要饮用生水：未经有效措施处理的生水中可能存在氯气、细菌、虫卵、残留有机物质等，对人体健康构成潜在威胁，可能会导致急性肠炎和部分传染病。

②不喝陈水：白开水在空气中暴露 4 小时以上时，气体易溶入其中，使得水的生物活性丧失 70%以上，而且融入水中的细菌杂质会污染水。另外，在室温下存放 3 天的水，每升水会产生 0.914 毫克的致癌物质亚硝酸盐，还可以使血液丧失输氧能力。尤其在保温瓶中的水，其内的水垢是以碳酸钙为主的多种金属和盐类的混合物，其成分含有镉、铅、砷等元素，均对身体有害。

③不要饮反复煮沸的水：沸腾了很长时间的水、电热水器中反复煮沸的水等，被人们称为"千沸水"。这种水因煮得过久，水中的不挥发性物质，如钙、镁等重金属成分含量会增高。久饮这种水，会干扰人的肠胃功能，出现腹泻、腹胀。"千沸水"还会使水中的硝酸盐还原成为致癌物质的前身——亚硝酸盐，长期饮用，对健康不利。

④不要长期饮用纯净水：纯净水不含矿物质，如果长期饮用，再加上偏食，可能会导致某些元素缺乏，从而引起人体体液的改变，最终导致抵抗力下降。

⑤不要过多饮用矿泉水：饮用矿泉水可选择含有钙、镁元素的矿泉水，要选择不同品牌的矿泉水，这样可以吸收到各种矿物质，但许多矿泉水都含有钠，摄入过多会引起高血压，如果每天只喝 1 升的矿泉水，不会有患高血压的风险。

017 食物搭配要全面合理

如果准爸妈有了怀孕的计划，在怀孕前就一定要有意识地增强营养，为孕育健康宝宝提供良好的基础。但怎么才能做到全方位的营养呢？首先要明确没有一样食品可以保证全方位的营养，要根据自己的身体状况，有的放矢地补充所需的蛋白质、脂肪、糖类、维生素与矿物质。不同食物中含有的营养成分不同，含量也不等，有的含这几种，有的含那几种，有的含量多，有的含量少。所以，饮食应该尽量吃得杂一些，品种多一些，做到粗细搭配、荤素合理，不偏食、不忌嘴，保证营养均衡全面，不要因为个人喜好而偏好某一类食物或拒绝某些食物。

学会吃一些自身真正需要的食物，保证一日三餐均衡的饮食，确保饮食中能提供健康身体所必需的各种营养素。如各种豆类、蛋、瘦肉、鱼等含有丰富的蛋白质；海带、紫菜、海蜇等食物含碘较多；动物性食物含锌、铜较多；芝麻酱、猪肝、黄豆、红腐乳中含有较多的铁；瓜果、蔬菜中含有丰富的维生素。孕前夫妇可根据自己家庭、地区、季节等情况，科学地安排好一日三餐。这样，在孕前双方体内储存了充分的营养，身体健康，精力充沛，可为优生打下坚实的基础。

当然，强调营养并不意味吃得越多越好，我们讲的是营养搭配合理、全面。不要造成某些营养物质摄入过多，某些营养物质又严重缺乏。

018 孕前要改变久坐的习惯

　　人，尤其是都市白领除了睡觉外，大部分时间都保持着坐姿，很多人似乎不知道坐久了会对健康造成影响，甚至可能会影响到准父母的"怀孕大计"。女性长期久坐容易造成血液循环不畅，易引发妇科方面的疾病，甚至导致不孕症。许多年轻的女性上班族，由于长期久坐，月经前及月经期常有疼痛。因久坐导致经血逆流入输卵管、卵巢，引起下腹痛、腰痛，因此引发的巧克力囊肿，是女性不孕的原因之一。此外，气滞血瘀也易导致淋巴或血行性的栓塞，使输卵管不通畅。

　　男性如果久坐，阴囊受到过久压迫，会出现静脉回流不畅，瘀血严重时可导致精索静脉曲张，影响到男性的性功能和生育。再则，精子生成需要适宜的温度，阴囊过久地被包围受压，不能正常进行温度调节，会导致睾丸温度上升，不利于精子的生成，这也会影响到生育。

　　所以计划怀孕的夫妻一定要改变久坐不动的习惯：维持坐姿40分钟后应休息10分钟以上，做做伸展运动，到室外走走，呼吸一下新鲜空气。下班后做散步、韵律操等运动，这些都能有效地改善因久坐而形成的血液循环障碍。也可以按摩背部，可以缓解和改善因久坐导致的背部僵痛等不适，经常按摩对背部和脊柱有保健功效，有利于提高生殖力。

019 孕前要少逛大型商场

　　准备怀孕的夫妻，尤其是妻子最好少逛大型商场，以利健康受孕。

　　据卫生、环保部门对大型商场环境进行的监测，大型商场的空气不仅含菌量大，而且悬浮颗粒物浓度超过规定限度，多者超过10倍以上，二氧化碳浓度高于室外3倍。按国家公共卫生标准，商场每平方米空气含菌量应少于600个，实际测定，大型商场普遍超过规定标准几倍至几十倍，有的每平方米空气含菌量高达

10 万个，是标准的 18 倍。此外，人流带来的噪声（包括出售音响设备的柜台），大多也超过国家规定的应控制在 60 分贝以下的要求，有的已达 80 分贝以上。

另外，有些大型商场，刚刚装修不久，室内装饰材料和用品器具以及一些正在出售的商品，其所含有毒物质会造成室内空气污染，比如油漆、胶合板、刨花饭、泡沫填料、塑料贴面等材料中，含挥发性有机化合物达 300 多种。还有些摆放的商品也会散发毒素。这些化学污染物产生的刺激性气体会刺激

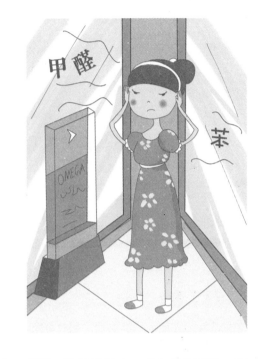

眼、鼻、咽喉及皮肤，引起流泪、咳嗽、喷嚏、发痒等反应，产生周身不适，如头痛、眩晕、恶心等，这不利于怀孕。

020 男性不宜将手机放在裤袋里

手机不宜放裤袋里，这是专门研究生殖问题的专家发出的呼吁，因为裤袋里的手机会影响精子的产生。

有研究发现，长期使用手机对男性生育能力及精子的产生也有不可低估的潜在影响，有报道称，手机放裤袋，可使男子精子减少三成。

携带手机者经常喜欢将手机放在离身体很近的地方以方便使用，这将对人体健康构成威胁。将手机挂胸前会对心脏和内分泌系统产生一定影响；放枕头边会对大脑构成伤害；而常挂在腰部和放在裤袋内，则对男性精子的威胁最大，因为裤袋是睾丸的近邻。

由于睾丸组织对电辐射十分敏感，易造成睾丸生精功能一次性或永久性损伤。虽然手机的电离辐射量比较小，但是长时间携带手机，影响就不容小觑了，对精子这种微小且脆弱的生殖细胞所造成的伤害也许是它无法承受的。国外科学家最近对 231 名男性进行了 13 个月的研究，结果发现经常携带和使用手机的男性，手机释放出的辐射会使男性的精子数目减少 30%，极大减少了受孕的概率。

手机的电磁波辐射还会改变细胞的遗传特性，这不仅可降低男性的生育能力，还将威胁到后代的健康。

021　备孕期间不宜室内养植的植物

■ 有毒性的花卉

这类花卉颜色虽然艳丽，但气味和花粉对人体健康有害，若长时间接触，或一次性大量吸入有害成分，往往会引起中毒，轻则过敏，重则引起神经系统症状或休克，因此准备怀孕的准爸妈，在居室不宜摆放不利于优生的花草，室内不能放有毒的花卉，包括黄杜鹃、郁金香、一品红、夹竹桃、光棍树、五色梅、水仙花、八仙花、石蒜、含羞草、虎刺梅、万年青、霸王鞭、滴水观音等。

■ 不宜长期放在室内的花卉

松柏类花木，如翠蓝柏等；洋绣球花，如五色梅、天竺葵等；丁香类花卉，如玉丁香等；其他类，如郁金香、月季花、紫荆花、兰花、百合花等，这些植物长期在室内存放，其气味对人体健康均有不同程度的影响。

孕前准备小百科

可以摆放能清除室内污染的花草

清除甲醛可在室内摆放：散尾葵、发财树、文竹、中国兰、仙人掌、富贵竹等。

清除苯可在室内摆放：绿萝、发财树、绿巨人、散尾葵、合果芋、元宝树、海棠花、垂叶榕等。

清除室内挥发性有机物可摆放：吊兰、芦荟、仙人掌、常春藤、龟背竹、绿萝、虎尾兰、龙舌兰、袖珍椰子、千年木、无花果等。

022 排除顾虑情绪

一些年轻妇女对怀孕有怕这怕那的心理，一是怕怀孕后影响自己优美的体形；二是难以忍受分娩时产生的疼痛；三是怕自己没有能力带孩子，又没有时间照顾孩子。其实，这些顾虑都是没有必要的。

毫无疑问，怀孕会引起生理上一系列的变化，体形当然也会发生较大的变化，但只要坚持锻炼，产后体形会很快得到恢复。事实证明，凡是在产前做孕妇体操，产后认真锻炼的年轻妇女，身体的素质和体形会很快地恢复原状并有所增强。

分娩时所产生的疼痛也只是短暂的一阵，只要能够很好地按照要求去做，同医生密切配合，就能减轻痛苦、平安分娩。害怕生孩子疼痛的女性，卵子受精成功率会比正常人低9%。

孩子是夫妻爱情的结晶，是夫妻共同生命的延续，为了夫妻间诚挚的爱，为了人类的不断繁衍，做妻子的应当有勇气去承担孕育、生育的重担。有了强烈的责任感和坚定的信念，一定能克服所遇到的一切困难，担当起养育宝宝的重任。同时做丈夫的也要理解和体谅妻子，多做家务，分担照顾孩子的责任。其实，那些有了孩子的夫妇很少会后悔，因为他们发现，孩子教会他们提高效率、平衡生活和工作；教会他们在劳累时放松自己的神经；教会他们更加努力和负责任，更有勇气面对生活。要知道，连最忙碌的女首相都能有时间养育自己的孩子，享受家庭生活，难道我们就没有时间吗？以一种平和自然的心境迎接怀孕的到来，以愉快、积极的心态对待孕期将会发生的变化，坚信自己能够孕育一个聪明健康的小生命，将他平安带到这个世界上。

023 孕前要保持良好的情绪

不良情绪对健康极为不利。研究表明，一个人易激动，经常大发雷霆，整天在不良情绪下过日子，很影响身体健康。因此，要想自己身心健康并能如愿受孕，生一个健康聪明的小宝宝，一定要戒怒，并要做到以下几点。

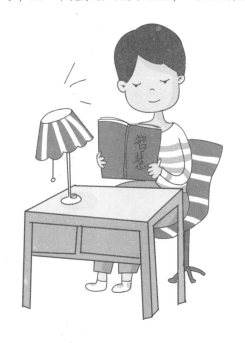

保肝：要制怒，才能保证肝的功能正常。正如《灵枢·本神篇》所说："肝气实则怒，肝气虚则悲。"怒是发脾气的表现。肝主怒，肝气旺盛的人，一旦遇到不合己意的事，就往往气愤不平。怒则气上，怒气暴发。肝藏血，因发怒而损伤肝血，致阴血亏损不能濡肝而肝失所养，而肝火愈旺，更易动怒，怒则肝血益伤，此所谓"怒伤肝"。这就说明，经常发怒的人往往是肝功能反常的表现。若是肝气郁结所引起的，当疏肝解郁；若是肝火上炎引起的，当清泻肝火；若是肝阳上亢引起的，当滋阴潜阳。

以情制情：就是指医者以言行、事物为手段，激起病者某种情态变化，以达到控制其病态情绪、促进身心康复的一类方法。祖国医学认为，情态之病，必以情治，具体到怒，《黄帝内经》提出"悲胜怒"，就是以悲哀之情来治疗"怒"。在中医康复学中所做的"悲疗"，其是肺主悲，金克木，故悲哀之情能抑制怒。此外《素问·举痛论》还提出"悲则气消，恐则气下……"即悲哀能使气郁消散，而发怒常是肝气郁结的表现，所谓"气有余便是火"。

加强修养：防"怒"于未然。经常博览群书，加强自身修养，可使人心胸坦荡，提高洞察和理解事物的能力，能够正确处理将要发生的令人发怒的事。心情愉快：怒的产生虽然是多种原因所引起，但遇到挫折或被人恶意地攻击时最容易发生。此外，在心境不好的时候，也容易被激怒，而经常保持心情愉快、宽容大度就能正确对待。祖国医学认为"气血不和，百病乃变化而生"，而怒为致病原因之首，这就足以说明培养乐观心态的重要性。

遇事冷静：怒按其强度不同，可以分为愠怒、愤怒、大怒和暴怒几种。但不管怎样的怒，常常是不能冷静思考的结果。一个人活在世界上总会遇到不如意的事，暴跳如雷不但解决不了问题，反而会招致更坏的结果。因此，遇事一定要冷静，才能积极思考，想出对策，圆满解决问题。

及时宣泄：这是说，如心有不平之事，可及时向领导汇报，向爱人或知心朋友倾诉，甚至痛痛快快地哭一场，千万不要闷在心里，以致气郁成疾。经常听一些音乐：当情绪亢奋、愤怒、狂躁之时，要听一些节律低沉、凄切悲凉之曲。

024 保持乐观情绪

未来宝宝的健康与母亲孕前和孕后的精神健康有密不可分的微妙关系。

乐观的心态、健康的心理对未来宝宝的成长大有助益。所以，夫妇双方在决定要孩子之后，要努力调整自己的情绪，不要焦虑，焦虑会令卵子难以受精，导致不孕不育。经常担心、发怒、心情压抑的女性，她们的卵子会比乐观开朗的女性更难受精，因而她们不孕的概率会更高。很多男性不育问题也与精神抑郁、精神状态不佳有很大关系。要以一种积极乐观的心态面对未来，把忧愁抛在脑后，让希望充满生活中的每一天。在打算怀孕的日子里，夫妇双方要尽可能放松身心，不要生气吵架，多找些乐趣，丰富生活内容，听听音乐，交交朋友，看看书籍，参加文娱活动等，尽量减轻生活中的心理压力，让彼此都宽心、开心、顺心、安心。要相信，如果整日开心快乐，就会带来一个同样开心快乐的孩子；相反，如果整日愁眉苦脸，就可能带来一个同样愁眉苦脸的孩子。

025 调节饮食防过敏

■ 哪些女性怀孕易引发过敏现象

有些孕妈妈在怀孕前没有鼻子过敏的问题，但怀孕时或生产后就突然开始过敏，或者先前虽有鼻子过敏或气喘问题，但怀孕后鼻子过敏或气喘症状更严重。

中医认为，过敏性疾病的发生原因可以分为肺气虚、肺脾气虚及肾气虚，基本上过敏的发生原因皆为气虚，即怀孕过程中为了保护胎宝宝，孕妈妈母体的免疫系统下降，从而导致过敏。

■ 远离容易让人过敏的食物

很多人都知道吃海鲜容易过敏，但很少有人知道，很多常见的食物都有可能引起过敏。因此，过敏体质的孕妈妈在选择食物时要特别注意以下几种：

牛奶：有些孕妈妈会对牛奶中的酪蛋白产生过敏反应。

鸡蛋：易过敏的孕妈妈由于本身体质的特殊性，即使吃一点儿鸡蛋的蛋白都可能引起过敏。

花生：有的人只是同那些剥过花生的人握一下手，或是闻到花生的味道都有可能引起过敏。如果孕妈妈对花生过敏，就要彻底远离花生，甚至不要靠近杏仁、核桃、榛子、腰果等坚果类食物。

黄豆：黄豆是制作豆奶、豆浆的主要配料，很多烘焙食物，如饼干、蛋糕、面包等也含有黄豆成分。但如果孕妈妈对黄豆过敏，就应远离以上食物。

鱼类：鱼过敏相对来说比较容易避免。比如，孕妈妈在外面餐馆吃东西时，只要注意不点鱼类菜品，就不会发生鱼过敏了。

贝类：如果孕妈妈对贝类过敏，就应该避免食用一切贝类食物。另外，贝类很少作为食物作料，但是沙拉酱或辣椒酱中有可能含有贝类，所以要避免食用。

■ 亲近可以防止过敏的食物

多吃富含维生素 C、维生素 E、B 族维生素的食物，多饮水，可有效预防过敏。孕妈妈常吃蜂蜜、红枣、金针菇、胡萝卜这四种食物，可起到抗过敏的功效。

蜂蜜：每天喝 1 勺蜂蜜酒可以远离伤风、气喘、瘙痒、咳嗽及季节性干眼等过敏症状。蜂蜜里含有一定的花粉粒，对花粉过敏有一定的抵抗力。

红枣：凡有过敏症状的孕妈妈，可以经常服用红枣。如用红枣 10 个，水煎服，每日 3 次；或生食红枣，每次 10 克，每日 3 次，直至过敏消失为止。

金针菇：孕妈妈经常食用金针菇有利于排除重金属离子和代谢产生的毒素和废物，能有效地增强机体活力、避免过敏。

胡萝卜：胡萝卜中的 β-胡萝卜素能帮助孕妈妈有效地预防花粉过敏症、过敏性皮炎等过敏症状。

026 学会测算自己的排卵期

■ 推算法

计算公式：排卵期第一天＝最短一次月经周期天数–18 天，排卵期最后一天＝最长一次月经周期天数–11 天。

推算方式：如果通过观察，月经很有规律，28 天一次，那么您可将月经周期的最长天数和最短天数均定为 28 天，代入公式，可计算出您的"排卵期"为：本次月经来潮后的第 10～17 天。此种计算方法是以本次月经来潮第 1 天为基点，向后顺算天数，而不是以下次月经来潮为基点，倒算天数，因此不易弄错。找出"排卵期"后，如果想怀孕，可从"排卵期"第 1 天开始，每隔 1 日性交 1 次，连续数月，极有可能怀孕。如不想怀孕，就要错过"排卵期"过性生活。由于排卵期会受疾病、情绪、环境及药物的影响而发生改变，需和其他方法结合使用。

■ 测量基础体温

基础体温是指经过 6～8 小时的睡眠以后，体温尚未受到运动、饮食或情绪变化影响时所测出的体温。通过记录基础体温可以推算出排卵日。正常情况下，育龄女性排卵前基础体温逐渐下降，相对较低，保持在 36.4℃～36.6℃；排卵后基础体温升高，一般上升 0.3℃～0.5℃，持续 3 天。从排卵前 3 天到排卵后 1 天，这段时间为容易受孕期，可作为计划受孕日。每天在睡觉前将体温计甩到35℃以下，并放在床头安全的地方，第二天一醒来不要做任何活动，立即测量体温，因为任何动作都可能使体温升高而产生误差，所以必须在不活动的情况下完成测量。至少需要连续测量和记录3个月，画出曲线图，以便掌握体温上升、下降的规律，来确定自己的排卵日。

专家提醒

测基础体温要注意：早晨量体温有困难者，可在每天某一固定时间里测量体温，切记测量前半小时不可激烈运动或饮用冷热食物。测量基础体温的方法虽然简单，但要求严格，还需要长期坚持。一般需要连续测量3个月以上才能说明问题。在月经期，如遇有感冒、发热、腹泻、失眠、饮酒、使用电热毯等情况，往往容易影响基础体温，在测量时要注意，同时要特别标记说明。一定要记录下每天的基础体温，如果某天忘记测量了，可以根据之前的记录作出大致推断，不过不可有偷懒思想和侥幸心理，否则所作记录就会因为不准确而失去意义。

■ 制作自己的基础体温表

①横坐标是日期，每天一格，共35格，如果您的月经周期比较长，可以多做5~10个格子。

②坐标是体温，可以从35.6℃开始，由下向上逐渐升高，每0.1℃升高一格，最高39℃就足够了。

③横坐标的下端，多留出一些空白做备注，用以记录相应日子发生过的对体温有影响的事件，如饮酒、感冒、紧张、熬夜、用药等。另外，房事也要标记出来。

④每天早上醒来，在尚未进行任何活动前测量体温，标记在记录表上，并描成温度变化曲线即成基础体温曲线。把体温计含入口中，至少5分钟，取出体温表观察温度，并在表格内相应位置做上标记。

⑤一般于月经周期第5天开始测量记录体温。

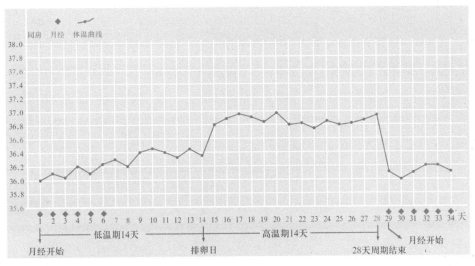

低温期14天　　排卵日　　高温期14天　　28天周期结束　　月经开始
月经开始

■ 观察宫颈黏液

根据阴道黏液变化判断排卵日，女性月经周期分为"干燥期—湿润期—干燥期"，在月经中间的湿润期，白带较多而且异常稀薄，一般持续3~5天。如观察到阴道分泌物像蛋清样清澈、透明、高弹性、拉丝长，这一天就是排卵日。月经干净后，宫颈黏液常稠厚而量少，称为"干燥期"，提示非排卵期。月经周期中期，黏液增多而稀薄，阴道分泌物增多，称为"湿润期"。

接近排卵期时，黏液变得清亮滑润而富有弹性，如同鸡蛋清状，拉丝度高，不易拉断，出现这种黏液最后一天的前后48小时之间是排卵日，在出现阴部有湿润感时即为排卵期，也称为"易孕期"，计划受孕应选择在排卵期前的湿润期。

注意事项：①观察宫颈黏液前，一定要将手洗干净。②前一天晚上没有同房时，观察的结果比较准确。③对宫颈黏液的观察需要经验，进行2~3个月的练习才能判断得比较准确。④阴道内宫颈黏液的变化受多种因素影响，如阴道内是否有严重感染、阴道冲洗、性兴奋时的阴道分泌物、性交后黏液、使用阴道内杀精子药物等。⑤判定白带性状时要与各种阴道炎引起的病理性白带增多相区别，后者白带可呈黄脓状、块状、黄色肥皂水样，常有臭味，还可伴外阴奇痒等症状，需去医院就诊治疗。

■ 用排卵预测试纸测试

首先确定月经周期，从月经周期第 11 天开始测试，每天一次。每日收集上午 10 点至晚上 8 点之间的尿液进行观察。需要注意的是：排卵试纸测到强阳不一定有排卵。要确认是否排卵一定要结合 B 超监测和基础体温。一般建议排卵试纸测到阳性后，应去医院做 B 超监测看是否有优势卵泡，如果没有优势卵泡，排卵试纸转弱后继续测体温和排卵试纸，如果体温上升了就会来月经，如果体温没有上升，可继续认真测排卵试纸，排卵有可能会延迟。

专家提醒

观察宫颈黏液的要点

观察宫颈黏液，每天需要数次，一般可利用起床后、洗澡前或小便前的机会用手指从阴道口取黏液，观察手指上的黏液外观、黏稠程度以及用手指做拉丝测试等几方面检查。重点观察黏液从黏稠变稀的趋势，一旦黏液能拉丝达数厘米时，就应认为处于易受孕期（排卵期）。宫颈黏液法也适用于月经不规律的女性掌握自己的排卵期。

027 胎教从孕前 3 个月开始最合适

所谓胎教，简单来说就是怀孕期间，准妈妈要掌握足够的知识，去认识与了解周围环境对胎宝宝的影响，以让自己在孕程中身体及心理都能与胎宝宝共同成长。经过胎教的训练，准妈妈会重视自身的健康和营养，避免怀孕带来的各种不适与不便，培养平稳的情绪，远离焦虑、消除压力，在保持心情愉快的同时努力建立正面的、积极的生活态度。

准妈妈也可以通过胎教，努力充实自己、建立自信，让怀孕成为自我蜕变与成长的机会。当准妈妈的身心环境都处于最佳状态时，胎宝宝在子宫内就会受到良好的刺激，身心都得到健康的发育，这对以后建立良好的亲子关系有莫大的帮助，也为宝宝出生后实施早期教育迈出了第一步。

胎教应该从新生命诞生前的 3 个月就开始准备。怀孕是精子和卵子的结合，新生命在此刻宣告诞生，而精子和卵子的发育和成熟在此之前就已经开始。科学研究显示，精子从细胞分裂、成熟大概需要 90 天，那么，要使得精子质量最佳，孕育出健康的后代，就必须提前做好准备。女性子宫内的温度、压力决定着胎宝宝生长的环境，良好的环境也需要提前创造。

028 营养胎教要提前储备

良好充足的营养可以促进胎儿的大脑发育，是积极开展胎教的物质基础。只有丰富、均衡、恰当的营养，才能适应孕妈妈在妊娠期各个阶段生理上的变化，也才能使母子健康。这就是"营养胎教"。

■ 什么是营养胎教

营养胎教，就是指孕妈妈在怀孕期间的饮食营养方面的胎教。营养胎教是根据妊娠早、中、晚三期胎儿发育的特点，合理指导孕妈妈摄取食物中的 7 种营养素（蛋白质、脂肪、碳水化合物、无机盐、维生素、水、纤维素），以食补食疗的方法来防止孕期可能会出现的疾病。给胎儿提供充足的营养，保证胎儿的发育良好是胎教环节中不能缺少的。

人的生命从受精卵开始，从一个重 1.505 微克的受精卵，到出生时约 3000 克的婴儿，这个发育成长的过程全依赖于母体供应营养。虽然影响胎儿正常发育的因素是多方面的和复杂的，但是，孕妇适宜而平衡的营养对胎儿的健康发育确是重要的，且人的智力发育与胎儿期的营养因素息息相关。例如，蛋白质是智力发育的必需物质，能维持和发展大脑功能，能增强大脑的分析理解及思维能力；磷脂能增强大脑的记忆力，是脑神经元之间传递信息的桥梁物质；碘被称为智力元素；糖是大脑唯一可以利用的能源；维生素能增强脑细胞蛋白质的功能；等等。

营养胎教不等于以往单纯的营养补给，局限于母胎双方吃好、长好就行了，而是涉及食物的选择与组合、进食模式与习惯的更新等方方面面，展示出整个家庭累积的饮食科学与文明的程度，将优生的概念从胎儿期延伸到孩子出生以后，如婴儿期、幼儿期乃至更长的时期，建立起孩子后天的绿色食物源及健康食物结构的雏形，其积极影响将惠及孩子一生。故优生学家将营养胎教列为第一胎教，的确颇有见地。

■ 营养胎教告诉未孕妈妈和孕妈妈怎么吃

未孕妈妈一定要从孕前就开始树立一个正确的营养胎教观。这个观念不仅在孕前、孕期中都要用到，而且将来胎儿出生后，该吃什么，该怎样喂养，用什么样的食物最科学等，都需要有科学的理念进行指导。

孕早期是胎儿从一个受精卵发育到一个基本的胎儿雏形阶段，这个时期胎儿的大脑是最先发育的器官，也是营养胎教的关键时期、怀孕过程中最重要的时期，也是胎儿最容易导致意外的时期。

首先，未孕妈妈要对微量元素树立一个起码的概念，像对叶酸、钙、锌、铁等微量元素的吸收有一个方案，钙是胎儿骨骼发育和牙齿发育的最重要的元素，锌是胎儿心脏发育、智力发育的最关键的元素，铁是人体造血的本钱。

其次，要在饮食搭配上制订一个计划表。小米、新鲜的谷类、苹果、葡萄、橙子、荔枝都是胎儿发育的智力食物，小米养气血，还有干果，鹌鹑、鱼类、鸭子等动物益智食物；豆浆也是孕前和孕期非常好的食品。

最后，弄清什么东西不该吃。比如螃蟹、辣椒、松花蛋等食物在孕期要禁止食用，以免造成不良后果。

第七章

孕前 2 个月：怀孕倒计时，
夫妻齐努力

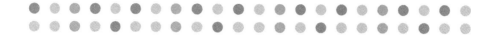

001 备孕准爸爸的好状态自查

一般而言，男性的生活压力比较大，公司里有忙不完的事情，经济上有尚未还完的房贷，家庭中还有解不开的疙瘩，生活中一大堆总也解决不完的问题，如果没有一个好心态，时间一长，健康就会出现问题。如果在这个时候要一个孩子，恐怕如此糟糕的身体状况对下一代的健康也会产生影响。下面一起来了解一下做个合格准爸爸都要注意哪些方面吧。

■ 保持良好的身体状态

准爸爸的健康很重要，良好的身体可以产出优秀的精子，对未来宝宝的生长很有好处。有计划妊娠的男性要加强身体锻炼，这样有助于提高身体机能，保持良好的健康状态，提高精子的质量。除此之外，男性要保证有规律的作息，还要避免在受孕期间患上疾病。

■ 保持良好的情绪

准爸爸的情绪不仅决定精子的质量，也会影响到准妈妈的心情。以下几招可以帮准爸爸随时完成情绪调整。

寻找原因：情绪不佳时，不要任其发展，立即找出原因，想办法对付它。

深呼吸法：深吸气，再慢慢呼气，使肌肉很快放松。同时暗示自己"放松、放松"，把注意力集中在有趣的事物上。

转移注意力：有不良情绪时，不要强压怒火，也别任其发泄，可以暂时回避，读一些喜欢的书，去打打球、散散步、听音乐。

适当地宣泄情绪：发泄的对象、地点、场合和方法要适当，避免伤害别人。

学会让步：学会拓宽心理容量，使自己有良好的修养和宽大胸怀。没必要花时间去争论和纠缠琐事，不必事事争强好胜。

■ 远离有害设备

手机、电脑、微波炉、打印机等日常设备都有辐射，这些用品会在无形中影响到未准爸爸的健康，间接影响下一代的生长发育。所以准备要宝宝的男性应尽量减少与它们的接触。例如在电脑前装一个防辐射的屏幕，或把手机放在离自己较远的位置，或是戴上防辐射的项链。

■ 注意生殖系统卫生

男性要经常清洗自己的生殖器官，那里是污垢的重要寄居地，时常清洗可以减少细菌繁殖、感染的可能。患有前列腺疾病的男性更要注意日常的卫生保健，以免因这些疾病缩短精子的生存时间、破坏精子和卵子的结合。被检查确诊后要及时治疗，千万不要带病进行性生活，即使成功受孕，下一代的健康也会受到影响。洗澡时，用手把包皮推到龟头后，清除积聚的污垢、皮脂。由于这些部位对化学清洁剂比较敏感，只要每天用清水洗一次就可以。如果在包皮与龟头间因污垢积聚多而引起炎症，建议用专用外阴消毒清洗药水浸泡擦洗，严重时要及时去医院诊治。

■ 孕前停止烟酒

对于准备当爸爸的您来说，烟、酒可是扼杀宝宝健康的"凶手"。这么说是因为烟草中的有害成分会通过血液循环进入生殖系统，直接或间接地发生毒性作用，不仅影响到受孕的成功率，而且也会严重地影响受精卵和胚胎的质量。另外，长期大量地吸烟容易让男性发生性功能障碍，降低男性的生育能力。酒是一种需要控制饮用量的饮品，过度酗酒可造成机体酒精中毒，会影响生殖系统，使精子数量减少、活力降低，发生畸形精子、死精的比例也较高，从而影响受孕和胚胎的发育。所以男性在受孕前还是要避免与烟酒接触。

■ 多吃助孕食物

对于想要个宝宝的准爸爸来说，光靠身体中储存的精子是不够的。能成功"游"到卵子里的精子，一定是成千上万个精子中能力最强的，因此男性一定要保证体内有充足的精子。想要个健康、强壮的宝宝，精子的质量也一定要高，如果精子的头部出现了畸形，生出来的下一代也会是畸形儿。其实很多食物对精子都有益，它们可以使男性"制造"出数量高、质量优的精子。参照有益营养素表就可以助您生出一个聪明、健康的好宝宝。

女性是孕育宝宝的主力军，所以在孕前要做比男性更多的"牺牲"。当身体各方面的状态都达到最佳了，就可以等待受精卵成功着床了。如果已经为怀孕准备了一段时间，就可以看看下面的几点，检查自己是否做到了保持愉快的心情。通常烦恼较少的女性比心理忧虑的女性更容易成功受孕。您准备好当妈妈了吗？那就开始调整自己的心态吧。

从容、乐观、积极的心理状态比忧虑、烦躁、消极的状态更有利于女性身心健康。如果女性的心理不健康，身体也会有所反应，产生出来的卵细胞质量也会下降。倘若女性在这时受精成功，孕育出来的宝宝的健康也会受一定的影响。

准备做妈妈的女性可以不用过度担忧生产时的医疗条件、生孩子的费用、孩子日后的教育等问题，这些繁复的事情只会增加您的烦恼，降低受孕率。女性在受孕前 1~3 个月要尽量保持愉快的心情、乐观的性格，这样才能增进机体的免疫力，保证身体各个器官的机能达到最佳状态。

■ 劳逸均衡

现代女性身兼数"职"，工作上的好职员，家庭中的好妻子，父母的好女儿，这些角色的变换多少都会拖垮女性的身心。如果您有怀孕的打算了，就一定要让自己的劳逸均衡。

孕前女性一定要有充足的睡眠，以保持充沛的精力和体力。要调节好身体状态，这样有助于生出一个健康的小宝贝。女性在打算受孕前要做到起居有规律、娱乐有度、劳逸结合，科学安排生活，养成健康的生活方式。

■ 均衡营养

准备当妈妈的女性要将自己的身体调养好，食物的作用少不了。女性日常要多吃富含优质蛋白质、多种微量元素、维生素的食物。它们可以为将来腹中的宝宝提供全面的营养。孕前女性要养成好的膳食习惯，不挑食，不偏食。不同的食物中含有不同的营养成分，吃多种食物才能确保今后自己和宝宝都健康。

■ 停服避孕药

在打算要宝宝的前6个月，建议有服用避孕药习惯的女性就此停服。口服避孕药的成分大多是孕激素和雌激素，服用过后药物仍会在体内停留一段时间。女性最好在停服半年后受孕，这样不仅可以减少药物对胎儿的影响，还可以使子宫内膜和排卵功能有一个恢复的过程，更利于受精卵生长发育。如果女性在服用避孕药期间怀孕，可以告知医生，请医生选择一个两全的处理办法。

■ 健康的体魄

女性在受孕前拥有一个健康的体魄对未来宝宝的成长很有好处。女性在孕前一个月进行有规律的运动，可以促进体内激素的合理调配，确保受孕时体内激素平衡，使受精卵顺利着床。而且健康的体魄能够提供给胎儿全面的营养，相信在健康妈妈子宫内成长的胎儿也会同样健康。适合孕前女性做的运动包括慢跑、瑜伽、健美操、打球、游泳等。女性运动时可以不讲求强度，但要注重规律和坚持，不要三天打鱼两天晒网。

■ 理想的体重

如果您准备当妈妈，就不要太要求自己的身材了，太过"纤细"的女性产下体重不达标或带有先天性疾病婴儿的可能性较大，并且瘦弱的女性比较难以承受分娩时的痛苦，这会给她的分娩增加一定难度。当然，过于肥胖的女性也不适合马上做妈妈，如果身体中囤积的脂肪过多，比较容易并发糖尿病和高血压，不仅给宝宝的成长带来不利影响，也会对自己的健康造成一定威胁。所以准备怀孕的女性要将自己的体重控制在理想范围内。

如果体重较重，可以靠坚持运动来健康减肥，以每周减轻1千克为目标，不要操之过急。节食、吃减肥药等不健康的减肥方式只会令身体的状况更加糟糕。如果体重较轻，可以通过均衡、健康的饮食进行调理，多吃营养全面的食物，不吃或少吃"垃圾食品"，否则即使长胖了也只是虚胖，体质并没有得到改善。

体重过高或是过低，都不利于受孕。那么，如何衡量您的体重是否合适呢？这里介绍一种用体重指数（BMI）来衡量的方法。

体重指数（BMI）= 体重（kg）÷身高 2（m）

比如一名体重 50 千克，身高 1. 60 米的女性，她的 BMI = 50÷1. 62 = 22. 2。一般来说，BMI 在 18. 5~24. 9 属正常范围，大于 25 为超重，大于 30 为肥胖。对于轻微的超重者，只需稍加注意；过于肥胖的人，一定要高度重视。

003 摆脱经前紧张综合征

经前期紧张综合征是指在月经来潮之前，反复出现一系列精神、行为及体质等方面的症状，月经来潮后症状迅即消失。

医学家对这种现象尚无肯定解释，认为可能与下列多种因素有关：水钠潴留，有些经前期紧张综合征患者醛固酮分泌增多，造成水钠潴留而出现水肿、腹胀。激素影响，月经前激素水平的细微变化会令人出现明显的情绪反应方面的症状。还有人于经前期血中催乳素水平升高，从而引起乳房胀痛。

精神神经因素，平时精神紧张、工作压力大的人易患此症。维生素缺乏，维生素 A 或 B 族维生素缺乏可影响雌激素在肝内的代谢，影响激素平衡。治疗方法主要是服用利尿剂，纠正水钠潴留；服用安定等控制精神症状；用激素治疗，抵消过量的雌激素。对于以情绪问题为主并伴有乳房胀痛者，可服用加味逍遥丸或舒肝丸；水肿明显者可服用济坤丸或济生肾气丸；经前身痛、头痛明显者可服用正天丸或血府逐瘀丸。

减少盐类摄取：因为过多的盐容易加重水分瘀积，出现水肿。

合理饮食：饮食以低盐、低蛋白质为主，及时补充蔬菜、水果、谷类食物及适量的维生素、矿物质等；限制饮酒及饮用咖啡等。

足够的睡眠：充足的睡眠可以缓解紧张与疼痛。

运动：运动可以减轻压力，消除水肿。可以坚持散步、游泳、郊游等，每周 3 次，每次 30~45 分钟。

004 提高睡眠质量

睡眠是人体缓解疲劳、恢复体力的最主要途径，也是孕前重要的养生之道，睡眠质量不好不仅不利于健康，还会影响孕育健康的宝宝。

■ 最佳的睡眠时间

研究发现，夜间零点至 4 点，机体各器官功能降至最低；中午 12 点至 1 点，是交感神经最疲劳的时间。因此，22：30 至 23：00 点之间上床，进入最佳睡眠状态，最能养阴，睡眠效果最好，可以起到事半功倍的作用。而午觉只需在中午休息 30 分钟到 1 个小时即可。

■ 积极改善睡眠环境

睡眠的好坏与睡眠环境关系密切。在 15℃~24℃ 的温度中，可获得安睡，而过冷或过热均会使人辗转反侧。如果是搬迁新居而不能安睡，有可能是因为对新环境一时不能适应，但更有可能的是新家具及室内装饰等所发出的异味所致。冬季关门闭窗后吸烟留下的烟雾以及溢漏的燃烧不全的煤气，都会使人不能安睡。冬季太干燥，对人的睡眠也有负面的影响，最好买一个加湿器放在卧室里。

■ 选择正确的睡眠姿势

从医学的角度说，右侧卧最好：如果仰卧，身体是伸直的，全身肌肉不能得到放松，加上舌根容易压住咽部，引起打鼾。俯卧，胸部和腹部受到压迫，会影响心肺的功能。而侧卧尤其是右侧卧，可避免心脏受到压迫。

■ 选择合适的枕头

一般来说枕高以 10 厘米~15 厘米较为合适，具体尺寸还要因每个人头颈的生理弧度而定。枕头的硬度要适中，枕芯要有柔软感和较好的弹性、透气性、防潮性、吸湿性等，一般荞麦皮、谷糠、蒲棒枕都是比较好的选择。枕头的长度正常情况下最好比肩膀要宽一些。不要睡太小的枕头，因为当您一翻身，枕头就无法支撑颈部。

■ 睡前应放松情绪

失眠固然不好，但对失眠恐惧与忧虑所造成的危害比失眠本身还大。对失眠的恐惧与忧虑，会产生恶性循环的精神交互作用，即失眠—恐惧—紧张—失眠加重—恐惧加重—紧张加重—失眠更重……因此，女性患了失眠症后，应放松情绪，冷静地接受现实，同时要认识到失眠时，只要能做到心身放松，即便是整夜不眠，闭目休息也无大碍。

对思维杂乱无法入睡的失眠女性，可采取逆向导眠法。就寝后，不是去准备入睡，而是舒坦地躺着，想一些曾经历过的愉快事情，并沉浸在幸福情境之中。若是因杂念难以入眠，不但不去控制杂念，反而接着"杂念"去续编故事，既可消除患者对"失眠"的恐惧，也可因大脑皮质正常的兴奋疲劳而转入保护性抑制状态，促进自然入眠。

养生学家认为，人白天的睡眠节律往往为繁忙的工作和紧张的情绪所掩盖，或为酒茶之类具有神经兴奋作用的饮料所消除。所以，有些人白天不显困乏感，然而，一旦此类外界刺激减少，人体白天的睡眠节律就会显露出来，到时便会有困乏感，到了中午很自然地想睡觉。不少女性，尤其是从事脑力劳动的女性都体会到，午睡后工作效率会大大提高，所以，午睡是白天长时间忙碌的能量充电，对工作和健康都极为有益。

■ 睡觉时磨牙怎么办

对于夜磨牙，除非症状很严重的，在一般情况下人们往往不以为然。然而，如有夜磨牙不应忽视，因为磨牙症对牙齿的危害很大。怎样才能减轻或治好夜磨牙呢？首先，要尽量排除造成精神紧张的因素，积极参加各种文体活动。其次，睡眠环境要保持安静，当有肠道寄生虫病时，应该进行驱虫治疗。如果有咬合干扰的毛病，可以到医院做矫正治疗。另外，在睡前服用肌肉松弛药，例如安定等，服些维生素 B、维生素 B_6 和谷维素，也都对减轻磨牙症有帮助。磨牙症状特别严重的人，还应当到牙科做全面检查，进行综合治疗。

005 多吃有助于胎儿脑部发育的食物

■ 核桃

核桃中含有一种营养素叫"亚麻酸"，它对胎儿的脑部、视网膜、皮肤和肾功能的健全十分重要。长期缺乏亚麻酸会影响注意力和认知发育。从胎儿期26周

至出生后两岁，是人体脑部和视网膜发育最为重要的阶段。由于母体是胎儿和婴儿营养的主要提供者，所以，孕前、孕期和哺乳期的妈妈要特别注意亚麻酸的摄入。

亚油酸几乎存在于所有植物油中，而亚麻酸仅存于大豆油、亚麻子油、核桃油等少数的油种中。其中，核桃油不但含有亚麻酸和磷脂，并且富含维生素 E 和叶酸，孕前、孕期和哺乳期妈妈不妨多吃一些。

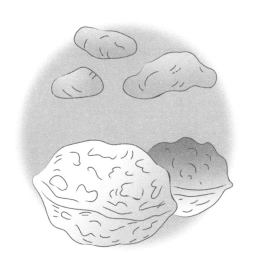

■ 苹果

苹果素有"益智果"与"记忆果"的美称，它不仅富含锌等微量元素，还富含蛋白质、碳水化合物、维生素等营养成分，尤其是纤维含量高，有利于胎儿脑部发育，有助于胎儿后天的记忆力。而女性每天只要吃 1~2 个苹果即可满足锌的需要量了。

此外，除了苹果，葵花子、蘑菇、洋葱、香蕉、卷心菜及各种坚果类食物也含有较高的锌元素，女性可根据个人喜好来适量食用。

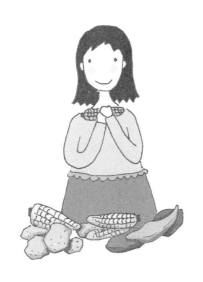

■ 玉米

玉米营养非常丰富，其中所含的维生素 A 对人的智力、视力都有好处。玉米脂肪中的维生素较多，对防止细胞氧化、衰老有益处，从而有益于智力。另外，玉米有糯玉米和甜玉米两种，甜玉米中含有丰富的具有益智健脑功效的天冬氨酸、谷氨酸，脂肪中的脂肪酸主要是亚油酸、油酸等不饱和脂肪酸，这些营养物质都对智力发展有利。所以，女性从孕前开始应适当在饮食中补充玉米，以利未来胎宝宝健脑。

■ 猪肝

肝脏及肉类，由于其胆固醇含量高，一直是人们所"嫌弃"的食物。而美国最新研究表明，这些食物中所含的胆碱可能对胎儿的大脑发育有益。因此，建议女性在胆固醇摄入有限的情况下适当多吃一些猪肝，对胎宝宝的大脑发育有益。

■ 鸡蛋

鸡蛋所含的营养成分全面而均衡，七大营养素几乎完全能被身体所利用。尤其是蛋黄中的胆碱被称为"记忆素"，对于胎宝宝的大脑发育非常有益，还能使孕妇保持良好的记忆力。所以，鸡蛋也是胎儿脑部发育的理想食品。需要提醒的是，多吃鸡蛋固然有益于孕妇和胎儿的健康，但不是多多益善，每天吃 2~3 个为宜，以免增加肝肾负担。

■ 鱼类

鱼类含有丰富的氨基酸、卵磷脂、钾、钙、锌等微量元素，这些是胎儿发育的必要物质，尤其是神经系统。调查研究表明，女性多吃鱼有利于胎宝宝发育，特别是脑部神经系统，这样生出来的宝宝特别聪明。鱼类中比较好的选择应当是鲶鱼、三文鱼等。

■ 干果、坚果类

花生之类的坚果，含有有益于心脏健康的不饱和脂肪。但是因为坚果的热量和脂肪含量比较高，因此每天应控制摄入量在30克左右。杏脯、干樱桃、酸角等干果，方便、味美又可以随身携带，可随时满足女性想吃甜食的欲望。

006 补益气血的药膳调理

所谓"气为血之帅，血为气之母"，气血两者相互滋生。气为人之精气，它可以促进血液循环，同样，血液循环可以运载气。气血充足，可以推动人体各器官功能的正常运行。反之，气血不足会导致人体器官功能减退，主要表现为面色无华、视物昏花、畏寒肢冷、头晕耳鸣、精神萎靡等。备孕女性要是有气血两虚的症状，可以通过以下药膳来调理，增强孕力。

兔肉补虚汤

适用人群：气血不足或营养不良、身体瘦弱、疲倦无力、饮食减少的备孕女性。

用法宜忌：佐餐用。饮汤食肉。兔肉不宜与芥菜同食。

材料：兔肉120克，党参、山药片、红枣各30克，枸杞子15克，盐适量。

做法：①将鲜兔肉洗净，切块。②兔肉入砂锅中，加入诸药，加适量水，煮至肉熟透，加入盐即可。

功效解析：本品补气养血。兔肉滋阴凉血、益智健脑；党参补中益气、生津；山药补脾止泻、补肾收摄；红枣为健脾益气、养血安神的佳品。

四物鸡汤

适用人群：气血亏虚的女性，兼有肝气不舒者亦可食用。

用法宜忌：阳衰虚寒者不宜单独应用白芍。熟地宜与健脾胃药如陈皮、砂仁等同用，熟地可用于止血。

材料：当归、炒白芍各10克，熟地50克，川芎25克，鸡肉450克，盐适量。

做法：①将鸡肉切块，焯烫，捞起冲净后放入锅内，加入 5 碗水。②将所有药材放入锅内，武火煮沸，转文火慢炖 30 分钟，加盐调味即可。

功效解析：当归补血活血，熟地滋阴补血，川芎活血行气，炒白芍养血柔肝。诸味合用共奏补血行气、疏肝理气之效。

荔枝干红枣茶

适用人群：妇女失血性贫血及虚弱者的辅助食疗。

用法宜忌：由于荔枝干性温，不宜单次多吃，而且含糖量高，糖尿病患者不宜食用。

材料：荔枝干、红枣各 50 克。

做法：①荔枝干去壳，在锅中加入两碗清水，将荔枝干与红枣浸泡 15 分钟。②泡好后用武火煮沸，改用文火煮 20 分钟即可。每日 1 剂，分 2 次服，坚持两周。

功效解析：这道药膳甘甜可口，补气血。荔枝味甘酸性温，益心肾、养肝血，能明显改善失眠、健忘、神疲等症状，佐红枣可补血养血生津。红枣味甘性温，入脾、胃经，有补中益气、养血安神、缓和药性的功能，是补气养血的圣品。

当归猪肉米饭

适用人群：血虚体弱、贫血、面色苍白、月经稀少的女性。

用法宜忌：食用猪肉后不宜大量饮茶。大米不宜与马肉、蜂蜜、苍耳同食。

材料：大米、猪肉各 200 克，当归 15 克，洋葱片、土豆丝、胡萝卜片、盐、酱油、胡椒粉各适量。

做法：①将大米做成干饭；当归洗净切片，加水煎取药汁约 50 毫升，连渣保留备用。②锅中倒入适量植物油，烧至八成热，将猪肉炒熟，放入洋葱片、土豆丝、胡萝卜片，翻炒数下后倒入当归汁及渣，放入盐、酱油、胡椒粉调料，煮熟后即可与米饭一同食用。

功效解析：这道药膳具有促进血液循环及新陈代谢的功效。当归味甘、辛，微苦，性温，具有补血、活血、调经止痛、润肠通便的功效。猪肉含有丰富的优质蛋白质和必需的脂肪酸，并提供血红素和促进铁吸收的半胱氨酸，能改善缺铁性贫血。

生炒糯米饭

适用人群：消化不良、贫血的备孕女性。

用法宜忌：糯米性黏滞，难于消化，不宜一次食用过多。

材料：糯米 250 克，红小豆、红枣、桂圆肉各 25 克，白糖 150 克，植物油 50 克。

做法：①糯米淘净后，浸泡半小时，将水滤干。②植物油烧至四成热时，倒入糯米翻炒，先炒几分钟，加少许水炒半分钟。③入红小豆、红枣、桂圆肉、白糖拌匀，加适量水，武火煮沸，再翻炒至水干，用筷子在饭上戳几个小洞，再焖半小时即可。

功效解析：这道药膳益气补血。糯米能温暖脾胃、补益中气，对脾胃虚寒、食欲不佳、腹胀腹泻有一定缓解作用。

全滋补牛腩

适用人群：血亏体弱的备孕女性。

材料：牛腩、白萝卜各 200 克，当归、党参、枸杞子、天麻、黄芪、怀山、杜仲、肉苁蓉、巴戟、锁阳各少许，盐、味精各适量。

做法：①牛腩洗净切块，用沸水焯一下；白萝卜洗净切片，待用。②锅内放适量水，下入牛腩块和 10 种药材，文火煲 3 小时。③待牛腩块将熟时，放入白萝卜片，炖煮后即可食用。

功效解析：本品可补血益气，促进全身健康，补肾安胎，强筋健骨。牛肉含有丰富的蛋白质，氨基酸组成更接近人体需要，能提高机体抗病能力，并且能提高女性的孕力。

007　备孕男性滋阴壮阳的药膳调理

中医讲，人体要保持健康，就要阴阳平衡。所谓"滋阴"，是治疗阴虚。阴虚者表现为潮热盗汗、腰酸遗精、头晕目眩、手足心烦热等症。壮阳则是指治疗肾虚阳衰，这也是为什么很多人会出现性功能障碍、遗精、滑精等病症的原因。

很多人注意力都放在壮阳上，往往忽视了滋阴。实际上，对备孕的夫妇而言，滋阴与壮阳同样重要。

苁蓉鸡丝汤

适用人群：对肾虚精神不振、阳痿、遗精、腰痛、尿频，饮食无胃口等症有疗效。

用法宜忌：肾阳虚者可经常食用。

材料：肉苁蓉 20 克，姜片 50 克，鸡肉 250 克，红枣 10 克，玉米粒 100 克，盐少许。

做法：①鸡肉洗干净；肉苁蓉用清水洗干净，切成片备用。②玉米粒、生姜片、红枣用清水洗干净。③将以上所有材料一起放入砂锅内，加入适量清水，中火炖 3 小时，加入少许盐调好味即可。

功效解析：本品补肾壮阳，对肾虚引起的阳痿、遗精有疗效。

子鸡龙马汤

适用人群：对肾阳虚衰、阳痿、早泄、尿频有疗效。

用法宜忌：阳盛阴虚的人不宜食用。

材料：海马 40 克、生姜片 50 克，鲜虾 150 克，红枣 20 克（去核），子鸡 1 只（约450 克），盐少许。

做法：①子鸡处理洗净；鲜虾洗净，去沙线；海马洗净；红枣去核。②以上所有材料一起放入砂锅内，加入适量清水，文火炖 4 小时左右，加盐调味即可。

功效解析：海马补肾壮阳、益精填髓。

黄精蒸猪肘

适用人群：肾虚导致的遗精、滑精的男性。

材料：猪肘子 750 克（去骨），黄精 10 克，盐、鸡精、香油、酱油、料酒、葱段、姜片各适量。

做法：①猪肘子肉洗净，入沸水锅中煮至八成熟，捞出切成片备用；黄精用温水泡开，清洗干净备用。②将切好的肘子肉片整齐地码入盘中，上面放黄精，撒上盐、鸡精、酱油、料酒、葱段、姜片，上锅蒸 15 分钟，出锅后淋上香油即可。

功效解析：本品滋阴补肾、健脾润肠，是滋阴壮阳的好方。

姜附焖羊肉

适用人群：备孕男性经常食用，能增强体质、固肾强精、补充体力，有效增强机体免疫力。

材料：生姜片150克，熟附子25克，羊瘦肉250克，植物油、料酒、白糖、鸡精、盐、香油各适量。

做法：①羊瘦肉洗净，切成片。②锅置火上，倒油烧热后，放入生姜片，武火炒出香味，下入羊肉片，烹入料酒，加熟附子、盐、白糖翻炒，再加适量清水，武火煮沸后转文火焖煮40分钟。③焖煮至肉烂汁浓时，加鸡精、香油调味即可。

功效解析：羊肉对一般肾亏阳痿、腹部冷痛、体虚怕冷等症均有辅助治疗和补益效果。

杜仲爆羊腰

适用人群：肾虚体弱的辅助治疗，提高孕力。

材料：杜仲15克，五味子6克，羊腰500克，葱段、姜片、料酒、酱油、水淀粉、植物油、盐、味精各适量。

做法：①将杜仲、五味子置于锅中，加适量水，煎煮40分钟，去渣后浓缩成稠液备用。②羊腰洗净，一剖为二，去筋膜臊腺，洗净，切成小块腰花，沥干水分，用水淀粉裹匀备用。③锅中加植物油烧至七成热，加入葱段、姜片爆香，再放入羊腰花爆炒至嫩熟，加入药液、酱油、盐、味精、料酒，略翻炒片刻即可。

功效解析：杜仲有补肝肾、强筋骨的功效；五味子有补肾宁心、益气固精的功效；羊腰味甘性温，入肾经，有补肾气、益精髓的作用。三味共用，有良好的补肾强腰作用。

芹菜炒鳝丝

适用人群：肾阳亏虚，伴有腰痛、腰膝酸软、畏寒肢冷、面色苍白者。

材料：鳝鱼250克，芹菜、洋葱、水发玉兰片各15克，酱油、黄酒、白糖、味精、水淀粉、香菜、高汤、植物油、胡椒粉、盐各适量。

做法：①将鳝鱼宰杀去骨，切成细丝；芹菜、洋葱、水发玉兰片洗净，切成长细丝。②将植物油倒入炒锅中，用武火烧热，放入鳝鱼丝，煸炒半分钟，即放入芹菜丝、洋葱丝和玉兰片丝，炒约10分钟，迅速盛出待用。③把炒勺再放武火上，加植物油烧热，放入刚捞出的各种原料，炒匀，放入酱油、黄酒、白糖、味精、盐、胡椒粉、高汤、水淀粉，再连续翻炒几下，盛出，用香菜点缀即可。

功效解析：这道菜补气益精。黄鳝性温味甘，入肝、肾经，具有补中益气、养血固脱、阳益脾、强精止血、祛风通络等功效。

008 重视贫血对怀孕的影响

缺铁性贫血是所有贫血中最常见的一种，占贫血的 50%～80%，可发生于任何年龄，尤其多见于育龄女性。准备怀孕的患有缺铁性贫血的女性，在通过调养缓解贫血症状后是可以怀孕的。

■ 哪些女性容易贫血

除了原发性贫血外，后天的一些生活习惯和疾病也会导致贫血的发生。准备怀孕的女性可以看看自己是否属于以下几类人，如果是的话，就要格外警惕贫血的发生：

长期喝咖啡、浓茶的人：咖啡可以抑制铁的吸收，浓茶中的鞣酸与铁结合可形成难溶解的物质，随粪便排出。

不爱吃水果的人：水果中的维生素 C 可以促进铁的吸收。

有痔疮的人：痔疮造成消化道长期慢性失血，如同女性月经一样，甚至更严重。

反复鼻出血的人：有的人鼻腔黏膜糜烂，每遇天气干燥，鼻腔即会持续小量出血。

月经过多的女性：女性通常在一次月经期间失去 20 毫克～30 毫克的铁，身体内铁的含量供不应求，很容易导致贫血。

长期吃素的人：人体的铁主要靠动物性食品供给，而植物中的植物纤维可以抑制铁的吸收。

长期减肥的人：减肥而不吃早饭或午饭，或饮食不平衡，食物中的铁不但减少，而且制造血红蛋白的蛋白质等原料也不足，更容易引起贫血。

当然，怀孕的女性由于生理的变化，血容量会随着生理需要的增加而改变，孕妈妈的血液被稀释，容易出现生理性贫血。怀孕一次一般母亲要消耗 1000 毫克的铁，而现在的女性，由于月经、偏食等原因，怀孕前有些已有贫血倾向，一旦怀孕，体内铁的消耗量急速增加，容易引起贫血。

■ 如何预防缺铁性贫血

缺铁性贫血大多数是可以预防的。主要应注意食品配伍，多吃含铁丰富的食品，如黑木耳、海带、紫菜、香菇、猪肝等，其次为豆类、肉类、动物血、蛋等，动物性食物不但含铁量高，吸收率也高；黄豆及豆制品中含铁量及吸收率也较高。食物中应含有一定比例的动物蛋白，同时增加富含维生素 C 的水果等的摄入，以增加铁的摄入。

006 生女儿概率高的方法

■ 明确排卵期

从决定想要生女孩这一天开始，每天都要正确填写基础体温表，并通过子宫颈管黏液等手段，明确女性的排卵期。

■ 排卵日的前两日进行性交

为了生女孩，最重要的就是在排卵日前两日进行以受孕为目的的性交。因此，首先必须利用基础体温法来测定出排卵日。另外，由于情绪的变化会影响女性的生理机能，因此，应保持情绪平稳，在3个月内以悠闲的心情持续记录基础体温。如观察到每个月的某一天体温会骤然下降，这天就是排卵日。例如，从这个月月经开始后第十四天是排卵日，那么排卵日前两日也就是开始月经后第十二天即是

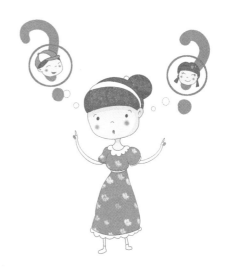

想生女孩的受孕日，也就是性交日。

■ 最佳受孕日前每隔 3 日性交

制造女孩的是 X 精子，但是与 Y 精子相比，X 精子的数目比较少。也就是说，如果精子总数越多，则 Y 精子数越多，当然在子宫内与卵子结合的可能性就越多。相反如果减少精子总数，Y 精子数也会减少，所以 Y 精子与卵子结合的可能性也会减少。因此，从月经终了时开始，到以受孕为目的的性交日为止，可以利用频繁性交来调节这个问题。但是过度频繁的性交，到了目的日时，精子数可能减少到难以妊娠的程度，所以间隔几天进行性交比较好。由于具有个体差异，很难得出一个定论。不过据调查，很多成功生女孩的人大多每隔 3 日进行 1 次性交，但是，除这段时间外的性交一定要利用保险套避孕。

■ 浅插入性交

要使到达子宫的 Y 精子减少，X 精子留下较多，进行浅插入性交是生女孩的必要原则。这样，精子从射出到到达子宫入口为止的距离和时间都会延长，不耐酸的 Y 精子就会慢慢失去活力，而耐酸的 X 精子到达子宫的比例较高。

此外，性交时的体位也很重要。男女的结合较浅时，男性的性器就不会深插入。例如，男女都侧卧，面对面的侧卧位；或女性伸直腿，男性在上方的体位等，都适合进行浅插入性交。

■ 女性避免性高潮有助生女儿

虽然具有个人差异，但性交时女性一旦达到高潮，子宫颈管就会分泌大量的强碱性液体。这对生女孩极为不利。因此，性交时女性尽可能避免兴奋，不要高潮，男性插入后要赶紧射精。

■ 性交后 1 周内要禁欲

如前所述，想生女孩需在排卵日前两日的受孕预定日进行性交，如果按照计划当天受精，就一切 OK。但是，通常无法知道当时是否妊娠，如果当时未受孕，而在预定日后进行性交就可能妊娠，如果这天恰好是排卵日就可能与原来希望相反，而生下男孩。

所以，如果想生女孩的话，在性交日后必须谨慎从事，最好禁欲，如果不禁欲，也要采取安全的避孕措施以防意外受孕。

007 生儿子概率高的方法

与想生女孩一样，如果想生男孩时，不仅要注意受孕预定日，事前还需要具备一些知识，以做好万全的准备。

明确排卵期

从想生男孩这一天开始，就要按照要求，正确测量基础体温。不过，即使正确测量基础体温，有的人还是不知道体温下降的日子，所以应尽可能在排卵日前往妇科医生处检查颈管黏液，确认这一天是否为排卵日。

在排卵日进行有目的的性交

Y 精子与 X 精子相比，在碱性液中运动能力很好，但是不耐酸，缺乏持久性、非常短命。因此，按自然界的安排，射精时的 Y 精子数为 X 精子数的 2 倍，就是为了使男孩和女孩的出生率保持平衡。

想要生男孩，最重要的一点就是要在阴道内分泌碱性黏液的排卵日进行性交。同时从月经开始后到预定排卵日为止的两周内，要完全禁欲。特别是到了排卵日前 5 天要绝对禁欲，然后在排卵日或第二天进行性交。如此一来就能在受孕预定日射出很多有元气的 Y 精子。此外，是否能射出有元气的 Y 精子与当时的体能有密切的关系。实行生男生女法时，夫妻双方的生理机能都必须正常发挥作用，因此，不论男性还是女性都要经常注意身体健康。

注意：据统计，在没有测定出生男孩的性交日的情况下性交，生男孩的成功率达 62%；如果指导受诊者在排卵日进行性交，则成功率超过 80%。由此可知，如果在排卵日进行性交，生下男孩的概率会比较高。

深插入射精有助生儿子

尽可能将有元气的 Y 精子大量射到阴道内，是生男孩的另一条件。因此，男性要将生殖器深插入，在阴道深处射精。此外，性交结束后不要立刻拔出男性生殖器，尽可能保持插入阴道内的姿势，至少延续 30 分钟。而男性离开后，女性也不要立刻移动，要在紧闭双腿的状态下躺 3 小时以上。男性生殖器要尽可能深插入，因此，在性交时的体位上也要下工夫。例如，女性趴着，男性抬起女性的腰，从后方插入的后背位；男性在女性的上方，女性的双腿尽可能往上抬，屈膝进行性交的屈曲位等，都是适合的体位。

■ 女性高潮时易生男孩

女性的阴道内通常是酸性的，但是如果女性性交时产生强烈兴奋感，感受到高潮时，阴道内就会分泌碱性液。在碱性环境中，Y 精子能活泼地活动。希望生男孩时，女性在性交时要尽可能达到高潮。怎么做才能使女性感受到高潮呢？这需要夫妻二人互助合作。尤其是男性，为使女性多感受几次高潮，必须多花一点儿时间进行前戏。因此经常听人说"性交高手会生男孩"，实际上，据统计，能够多花点儿时间享受性交之乐的夫妻的确较容易生男孩。

注意：这个问题也因人而异。即使完全没有快感，如果在排卵日选择适当的体位，让男性性器深插入射精，也有很多人因此而生下男孩。

008 夫妻助性按摩法

易使性功能低下的原因有：阴茎不能勃起、性欲衰退、射精障碍、性感觉障碍和性感缺乏、性冷淡症与性交疼痛等。现代社会中，影响男性性生活的因素有增长的趋势，主要是精神心理因素：精神不安、情绪过激、身心疲惫、夫妻或家庭关系紧张等。另外，还有饮食因素（嗜食肥甘厚味、酗酒等）和疾病因素（甲状腺功能亢进、糖尿病、睾丸疾病等）。

以下按摩法要求夫妻之间先不要接触外生殖器，只是在按摩结束后才唤起对性的快感，这样对提高夫妻性生活质量有积极作用：

■ 按摩全身

①抚摸头颈部：仰卧，爱侣用双手掌轻抚头部，再用手指指腹推运前额和两侧颞部，接着用双手指梳头 5~10 次，再轻轻搓揉颈项部、双侧肩膀处反复多次，使对方有特殊的快感。

②揉乳房：先用双手掌推运双侧乳房及四周，再用手指轻微揉捻乳头。

③推拿四肢：用双手按摩推拿四肢，使疲劳解除，达到精力旺盛的目的。

④抚摸腹部：用一手掌旋转按摩腹部，再向上抚摸双侧乳房及四周，使爱侣产生对性生活的向往。再沿乳房向下推运至腹部。

⑤按揉腹股沟：用手指指腹按揉双侧腹股沟，从外到内，手法轻柔。

⑥抚摸大腿内侧：按揉完腹股沟后，继续向下推运，抚摸大腿内侧，反复多次，使双方达到兴奋期，但此刻还要控制住兴奋。

⑦抚摸外生殖器：最后抚摸外生殖器，使双方达到兴奋的高潮期，再进行生殖器与生殖器的接触。

■ 按摩特殊敏感点

①按揉四白穴：用拇指指腹轻轻按揉两侧四白穴，再用双手小指插入耳孔内旋转摩擦，能引起爱侣对性生活的极大兴奋快感。

②按揉中府、膻中穴：分别按摩、点掐这两穴及周围部位，就可使爱侣兴奋不已。

③按压大巨穴：给予大巨穴适当的指压与强弱不同的刺激，爱侣就能达到兴奋的境界。

④点压涌泉穴：用拇指指尖点压涌泉穴两分钟，再用食指、中指、无名指指腹并拢、推、按脚掌 100 次。爱侣会有一种电流似的快感，从脚底贯穿脑部。

⑤按揉居髎穴：用食指、中指轻轻点压、按揉居髎穴。即使是反应迟钝的女性，也会很快进入兴奋快感中，它比乳房更为敏感，应最后按摩。

009 常做性保健操，享受"性福"，提高孕力

■ 腹肌练习

强健的腹肌是保持理想性功能的重要条件。

做法：

①仰卧，两腿屈曲，两手抱膝，将膝盖拉向胸部，稍用力，使两手略感颤抖，然后慢慢放松。

②伸展髋关节，尽力使两腿伸直放平。

③收腿，使膝部靠胸。反复做 5 次。

④两手平放体侧，两腿伸直上举 5 次，或左右腿分别上举 5 次。

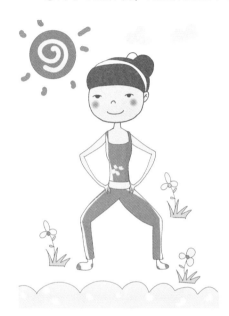

■ 骨盆练习

骨盆前后向运动对锻炼盆部和腹部肌肉十分重要。

做法：半蹲，两膝微屈，两足分开 60 厘米左右，两手叉腰。吸气，将骨盆前推；呼气，将骨盆拉回，同时臀部尽量向后撅起。反复做 10 次。

■ 开张练习

可增强女性对子宫、阴道和盆部肌肉的感觉。

做法：仰卧、屈膝，分开大腿，轻轻分开阴唇，手放到大腿上，再移至腿根，同时尽量屈髋屈膝，再慢慢伸直大腿，感觉非常舒适。

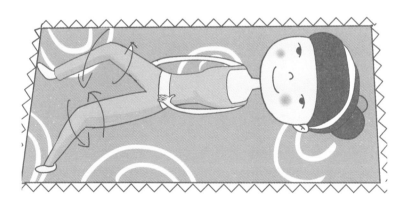

仰卧，两腿分开，微屈。左手放在左下腹部，肩胛放松，大腿内侧肌肉有紧张感。膝部缓慢地做划圈运动，大腿内侧出现快感。有这种感觉时，将注意力集中到耻骨隆突处，并上挺耻骨，但臀部不离垫。

■ 挤压外阴练习

可使臀部和大腿健美，肌肉富有弹性。

做法：俯卧，上肢侧展平放，右腿伸直，左腿屈膝架在右腿上，足背绷直，左膝尽量触地。扭搓髋部，然后髋、腹不动，维持 10 秒钟。再左腿在下、右腿在上做相同动作。越用力扭搓，阴道口及阴唇受的压力越大，左右腿各重复 3 次。

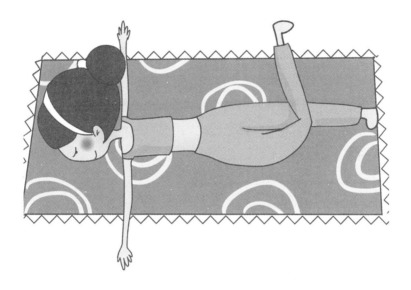

■ 臀部练习

健康、结实的臀肌有利于性生活，收缩臀肌能刺激和控制阴道的舒缩。

做法：拍打臀部能促进臀部血液循环，反射性地使阴道有发热和松弛感。在淋浴时拍打效果更佳。揉捏臀部可刺激臀部深层的肌肉神经，淋浴时揉捏更感舒适。揉捏前手上最好涂少许润滑剂，以利操作。揉捏需提起臀部肌肉，会感到不适，放松后即好转。站立用手将臀部掰开，同时吸气；放手，呼气。反复做 5 次。然后俯卧，用手下压臀肌，吸气；松手时呼气。重复 5 次。

010 甜言蜜语让性生活更和谐

性爱时的语言与性爱过程配合是至关重要的。喃喃细语倾诉着潜意识的感受和程度，浓浓柔情告知对方自身的理解和需求。这种"性话语"具有多方面的积极效果，有助于备孕夫妻性生活更加和谐。

■ 唤起性欲

人的性欲是需要唤起的，备孕夫妻每次做爱需要有一个求爱的过程，由一方发出"要"的信号，另一方作出"给"的回应。做爱是夫妻双方协同的行为，不是一方强求，另一方义务服从的勉强之事。因而，夫妻做爱，当一方有了欲望和要求时，就需要在眉来眼去之外，在动手动脚之时，加上适当的语言表达，向对方示爱，接收对方的信息，激发对方的情欲，挑逗对方的冲动。也可以一起回忆以前做爱时的感受，使对方进入同样的情境。如果不做任何铺垫而强求，只会造成对方心理上的逆反，甚至不欢而散。

■ 交流感受

人的感受是需要交流的，备孕夫妻每次做爱都需要尊重对方的体验。在用身体感受对方情绪的同时，要恰到好处地使用温情语言，询问对方是否舒服，征求对方改进的意见。同时，要把自己对快感的需求及愿望传达出来，争取对方配合，从而使双方在共同的快感创造中达到和谐与美满。如果一意孤行，只图自己舒服，就有可能使对方反感，甚至要为您的粗暴无礼而忍受同您做爱的痛苦。

■ 刺激兴奋

人的兴奋是需要刺激的，备孕夫妻每次做爱都需要在过程中不时地运用调情语言，将对方的性反应强化。尤其是平常少有情话出口的夫妻，在做爱中要放弃矜持，直抒爱意，赞赏对方的性反应，夸奖对方的性器官，等等，就更会出现意想不到的刺激效果。情话煽动着夫妻将种种不同往常的痴热与疯狂激发出来，就很容易达到预期的高潮。如果一声不响两心无纳，即便一方已有高潮征兆，也可能在两个人的静默中稍纵即逝。

011 性交体位选择有学问

性生活体位，是指夫妻性生活时所采取的各种姿势体位。这是协调夫妻性生活的科学方法之一。不同的体位对双方性器官和身体各部位有不同的刺激。为增进性交情趣，容易达到高潮，男女双方应对性交体位有所了解和掌握，并根据自己的爱好选择性交体位，也可创造出适合自己的独特体位，这有助于夫妻性生活的和谐。

■ 根据体形选体位

男女双方可根据自己的喜好选择不同的性交体位，还可针对不同的体形，选择适合自己的性交体位。

①男方体形过于庞大时为使男方的体重不致压迫女方，性交时宜采用女上的体位或骑乘体位。

②高大型女性最好采用缩短身体的体位，如屈曲位或后背位。

③娇小型女性一般动作比较敏捷，可适应各种体位，但如果男方相当高大，则不宜采取屈曲位和伸张位，最好采用坐位或骑乘位。

④肥胖型女性适合采用一般体位和后背位。

⑤瘦削型女性最好采用坐位、后背位、侧位或骑乘位。

■ 特殊情况下的体位

男方生殖器过长、过短、勃起不全：如果男方生殖器官过长，为避免插入阴道太深，刺伤子宫颈，最好采用伸张位、立位或侧位，但以前立位为佳。如果男方生殖器过短，宜采用紧密性交的体位，如骑乘位、坐位或屈曲位。勃起不全时，应采用最方便的性交体位，如一般体位、屈曲位或骑乘位等。

女性分泌物过多时：性交时如果女性分泌物过多，为避免玷污床单，最好采用屈曲位或伸张位，这样分泌物便不易流出。

身体疲倦时：为减轻男方负担，应采用侧位、坐位或骑乘位。

性冷淡的女性：对于性欲低下的女性，为增加刺激，宜采用坐位、后侧位或屈曲位，以便在性交时，除可进行爱抚外，更可由视觉增加性欲。

倦怠期间的体位：夫妻双方长期在一起生活后，易慢慢产生倦怠感，为增加情趣，除了变换性交地点，注意性交环境外，改变性交体位也很重要。

想延长性交时间：延长性交时间最合适的体位是采用骑乘位或侧位，骑乘位由女方控制性交运动，而且男方仰卧，不能动作，所以较不容易达到高潮，侧位则因阴茎插入不深，对双方性器官的刺激均较小，故也不易达到高潮。

012 学习瑜伽，锻炼盆骨

下面所介绍的两种瑜伽方式能够帮助女性伸展骨盆肌肉，备孕期和妊娠期的女性经常练习，还可以锻炼盆骨，促进顺利分娩，减少分娩带来的痛苦。

■ 蝴蝶式

备孕期女性经常练习此式，对骨盆有益，还可促进血液流入背部和腹部，有助于消除泌尿系统功能失调和坐骨神经痛，纠正月经周期不规律现象。如果在妊娠期常练习此式，分娩将会更为顺利，痛苦也将更少。

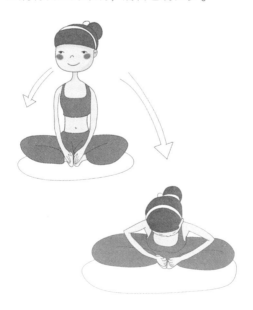

①坐于垫子上，双脚脚底合拢，在整个练习过程中两手相合，抱着脚尖以保持两脚合拢。

②慢慢收合两脚跟，尽量移近两腿分叉处。

③身体倾向前方，同时用两肘将双膝推到地面上。保持这个姿势 30~60 秒。

在练习蝴蝶式时，也可以把两手放在两膝上，将两膝推至接触地面，让两膝再抬起来，最好重复 10 次以上。

■ 束角式

对于孕妇和患有泌尿系统疾病的女性朋友来说，束角式是一种极好的练习方法。如果孕妇每天都练习这个姿势，在分娩时就会大大减少痛苦。

①坐于垫子上，屈膝、脚心相对。

②用手抓住双脚脚趾，尽量将它们拉近会阴处。

③双膝与双脚外侧与地面接触。

④双手互握，紧握双脚，脊柱伸直（尽量长久地保持这个姿势）。

⑤呼气，将两肘按在两大腿上，向前弯腰直到头部与地板接触。随着身体变得更富有弹性，就逐渐能够把鼻和下巴都放到地面上去。

⑥正常呼吸，保持这个姿势 30~60 秒。

⑦回复到挺身坐直的姿势。放开双脚，伸直双腿，休息。

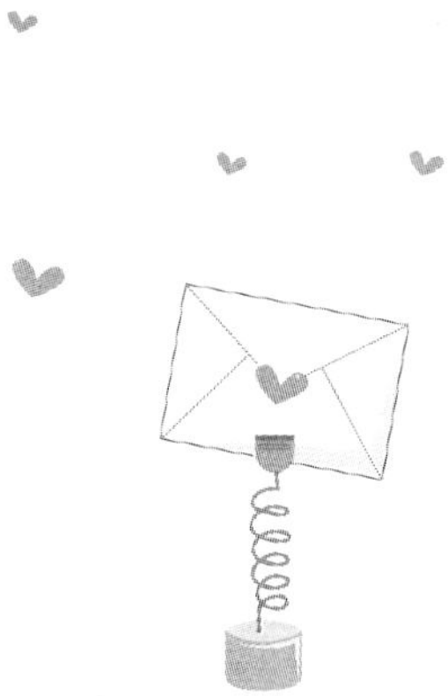

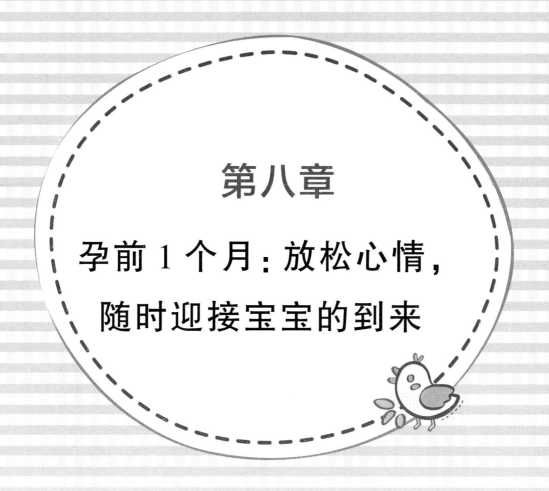

第八章

孕前 1 个月：放松心情，随时迎接宝宝的到来

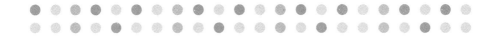

001 建立平常的生育态度

在备孕了半年之久后，孕育一个新生命的概率也较以前有了很大增长，也许夫妻很快就会迎来自己的小天使。这个时候，一定要放松心情，建立正确的生育态度，因为在现实生活中，对待怀孕的态度不同，相应的结果也截然不同。

第一种：一切听之任之：怀孕本为自然的生理过程，既然结婚成家了，有孩子也是自然的，要不惊慌、不恐惧，心态平和。

第二种：有些不愿意，又不愿做流产：这种无奈的心理不好！既然选择要孩子了，就得有积极的生育态度。

第三种：以乐观的心情迎接新生命的到来：宫内胎儿也会因感觉到这种欢乐气氛而生长发育得更好。但是在乐观的同时，也得考虑到在妊娠过程中会遇到很多未知的问题，如流产、胎儿发育异常等，切忌大喜大悲。如何建立第三种心态，需要做好以下的心理建设，以放松的心情迎接宝宝的来临。

■ 克服紧张心理

当听到将做父母的消息时，你们最初会为将有一个孩子而快乐，但是，接下来 10 个月的妊娠期恐怕就会让你们忧心忡忡了，这对于那些感情很好的夫妻也不例外。而对于心理素质不好的人来说，这种紧张从怀孕前就发生了。因此，在怀孕前，夫妻一定要克服紧张心理，让自己轻松一点儿。

■ 夫妻双方要及时沟通

"孩子生出来会不会健康?" "有了孩子影响夫妻关系怎么办?" 如果这些问题一直困扰你们，而你们又疏于沟通，慢慢滋生的不良情绪就会对对方造成不良影响，继而产生感情上的摩擦：处理不好这些问题，会让夫妻感情受到冲击；处理得好，会让你们感受到共同经历或成长的愉悦。所以，感到情绪紧张不安时，你们一定要及时沟通。

■ 合理地进行角色分配

夫妻两人在生活中的角色定位是不同的，丈夫常会为经济问题而辗转反侧，妻子则可能会为不停地操持家务、照料孩子而深感疲惫：对于生活中这些无法回避的问题，如果夫妻双方产生异议，并且没有更好的解决方法，就会在有了孩子后让夫妻之间有较大的冲突，让感情受到伤害。所以，夫妻双方在准备要孩子后，要及时进行角色的分配：谁主要负责家庭生活的经济来源，谁主要负责养育孩子和料理家务。

■ 在情感上做好接受宝宝到来的准备

说"情感准备"不仅仅是指在情感上去接受孩子，更重要的是要让你们学会去爱孩子。研究人员发现，怀孕前强烈希望有孩子的母亲分娩时就会对孩子有一种挚爱的感情。随着孩子的生长，在与孩子的不断交流和心理沟通中，对孩子的爱也会随之不断加深。而那些将怀孕视为意外，对此持消极态度的母亲，在孩子出生3个月时仍没感觉到孩子的可爱，以后随着时间的推移，与孩子接触的不断增多，母爱才逐渐产生和加强。这种差异产生的原因就是母亲孕前对胎儿的态度不同。这两种不同的态度不仅导致对孩子关爱程度的不同，对胎儿的情感发育也会有影响。知道怎么去爱孩子是一件特别不容易的事情，所以，夫妻双方必须在孩子出生前，就在情感上有充分的准备，然后再努力地去学习、实践和体验。

■ 备孕妈妈不要担心生育会影响身材

一些女性之所以拒绝生育，是担心产后发胖影响形体美。其实，随着妊娠日期的增加而体重也相应增加，这是内分泌激素和产后过补所致，是一种暂时的现象，只要注意正确搭配饮食、多吃蔬菜，并坚持运动，大都可以恢复产前的体形。另外，一些中药和药膳也可以帮助新妈妈减肥。事实证明，凡是在产前做孕妇体操、产后认真做健美操锻炼的产妇，产后体形和身体素质都能很好地得以恢复。

002 女性孕前心理准备

女性怀孕期间的心理状态与情绪变化直接影响着体内胎儿的发育，影响着孩子成年后的性格、心理素质的发展。如果婚后夫妻都希望尽快要孩子，双方就必须从心理上做好准备。

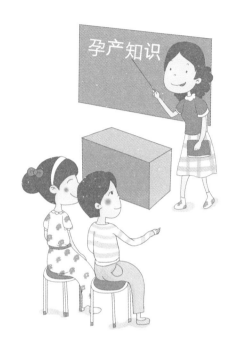

掌握孕育知识

要学习和掌握一些关于妊娠、分娩和胎儿在宫内生长发育的孕育知识，了解受孕过程及妊娠过程会出现的某些生理现象，如早期的怀孕反应、中期的胎动、晚期的妊娠水肿、腰腿痛等。一旦有这些生理现象出现，就能够正确对待，泰然处之，避免不必要的紧张和恐慌。怀孕期间，母体为了适应胎儿生长发育的需要，全身各系统都会发生程度不同的生理改变，其中精神与神经系统的正常调节规律易失衡被破坏，由此而出现兴奋与抑制间的不协调。此外，重男轻女的家庭往往会使孕妇心情紧张、焦虑、不安，不知自己怀的是男孩，还是女孩，为此容易产生情绪波动。另外，还有部分孕妇由于缺乏医疗保健知识，对妊娠及分娩感到不安或恐惧，怕痛、怕手术、怕难产，等等，这些生理与心理上的变化，最终会使得不少怀孕妇女患上焦虑症，出现烦躁、易激动、失眠、食欲差等症状，很不利于母体和胎儿的身心健康。

保持乐观稳定的情绪状态

怀孕是每个妇女几乎都要经历的人生过程，是件喜事。不要把生产想得那么可怕，不必为此背上思想包袱，在怀孕的过程中，孕妇要尽量放松自己的心态，及时调整和转移不良情绪，如夫妻经常谈心，给胎儿唱唱歌、共同欣赏音乐，必要时还可找心理医师咨询，进行心理治疗。

生活规律、饮食科学

保持良好的生活方式，生活和行为方式是受心理支配的，有了足够的思想准备，才能有意识地调整自己的行为方式，使之适应优生胎教的需要。孕妇要注意适当休息，除保证晚上有充足睡眠外，白天也要有一定时间的短暂睡眠，午休是很重要的。妊娠期饮食要清淡而富有营养，蛋白质、维生素及矿物质（如钙、磷、铁、锌）等营养物质的需求量要比孕前有所增加。要根据自己的胃口和喜爱，适当搭配食物，品种花样更多些，以增加摄入量，保证膳食营养更合理。烟、酒均对孕妇和胎儿有害而无利，应当戒除。丈夫在家也不能吸烟，以免污染室内空气。良好的生活方式不仅能促进母体和将来怀孕后胎儿的身体健康，而且是心理健康的保障。

■ 了解体育活动对调节心理状态的积极意义

适当参加体育锻炼和户外活动，放松身心。无论是孕前还是孕后女性都要有适当的体育活动。到了妊娠中、晚期，孕妇的体形变得臃肿、沉重，这时候许多孕妇懒于活动，整天待在室内，这是不科学的。可根据自身实际情况，选择适宜的运动，尽可能多做些户外活动，这样有利于血液循环和内分泌的调节，还可放松紧张与焦虑的心态。积极的体育活动能振奋精神，有利于胎儿的正常生长发育。

有心理准备的孕妇与没有心理准备的孕妇相比，前者的孕期生活要顺利从容得多，妊娠反应也轻得多。有了这样的心理准备，孕前孕后生活会是轻松愉快的，家庭也会充满幸福、安宁和温馨，胎儿会在优良的环境中健康成长。

003 夫妻双方要以良好心态面临各种变化

不论是否正在盼望着怀孕，还是抱有随遇而安的想法，或是对可能发生的事情感到困惑、担忧、恐惧，甚至还没来得及做任何准备时已经怀孕，即使这样，一旦怀孕成为事实，就要愉快地接受它。要知道，怀孕、分娩不是疾病，而是一个正常的生理过程，天下绝大多数的女性都经历了或正在经历或将要经历这个阶段。以一种平和、自然的心境迎接怀孕和分娩的到来，以愉快、积极的态度对待孕期所发生的变化，坚信自己能够孕育一个代表未来的小生命，完成将他平安带到这个世界上来的使命，就是我们需要做的心理准备，这种心理准备是夫妻双方的。丈夫充分的心理准备可以帮助妻子顺利度过孕期的每一阶段，并对未来孩子的生长发育奠定坚实的基础。

接受怀孕期特殊的变化：妻子形体变化、饮食变化、情绪变化、生活习惯变化以及对丈夫的依赖性的增加。

接受未来生活空间的变化：小生命的诞生会使夫妻双方感觉生活空间和自由度较以前变小，往往会因此感到一时难以适应。

接受未来情感的变化：无论夫妻哪一方，在孩子出生后都会自觉或不自觉地将自己的情感转移到孩子身上，从而使另一方感到情感的缺乏或不被重视。

接受家庭责任与应尽义务的增加：怀孕的妻子需要丈夫的理解与体贴，尤其平时妻子可以做的体力劳动，在孕期大部分都会转移到丈夫身上；孩子出生后，夫妻双方对孩子的义务与对家庭的义务都在随着时间的推移而增加。

从女性到妻子，从结婚到怀孕，从分娩到做母亲，所有的变化都是人生经历的自然过程与阶段，因此，无论是新婚的年轻夫妻，还是结婚数载的老夫老妻，无论是妻子还是丈夫，只要我们以自然与平和的心理，接受这些自然的事实与过程，用我们聪明的大脑思考，用我们可以沟通的方式与生活的伴侣及时沟通，共同警惕在每个过程或每个阶段可能发生的问题或矛盾，并及时处理解决，相信每对夫妻都会以非常健康的心理面对发生在眼前的一切，都会相互支持并非常顺利、安全地度过每个自然阶段，都可以保持结婚时的最佳状态。

004 让排卵期身心处于最佳状态

女性排卵并不是一个单纯的局部生理过程，还会影响到全身的身心状态。反过来，身心状态也会进一步影响排卵及卵子的质量。所以，准备怀孕的女性，最好提前测算好排卵时间，在排卵期前后把自己的心理状态调整到最佳状态，为怀孕做好必要的精神准备。

◼ 排卵期的情绪影响怀孕

女性在怀孕前，应尽量避免各种不良的感官刺激，保持心平气和，保持心境上的平和，注意心理卫生，这有利于受孕的成功。中医强调，在交媾时一定要保持精神愉快，心情舒畅，以排除一切干扰和烦恼。

《大生要旨》指出，"时和气爽之宵，自己情思清宁，精神闲裕""清心寡欲之人和，则得子定然贤智无病而寿"，这些都说明了受孕时良好的心理状态与优生的密切关系。情绪的激烈变化，会使人产生极度的疲劳感，势必会导致气血逆乱，经络闭塞，脏腑功能紊乱，使得精气耗散，这会干扰精子与卵子的结合，影响受孕。

■ 调整好排卵期的精神状态

美国女性健康专家研究发现，女性在分娩、哺乳以及排卵期，身体都会分泌催产素。所谓催产素是一种特别的激素，脑部受到这种激素的影响，会使女性的创意、灵敏和洞察力迅速提高。大多数妇女因为不了解自身的这一生理特点，往往会忽略利用这个时期的特殊能力。据说在美国，一些身居高层行政要职的女性就常把一些重要会议、关键性工作安排在她们的排卵期内进行。因为在排卵期，女性的思维会比平时敏捷许多，而且精力也会更加充沛。因此，从优生这个角度来讲，女性既然在排卵期最聪明，那么在这个阶段如能保持乐观开朗、积极进取、豁达幽默等良好的精神状态，办事干练，待人热情，心情愉悦，就会对这期间受孕所怀的孩子产生极好的影响，这种先天赋予的良好心理素质，会令孩子受益终身。

研究还发现，女性在做爱时身体往往会分泌催产素。健康专家告诫女性，不要因过重的生活压力、繁重的家务，而忽视了性生活。要尽可能地创造好条件，提高夫妻的性爱生活质量。当确认并准备在排卵期怀孕的时候，夫妇双方要提前做好准备，如共同操持家务；不采用避孕措施，注意休息，保持体力充沛；加强营养，多进食优质蛋白质，如鱼、肉、鸡、蛋、奶等；远离烟酒，夫妇在和谐的气氛中共进温馨的晚餐；饭后，夫妻双方边听音乐边交流感情。同房时，双方的情绪都要保持愉悦、情感投入，怀着美好的憧憬，最大限度地发挥各自潜能进行性生活，夫妻双方尽量都达到性高潮，获得性快感，在这种情况下怀孕的孩子才容易成为"高质量"的胎儿。因此，女性在排卵期如果能够调整好自己的精神状态，生出优质宝宝将不再是梦想。

■ 浓情蜜意有利于受孕

受孕需要浓情蜜意，性欲的顺畅高低与否，甚至关系到优生的成败。

古人认为，受孕必须以情欲高涨为前提。如果女子进入性兴奋，却因其他因素干扰了情欲，或女方情欲旺盛，男子却无法"投桃报李"，或者只是为了"造人"而性交，以致造成精神紧张等，这些都会影响优生。生活中，愚夫笨妇也有可能生出聪明伶俐的下一代。古人将这种看似超出常理的情况解释为因为他们"交疏而情意狎，思切而情先交，所以阴阳和而生育多也"。也就是说情欲高涨才能形成"阴阳和"的条件，从而生出健康的后代。

良好的心理因素与和谐的性生活紧密结合，是达到优生的重要因素。所以，实现优生的性生活应具备下列心理条件：

做爱时，夫妻双方的注意力要集中，完全排除其他无关意念和事情的干扰。夫妻双方都有做爱的要求，并为此感到轻松愉快，而不仅仅是单方面需要，或者将做爱视为负担和痛苦。

夫妻双方都有正常的性欲望和性冲动，而不仅仅是一方。夫妻双方要在高度的兴奋、愉悦、舒坦、满足中完成性行为。性交过程中，夫妻双方激动、兴奋、欢快的情绪应趋浓烈，并互相影响、感染、激励对方。如果一方的一言一行，甚至呼吸、表情、姿势、语调等方面，显出勉强、不自然或者为难的表示，都会削弱对方兴奋、欢愉的情绪。

005 提高受孕质量

夫妻双方要学会调节自己的身心健康，掌握必要的受孕技巧，为精子及卵子营造一个优化的发育环境。另外，优美的音乐可以通过听觉器官作用于人体，使人处于一种和谐状态，可以营建一个良好的受孕环境，对于受孕质量的提高也是有帮助的。

■ 用好心情迎接新生命的到来

未来宝宝的健康与准妈妈孕前和孕后的精神健康有着密不可分的微妙关系。

乐观的心态、健康的心理对未来宝宝的成长大有助益。所以，夫妻双方在决定要孩子之后，要努力调整自己的情绪，以一种积极乐观的心态面对未来，把忧愁抛在脑后，让希望充满生活中的每一天。

■ 择适宜的受孕环境

受孕也需要良好的环境。卧室的环境应尽量安静，不受外界条件的干扰。床上的被褥、床单和枕巾等物品应该是新的或干净的，要注意受孕时的视觉刺激，让彼此沉浸在柔和的灯光下，放些优美轻松的乐曲，这种恬静舒适的环境往往能对人产生良好的心理暗示作用，使夫妻双方能以最佳的状态播下种子。

■ 注意卫生

每次性交前，男性除擦洗阴茎和阴囊表面外，同时要把阴茎皮翻起，使阴茎头完全暴露，再用水冲洗，因为包皮和龟头之间有一些腺体分泌物和尿混合的污垢，如长期不清除这些污垢，会造成细菌繁殖引起发炎，使局部痒痛影响性交。性交后第二天晨起也应清洗外阴。

女性的外生殖器皱襞较多，除汗腺、皮脂腺外，还与肛门距离较近，加上宫颈和阴道分泌物均经过阴道口流出，污垢多，易产生臭味，所以女性性器官的清洁更为重要。性交前仅冲洗外阴，阴道内不必冲洗；性交后第二天早晨也要冲洗外阴；平时可每天或隔日用水清洗外阴1次，特别是经期更要注意保持局部清洁。

有些女性喜欢冲洗阴道，实际上这不必要。因阴道内要经常维持一定的酸碱度，如经常冲洗反而会破坏其酸碱环境，易引起细菌繁殖。

006 女性孕前忌用药物促进排卵

促排卵药可以帮助那些因为月经不调无法排卵导致无法怀孕的女性怀孕生子，但是，正规医院对这类药物的使用有严格限制，在没有内分泌专业知识的医生指导下绝不能私自乱用。

■ 促进排卵的药物

克罗米芬（氯米芬），是临床最常使用的促排卵药物，有利于卵泡发育及排卵，适用于轻症下丘脑—垂体—卵巢轴功能失调，可单独或联合使用。三苯氧胺，既有抗雌激素作用，又能产生雌激素样效应，具有雌激素激动剂的分子机理，对部分不孕患者可成功诱发排卵。促性腺激素释放激素激动剂。临床应用较多的有达菲林、达必佳等。

■ 促排卵药不良反应大

以克罗米芬为代表的促排卵药物属于激素类药物，人为地使用促排卵药物，促使卵巢多排卵，其结果最终会引发卵巢过度刺激综合征，如头晕、恶心、造成肝肾功能损害等。另外，使用促排卵药物的不良反应十分明显，卵巢在药物的刺激下不断排卵，容易造成女性月经不调、卵巢早衰，出现卵巢过度刺激综合征，少数人则会罹患卵巢肿瘤。

■ 用排卵药生双胞胎风险大

临床上医生并不提倡患者使用促排卵药物，因女性通过药物易形成双胞胎或多胞胎，孕妇在孕期将承担巨大的风险，容易造成各种产科并发症，胎儿也容易出现营养不良、体重偏低、生存能力差等问题。

专家提醒

由于药理作用下的怀孕、生产违反了正常的生理反应，所以女性应当在医生严格的诊断、指导下，慎服药物。

007 新婚蜜月忌受孕

■ 过度操劳不宜受孕

在结婚前后，夫妻双方都为婚事操劳，休息不好，吃不好，精力消耗也很大，会觉得精疲力竭。

要想恢复双方的身体健康状况，确实需要一段相当长的时间。如果婚后不久，身体还未恢复时就怀孕，对胎儿生长的先天条件将会产生不良影响。而且婚后立即怀孕对女性本身也不利，操劳所造成的疲惫还未恢复，再很快怀孕，可谓雪上加霜，身体状况会更坏。

■ 新婚饮酒不宜受孕

在新婚宴席上，新郎新娘通常都会喝酒，甚至多喝几杯，如果酒后受孕，会对胎儿十分有害。

医学专家及遗传学家认为，受孕应在安逸愉快的生活条件下进行。受孕前先要创造良好的生活条件和环境，保证夫妻双方身体健康、精力充沛、精神愉快，使情绪处于舒畅和轻松状态，并保证有充分的食物营养、睡眠和休息。因此，新婚夫妇不宜急于怀孕。

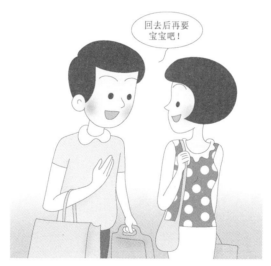

回去后再要宝宝吧！

■ 旅行结婚不宜怀孕

受孕应在安逸愉快的生活条件下进行。现在旅游结婚比较普遍，在旅游时，生活无规律，心情紧张，精神及身体都很疲劳，机体抵抗力也会下降，这些都会影响精子和卵子的质量。而且，旅游中各地气候的差别、洗漱和淋浴条件有限、吃住卫生状况不能保证，都容易感染或诱发疾病。无论是感染，还是服用药物，都对胎儿不利。

有学者对 200 例蜜月旅游受孕的夫妇调查发现，先兆流产率达 20%，胎儿畸形率达 10%，均大大超过正常情况。

008 把握受孕瞬间的胎教

大凡父母，都希望孩子能继承父母的优点，是一个强壮、聪慧、俊美的宝宝，要实现这个愿望，受孕瞬间正是关键的时刻。

祖国医学认为，男女交合时必须心情良好，才能为优生打下良好的基础。《景岳全书》指出，"男女交合应在时和气爽，情思清宁，精神闲裕"的状态下进行。这样"得子非唯少疾，且聪慧贤明"。因此，在选择好的最佳受孕日里，下班后应早些回家，夫妻双方共同操持家务，在和谐愉快的气氛中共进晚餐。饭后夫妻最好单独待在一起，再放上一曲双方共同喜欢的音乐，一边听一边进行感情交流。可以体会对方的情感和需求，可以表达自己的感受，也可以共同回忆恋爱中的趣事，憧憬未来的家庭和孩子……当夫妻双方在情感、思想和行为等方面都达到高度协调时同房。在同房的过程中，夫妻双方都应有良好的意念，要把自己的愿望转化为具体的形象，想象大自然中一切美好的东西。

009 中国古代的胎教理论

我国是对胎教认识和实践较早的国家，有关胎教的理论已经流传了两千多年。

西汉时期的司马迁记载了关于胎教的事例："太妃之性，端一诚庄，惟德能行。及其有娠，目不视恶色，耳不听淫声，口不出傲言。生文王而明圣，太任教之，以一识百。卒为周宗，君子谓，太妃为能胎教。"唐代名医孙思邈在《千金要方·养胎》中提出，要想生出聪明健康的宝宝，就要"调心神，和惰性，节嗜欲"，也就是说，孕妈妈要调理好自己的心情，改掉懒惰的习惯，节制各种欲望。

明代名医张景岳在《景岳全书》中谈到出现胎气不安现象的原因，"盖胎气不安，必有所因，有虚有实，或寒或热，皆能为胎之病"。也就是说，胎宝宝在母体内出现不安、躁动等现象，一般情况下都与孕妈妈的饮食起居不当密切相关。因为孕妈妈营养不当，身体过虚或过实，都可能影响到胎宝宝。所以张景岳强调，孕妈妈一定要十分小心自己的饮食起居，要将饮食营养当作胎教的一部分贯穿整个孕期。

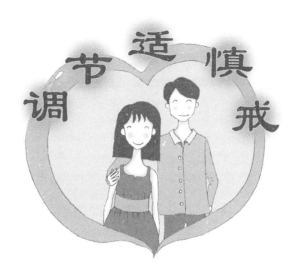

010 营造最佳受孕环境

良好的环境能使女性情绪稳定、乐观。在这期间受孕更有利于优生。最佳环境包括气候、周围的整洁清爽、空气清新，这有利于精卵结合着床和胎儿的发育成长。

■ 天象条件对受孕的影响

专家研究，太阳活动所产生的物理效应及有害辐射，会使生殖细胞的畸变概率增大，使获得高智能宝宝的概率变小，甚至会致使胎儿出生后智力落后。因为，太阳黑子在爆发时放射出的强烈紫外线、高能带电粒子流会产生 X 线辐射，从而引起地磁暴、电离层扰动及自然界的大气、温度、环境的一系列改变，这一切对人的身体会造成很大冲击，尤其对生殖细胞的影响更大。

在雷电交加、山崩地裂或日食、月食时，自然界中会产生强烈的 X 线，这样易使精子和卵子由于受到辐射而发生畸变，会阻碍受精卵的着床及生长发育，使获得高智力宝宝的概率变小，甚至导致胎儿出生后智力不良。另外，也不要在月圆之夜受孕。

■ 受孕最好在家中进行

备孕夫妇最好选择在家中受孕。家中比较安静、卫生，夫妻对家庭环境又很熟悉和放心，能做到精神放松、情绪稳定，更有利于优生。同时，受孕时卧室的环境也很重要。比如卧室的环境应尽量安静，不受外界不良环境的干扰；要保持室内空气流通，清新宜人；室内陈设应摆放得整齐有序，被褥、枕头等床上用品清洁整齐，最好是刚刚洗晒过，能散发出一股清香味道。这是因为恬静而清洁整齐的环境会对人们的心理产生正面的影响，有利于夫妻双方心情舒畅和情意缠绵，可以在最佳状态下受孕。

011 排卵期前应适当节欲

■ 卵期前节欲 3~5 天

在排卵期前应减少性生活的次数，使男方养精蓄锐，以产生足够数量的高质量精子。性交次数过疏或过频都不利于受孕，通常要在排卵期性交前节欲 3~5 天。

婚后性欲不加节制，甚至纵欲无度，精气妄泄，就会导致肾虚等疾病。肾虚之人，精气不足，生成的精子数量少、质量差、活动能力弱，多不孕育，即使孕育，其子也禀赋脆弱，先天不足。女子多欲，同样耗泄阴气，阴血受损，后果也是一样的。因此，排卵前要养精蓄锐，增加精子和卵子的生命活力。

如果打算怀孕，就应尽量安排在最接近排卵日的时间性交。排卵之前过早性交，精子在生殖道里停留的时间过长。排卵后过迟性交，卵子等待时间过久。这两种情况都影响受精卵的质量，不利于优生。

■ 禁欲太久影响精子质量

研究表明，从精子生成到成熟总共需要 90 天左右的时间，这中间包括精子从睾丸到附睾的整个演变过程。

精子在睾丸内生成后进入附睾，差不多有一半会在到达附睾尾之前就老化、分解而被吸收。平时的精子有 70% 贮存在附睾内，2% 在输精管内，其余在输精管的壶腹部。精囊腺虽说不像过去人们所误解的那样是精子的贮存库，但在性静止期也会有少量精液把精子带进精囊腺。禁欲时间越久，贮存在体内的精子也就越多，虽然附睾微环境有利于精子的成熟和存活，但精子也不能无限期地存活下去，它们会不断地衰老、丧失活力。保持适当的排精次数，附睾内衰老精子的解体和新精子的成熟之间会形成一个动态平衡，维持一定的储备。长期中止性生活时，精子将首先失去受精能力，然后失去运动力，最后在输精管内解体，致使衰老的精子比例增加，精液质量下降。

012 了解怀孕的征兆

女性怀孕后生理上变化有如下几个方面。

①月经没按时来或血量很少：由妊娠引起的最大变化就是停经，月经没按时来，母体受孕后，会增加激素的分泌，如果一向很有规律的月经周期，突然到期未来，甚至迟了两个星期还没有来，即使偶有出血或血量很少，这时就要注意是否已经怀孕了。

②基础体温的上升：基础体温是指身体不动、安静睡眠时的体温。女性在排卵后形成的黄体分泌一种激素，由于激素的作用基础体温会稍稍上升。通过测量体温捕捉体温变化，便可以了解月经期、排卵期。每月正常排卵的女性基础体温呈现一定的周期。从月经期到排卵期为低温期，排卵后的两个星期左右为高温期：此后体温下降，开始下一次的月经期。如果怀孕了，那么即使到了预计的经期，体温也不会下降，高温一直持续到怀孕 14 周左右。

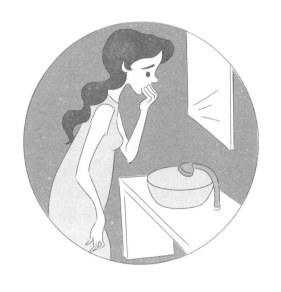

③晨吐：一般人往往怀孕5~6周后早晨会出现恶心、呕吐、食欲缺乏等不舒服症状，50%~90%的孕妇都会出现此类症状。

④胃口变化：有些妇女在月经延期不久的时候就开始发生胃口的改变。有些孕妇还会突然特别厌恶某种气味，觉得不可忍受，有些则表现出对某种食物的特别偏爱，如喜欢酸辣食物等。一般经过半个月至一个月，这些症状就会自然消失。

⑤乳房变化：怀孕后由于激素的影响，乳头变黑、增大；另外整个乳房变硬、发胀，有疼痛感。乳房会有一种饱满和刺痛的感觉。乳晕色泽加深，乳晕上小颗粒显得特别突出，有时在乳房皮下还可见静脉扩张。

⑥尿频：怀孕后子宫逐渐变大，膀胱夹在子宫和耻骨之间受到压迫加上血液循环加速，难免倍感尿急尿频，老想上厕所。

⑦便秘：怀孕期间由于黄体酮的作用，促进排便的肠运动功能减弱。这和子宫增大、大肠受到压迫也有一定关系。

⑧白带增多：白带主要是位于子宫入口处的宫颈分泌的黏液，怀孕后由于激素的影响，新陈代谢活跃，所以白带会增多。

⑨精神疲乏：在怀孕初期，准妈妈虽然身体健康却总感到疲惫、乏力、想睡觉。不过这个时期不会持续太久，很快就会过去。

⑩情绪不稳定：女性激素分泌活跃，激素平衡被打破，容易急躁，或者动不动就流泪，情绪极不稳定。有时整天恍恍惚惚的，干什么都提不起精神，身体易疲乏劳累，睡眠增多。

013 确定妊娠的方法

出现上面这些表现后，女性可以在家里采用早孕试纸或进行基础体温的测试，以推断自己是否怀孕。

◼ 基础体温测定

基础体温是指清晨醒来，在身体还没有活动的情况下，立即测出来的体温。这是最简单易行的方法。每天早晨醒后卧床测量体温，这时的体温称为基础体温。一般排卵前体温在 36.5℃ 以下，排卵后孕激素升高，作用于体温中枢，使体温上升 0.3℃~0.5℃。如卵子未能受精，则约 1 周后孕激素下降，体温恢复正常；若已妊娠，则孕激素保持高水平不变，使体温亦保持高水平。基础体温中的高温曲线现象持续 18 天以上，一般可以肯定为早期妊娠。

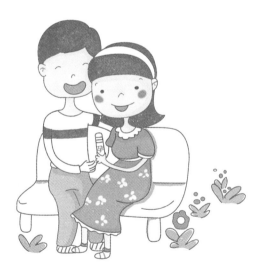

◼ 使用早孕试纸

当出现妊娠征兆时，可以自己进行测试是否怀孕。早孕试纸是一种安全方便的检查是否怀孕的方法，现在市场上普通药店均可买到，具有 99% 的准确率。受孕后 7~10 日即可测出，1 分钟即可显示结果。试纸上出现 1 条紫红色带为阴性

（未怀孕）；试纸上出现两条紫红色带为阳性（已怀孕）。可用此试纸测试尿液，最好是早晨第一次尿液，使用时将试纸带 Max 标记线一端插入被检测女性的尿液中，平放片刻。20~30 秒后，若试纸条上出现 1 条紫红色带为阴性（未怀孕）；若试纸上出现两条紫红色带为阳性（怀孕）。但需注意无论尿呈阳性还是阴性反应，试纸上端均显示有紫红色带，若无色带则表示试纸已过期。使用试纸时要注意两点：注意包装盒上的生产日期，不要使用过期的测试卡，因为化学药时间长了，容易失效。要认真仔细读测试卡使用说明，然后严格谨慎按说明去做，如果怕自己检测不准，可在医生指导下完成。

■ 妊娠试验

此试验可最早诊断出妊娠。当受精卵植入子宫后，孕妇体内就会产生一种新的激素，称为"绒毛膜促性腺激素"，它的作用是有利于维持妊娠。这种激素，在受孕后 10 天左右就可以从尿中检验出来。凡是尿中检查出绒毛膜促性腺激素的，正常情况下便可确定为妊娠。因此化验尿中的绒毛膜促性腺激素称为"妊娠试验"。尿妊娠试验，一定要采用晨尿，因为晨尿浓缩，激素水平较高。为了提高试验的阳性率，在前一夜还应尽量减少饮水量。

■ B 超诊断

用以上方法进行自测后，还可以去医院让医生进行检查，以进一步确定是否怀孕。用 B 超诊断早孕是最正确可靠的方法。最早在妊娠第 5 周，也就是月经过期一周，在 B 型超声波屏上就可显示出子宫内有圆形的光环，又称妊娠环，还可见有节律的胎心搏动。另外需要提醒的是，X 线摄片不能用于诊断早孕，因为只有在妊娠 18~20 周以后，X 线摄片才可见到胎儿骨骼阴影，而且早孕时 X 线会损伤胎儿。

第九章

孕 1 月：怀孕进行时

001　远离环境污染，为胎儿创造纯净空间

◼ 生活环境污染对胎儿的影响

随着社会经济的高速发展和工业化、商业化进程的加快，环境污染逐渐成为严重危害人类健康、降低人们生活质量的一个重要因素。而环境污染作为影响胎儿的胎外因素的一部分，对于正在母体中生长、发育的胎儿所造成的伤害是难以弥补的。

在受孕后最初的数周时间内，是胎儿最容易受到侵害的高敏时期。此时胎儿发育最快，但也最为脆弱。由于胎儿各方面均未发育成熟，且不具备抵抗外界侵害的能力，若遭受不良环境因素的刺激，则很容易发生畸形或死胎的情况。因此，在妊娠早期的几周时间内，准妈妈应对自己的胎儿加倍呵护，并处于安静、洁净的优质环境内，以保证胎儿正常发育。

◼ 电磁污染

电磁污染主要源于人们日常生活中常用的电子用具，如电话、手机等通信设备，微波炉、空调、音响、彩电等家用电器。其所产生的电磁污染可使胎儿的畸形率大幅度升高。因此，远离电磁污染、增强准妈妈的自我保护意识，对于胎儿的健康发育非常重要。

◼ 病菌污染

病菌污染的来源很多，而现在随着人们对宠物喜爱度的增加，宠物所携带的病源逐渐成为严重危害准妈妈和胎儿健康的重要因素。猫和狗身上很容易携带弓形虫病的病原体，而准妈妈一旦感染弓形虫，此病毒就会随着淋巴和血液循环系统散播于全身的各个器官、脏腑，并侵犯胎盘，甚至可能导致流产、死胎、畸形、早产等不良后果。

所以，准妈妈最好远离宠物，如果已经饲养宠物，必须讲究一定的科学方法，或者考虑在怀孕期间将宠物转给朋友或送到宠物寄养中心。

■ 噪声污染

噪声对胎儿和准妈妈有较大的危害。

首先，噪声会影响准妈妈的中枢神经系统，易导致准妈妈大脑皮质兴奋度增加，由此可能导致头痛、脑涨、失眠、耳鸣等症状发生。同时，噪声还会使准妈妈出现烦躁、易怒、易激动、焦虑等不良情绪。而不良情绪的发生会使准妈妈血液中有害成分的分泌量增加，以致影响胎儿的性格形成，还可能导致胎儿腭裂。噪声还会影响准妈妈的心血管系统，使得胎儿出现发育迟缓、心率加快、躁动不安等情况。因此，尽可能地远离噪声是准妈妈保护自己和胎儿的重要内容。

002 孕早期居家注意事项

安静的生活环境，清新的空气以及清洁卫生的居室会让准妈妈轻松悠闲地度过孕期。除了保证舒适的生活环境外，准妈妈还应注意平时的生活起居，良好的生活习惯会保证胎儿的正常发育。

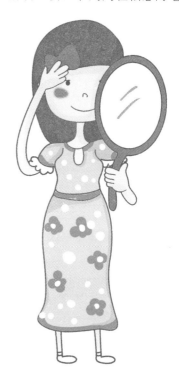

保证充分的休息与睡眠：怀孕后，准妈妈身体负担加重，为适应这一变化，准妈妈的生活起居要规律，适当增加休息和睡眠时间。一般夜间睡眠不要少于 8 小时，有条件的应增加午睡，避免过于劳累。睡眠时，孕妇应注意选择舒适的体位，一般认为，左侧卧位可减轻子宫右旋对血管的压迫，利于对胎儿的血液供应。休息时，尽量抬高下肢，有助于减轻孕妇下肢水肿和静脉曲张。

轻松娱乐：准妈妈良好的情绪是胎儿健康生长发育的有利保证。准妈妈可多听优美舒缓的音乐，远离噪声。

合适的衣着：孕妇新陈代谢加快，容易出汗，应穿宽松柔软的棉制衣物，腹部不宜用皮带勒紧。夏季注意避暑，勤换衣服，冬季注意保暖。孕期不宜穿高跟鞋，以免跌倒损伤，导致流产。

避免寒冷、负重与出行：怀孕后孕妇要尽量避免冷水的刺激，避免无节制的负重，少去人流拥挤的公共场所，不宜独自长时间旅行。

远离"二手香水"：据资料显示，目前大多数香水含有50~150种成分，由于香水的用料构成属于商业秘密，各国执法部门并不要求厂家向消费者公布香水中的化学成分，而是笼统将这些成分称为香精。其实，许多香水中添加的化学香料（或称人工香味）都具有一定的毒性。

很多人对"二手香水"的间接过敏反应和"二手烟"很相似，尤其是封闭环境中，味道过于强烈容易使喷洒香水和吸入"二手香水"的人出现头晕、流泪、喉咙痛等症状。

对于准妈妈和胎儿来说，对"二手香水"与"二手烟"同样要引起高度注意。准妈妈体内激素水平变化较大，使用香水后更容易发生过敏，所以妊娠期应远离香水。

孕期和哺乳期的女性接触"二手香水"会影响宝宝。在孕期，香水中的有毒成分会影响胎儿的正常发育；在哺乳期，香水中的有害化学成分会通过乳汁损害婴儿健康。因此，准妈妈或妈妈应拒绝使用香水，更要远离"二手香水"的危害。

003 职业女性上下班要注意安全

身为职业女性，需要兼顾妊娠与工作时，随之而来的困难是在所难免的。不过只要注意相关的细节，一样可以有效率地工作，并且能安全度过妊娠期。

■ 工作安全备忘

最好不要进行繁重劳动、剧烈的全身振动和局部振动的作业。

不参加有跌落危险、距地面两米以上的高处作业。

不参加需频繁弯腰、攀高或下蹲的作业。

准妈妈不要搬动超过 25 千克的重物或推拉超过 200 千克的东西，以免引起早产、流产。

如果准妈妈从事医护工作，不要去传染病区和放射科工作，以免带回有害的病菌或受到辐射。

在人流量较大的公共场所工作的准妈妈要经常洗手，减少感染细菌的机会，如果遇到流感高发季节，最好调换工作环境或调休。

注意保胎。职业女性每天都要按时上下班，还要面对繁重的家务。因此，要特别注意。哪怕是出现微弱的出血症状，也应立即到医院接受检查。

有流产经历的女性，最好休息 3 个月，直到妊娠稳定期再开始工作。

◼ 办公场所的安全

椅子：不要用带着滑轮的转椅，以免失去平衡而跌倒。

电脑：孕早期最好远离电脑。怀孕 3 个月后，使用电脑要适时适度，经常起身活动或到通风良好的地方做简单的体操和深呼吸。

复印机：尽量不要使用复印机，需要使用时最好请求身边同事帮助。

量力而行：不要超负荷工作。

定时换气：每隔 2~3 小时到户外去呼吸一下新鲜空气，不仅能够放松心情，促进血液循环，更有益于消除疲劳。

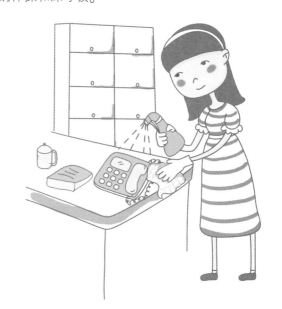

◼ 上下班交通安全

步行：准妈妈在步行上班时，对身边或者对面急走过来的行人要立即避让，以免撞到腹中的宝宝。

打车：如果准妈妈选择打车上班，要注意副驾驶是最不安全的位置，所以，准妈妈一定要坐在出租车的后排。

乘车：准妈妈如果坐地铁或公共汽车上班，应尽量挑车头的位置坐下。

自己开车：自己开车上班的准妈妈，要正确使用安全带。戴安全带时应将横带一段箍在肚子和大腿之间，紧贴盆骨，并在背后放一个靠垫，这样可以帮助减轻腰背的压力。

004 职场准妈妈，了解自己的权益

■ 不得被辞退

《女职工劳动保护规定》

第四条：不得在女职工怀孕期、产期、哺乳期降低其基本工资，或者解除劳动合同。

第七条：女职工在怀孕期间，所在单位不得安排其从事国家规定的第三级体力劳动强度的劳动和孕期禁忌从事的劳动，不得在正常劳动日外延长劳动时间；对不能胜任原劳动的，应当根据医务部门的证明，予以减轻劳动量或者安排其他劳动。

■ 劳动安全

《中华人民共和国劳动法》第六十一条：不得安排女职工在怀孕期间从事国家规定的第三级体力劳动强度的劳动和孕期禁忌从事的劳动。对怀孕七个月以上的女职工，不得安排其延长工作时间和夜班劳动。

■ 产前检查时间怎么算

《女职工劳动保护规定》第七条：怀孕的女职工，在劳动时间内进行产前检查，应当算作劳动时间。

■ 产假

根据国务院最新规定，2012 年产假规定有了新的调整，女性职工的产假由原来的 90 天延长至 98 天。女职工生育或者流产的，其工资或者生育津贴以及生育、流产的医疗费用，所在单位已经参加生育保险的，由生育保险基金支付；未参加

生育保险的，由用人单位支付。对于晚育的产假情况，地方可以制定相关法规进行补充，仍有法律效力。

■ 医疗报销

劳动部《关于女职工生育待遇若干问题的通知》中对于女职工的生育待遇给予了相应的优惠。自实行社会统筹保险后，关于女职工的生育待遇问题也有新的规定。根据女职工生育保险条例规定，已经参加生育保险的女职工，分娩前的检查费、接生费、手术费、住院费和医药费，由社会保险机构按照一定的标准支付。

005 准妈妈应远离生活中常用化学制品的毒害

■ 职场准妈妈应避免接触的化学品

对于在工作中接触有机溶剂的准妈妈，胎儿出现出生缺陷的可能性会增加。工作中容易接触到有机溶剂的准妈妈包括实验室技术人员、某些工厂的工人、职业画家、化学家和兽医诊所的工作人员，她们接触到的脂肪烃、芳香烃、苯酚、二甲苯和氯乙烯等有机溶剂会对胎儿造成严重的损害。建议准妈妈最好减少在工作中接触这些有机溶剂的机会。如果可能的话，可以跟单位申请，将您调到其他工作岗位上去。

■ 避免接触致畸物——铅和汞

如果您爱好陶艺、珠宝制造、印刷、玻璃吹制、彩色玻璃等，您就有可能接触到铅。居室重新装修，在除去旧油漆时，也可能接触到铅。所以，在怀孕期间，准妈妈最好避免这些活动。准妈妈也要避免饮用受到铅污染的水，尤其注意不要使用含有铅元素的玻璃或铅釉所制的瓷器。老旧的水管中含有的铅也可能会进入自来水里，所以准妈妈从自来水管中接饮用水之前，最好先打开水龙头放几分钟水，或者使用自来水过滤器。另外，准妈妈要避免食用受汞污染的鱼类。

■ 远离漂白粉和其他洗涤剂

从长远来看，无论您是否怀孕，都应该考虑减少家里含有害化学物质洗涤剂的使用量。而且千万不要将不同的化学物品混合起来使用，比如把氨水和漂白水混到一起，因为它们混合后会产生有害烟雾，一旦被吸入后，对任何人来说都是十分危险的。

■ 合理使用驱虫剂

驱蚊产品（如驱蚊花露水）中通常含有避蚊胺，又称间苯甲酰二乙胺，准妈妈使用这类产品会使一定量的避蚊胺被皮肤吸收而进入血液，从而对准妈妈和胎儿的健康不利，因此应注意避免使用含有避蚊胺的产品，在购买驱虫剂时应留意产品的成分说明。

与含有避蚊胺的产品相比，含有香茅油的产品是比较安全一些的替代品。香茅油是一种精油，在衣服上少量使用香茅油产品，能同样有效地驱赶小虫，而且不会带来任何潜在的危险。

另外，在使用驱虫剂时也应注意安全性，尤其是在使用室内喷雾剂时，要戴上手套，并注意减少用量。为了减少吸入量，在使用时应开窗通风。准妈妈也最好不要待在室内，可以外出躲避一下，可以去串串门，与邻居聊聊天，或者去公园呼吸一下新鲜空气，等挥发得差不多了再回来。

006 远离"电磁杀手"，保护胎儿健康

■ "电磁杀手"的真面目

电磁辐射是高压电、电台、电视台、雷达站、电磁波发射塔、电子仪器、医疗设备、自动化设备、电脑、电视、收音机、手机、微波炉、复印机、扫描仪等家用或办公电器工作时产生的各种不同波长频率的电磁波。电磁波可穿透包括人体在内的多种物质，如果人体长期暴露在超过安全指标的电磁波辐射中，大量人体细胞会被杀伤或杀死。

电磁辐射已成继水源污染、空气污染后的第三大"隐形杀手"。近年来，我国每年出生的2000万儿童中，有35万为缺陷儿，其中25万为智力残缺，有专家认为，电磁辐射是影响因素之一。

■ "电磁杀手"对胎儿的危害

电磁辐射是伤害准妈妈和胎儿的无形杀手，由于看不见、摸不着，容易被人们忽视。怀孕 1~3 个月时，胎儿如果长期遭受各种电磁辐射，会导致流产、肢体缺损或畸形。怀孕 4~6 个月时，胎儿如果长期遭受电磁辐射，会导致智力损伤。怀孕 7~10 个月时，胎儿如果长期遭受电磁辐射，会导致免疫功能低下，出生后体质弱，抵抗能力差。

■ 远离"电磁杀手"的具体方法

别让电器扎堆。不要把电器摆放得过于集中或经常一起使用，特别是电视、电脑、电冰箱不要集中摆放在卧室里。

不要在电脑背后逗留。电脑显示器背面辐射最强，其次为左右两侧。用水吸电磁波。水是吸收电磁波的最好介质，可在电脑的周边多放几杯水。

减少待机。当电器暂停使用时，不要长时间处于待机状态，待机时间长会产生辐射积累。

及时洗脸洗手。电脑显示器表面存有大量静电，其聚集灰尘可转射到皮肤裸露处，引起皮肤病变，因此在使用电脑后应及时洗脸洗手。

接手机别性急。手机在接通瞬间及充电时通话，释放的电磁辐射最大，最好在手机响过一两秒后再接听。充电时不要接通电话。

穿上防辐射服装。因为很难把握电磁波的安全范围，所以最放心的办法就是穿上防辐射服。现在防辐射服装的款式越来越接近时装，所以穿着上班逛街都不会难看。

007 外用药，女性孕前不可大意

女性孕前和孕期不仅要慎用内服的药物，外用药物也不可粗心大意，因为一些外用药能透过皮肤被吸收进血液，引起胎儿中毒，造成胎儿或婴幼儿神经系统器官的损害，一般需慎用的外用药如下所示。

杀癣净：其成分是克霉唑，多用于皮肤黏膜真菌感染，如体癣、股癣、手足癣等，动物实验发现它不仅有致胚胎毒性作用，哺乳期妇女外用，其药物成分还可以分泌入乳汁。虽然临床上未见明显不良反应和畸变报道，但为了健康生育，此药应该慎用。

达克宁霜：含硝酸咪康唑。一般均有局部刺激，如果皮肤局部较为敏感，易发生接触性皮炎，或者因局部刺激发生灼感、红斑、脱皮起疱等。用药时如出现上述反应，应及时停用，以免皮损加重或发生感染。

百多邦软膏：是一种抗生素外用软膏，在皮肤感染方面应用较为广泛。但有不少专家认为，妊娠期最好不要使用该药。因为此药膏中的聚乙二醇会被全身吸收且蓄积，可引起一系列不良反应。

阿昔洛韦软膏：属抗病毒外用药，对人体细胞DNA聚合酶也有抑制作用。

皮质醇类药：女性若大面积使用或长时间外用，能通过透皮吸收，小剂量分布到乳汁中。可造成胎儿肾上腺皮质功能减退。此外，这类药还可造成女性闭经、月经紊乱，所以想生育的女性最好不用。

专家提醒

在备孕期、孕期、哺乳期的女性，无论是使用口服药物还是外用药物，都应该在医生的指导下进行，以保证用药安全、有效。

008 学会计算预产期

经医生检查确定怀孕后，相信夫妻二人第一个反应就是测算宝宝的预产期。属于两个人的爱情结晶真的"种"在了自己的腹中，准妈妈和准爸爸迫不及待地预算着与宝宝见面的日子。不用去医院，夫妻在家也可以尝试推算预产期，以便及早做好准备措施，迎接新生儿的降临。

月经周期测算法

这种方法以 28 天的月经周期为计算基础，适合月经周期比较规律的女性，推算时只要记得上次月经的日子，就可以套用下面的公式进行推算。推算预产月份，用末次月经的月份加上 9 或减去 3，如果末次月经在 1~3 月，加上 9，如果在 4~12 月，减去 3 即可。推算预产日期，用末次月经第 1 天的日期加上 7，就是您与宝宝见面的日子。

举例：若末次月经是 1 月 16 日，预产月份即为：1+9＝10，预产日期为：16+7＝23，预产期即 10 月 23 日；如果末次月经的月份是 4 月 18 日，预产月份为：4-3＝1，预产日期为：18+7＝25，预产期月份即次年的 1 月 25 日。

基础体温曲线法

依据基础体温曲线计算预产期，准确性较高。平时如果能持续不断地测量体温，可以最快得知是否怀孕。只要高温状态持续 16 天以上，即可能为怀孕迹象；若持续 18 天，怀孕可能性有 90%；19 天的话，可能性有 95%，已经能够确定怀孕了。不过为了避免流产或服用黄体素使体温升高的情况，单纯仅凭基础体温曲线法来判断是否怀孕就不是很可靠，还需要运用其他的方法进行更精准的测试。

胎动日期计算法

一般初产妇的胎动会在妊娠的第 18 周出现，经产妇会比初产妇提前两周，也就是在第 16 周末时即能感觉出宝宝的胎动。推算时两者要参照各自的公式进行。

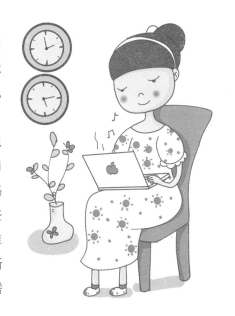

推算初产妇的预产期时要用胎动出现日加上 22 周。推算经产妇的预产期时要用胎动出现日加上 24 周。通过此公式，孕妈妈可以推算出宝宝出生的日期，但是有些孕妈妈对宝宝的胎动感知不明显，不能准确地感知宝宝第一次"运动"的时间，所以计算出的日期也不一定十分准确，仍需要更加科学的方法进行推算。

■ B 超计算法

B 超是一种利用超声波进行诊断的仪器，在检查前孕妈妈要喝 1000 毫升左右的水，在保留膀胱尿液的情况下检查子宫及其附件等脏器。孕妈妈进行 B 超检查可以测出胎囊、胎宝宝坐高、胎头双顶径及胎宝宝股骨的长度，然后用测得的数值与胎宝宝生长的正常值表进行对照，可推算出当前的孕周，然后根据此日期推算出宝宝的出生日期。

■ 反应日期测量法

有些女性往往不记得自己最后一次行经的日期或是月经周期不准，这种情况下就可以按早孕反应出现的日期推算预产期。采用此方法进行推算，只要记得出现早孕反应的时间就可以了，一般早孕反应都是在妊娠 6 周的时候，只要套用计算公式，就能测算出您和宝宝初次见面的时间。推算预产期时只需用早孕反应出现的日期加上 34 周即可，因为每个宝宝都要在妈妈腹中待上大约 40 周，所以用这种方法还是有一定可靠性的。但是不排除有些孕妈妈从始至终都没有早孕反应，所以这种方法不适合所有的孕妈妈，还要用其余的方法进行推算。

009 轻松应对早孕反应

由于胎盘分泌的激素及自主神经发生的变化，孕妇在妊娠早期会出现早孕反应。这是一种很正常的生理现象。通常一般的早孕反应不会给母子带去危害，但如果反应比较剧烈，持续的时间较长，就会给孕妇及胎儿带去一定影响。不要惶恐不安，面对早孕反应，我们有解决方法。

早孕反应包括什么：早孕反应通常是从妊娠的第 5 周开始，但具体开始的时间也因人而异，反应的强弱程度也不尽相同，早孕反应的难受程度没有亲身经历过的人是不会了解的，只有当了妈妈的人才能明白。早孕反应最显著的表现就是呕吐，而且清晨起床后呕吐得会更加厉害。此外孕妇还会出现喜酸、食欲缺乏、嗜睡、挑食、讨厌油腻气味、肠胃胀气、上腹部饱满、便秘等反应。

◾ 缓解早孕反应的方法

大多数女性都会有早孕反应。突如其来的恶心、看到食物时的厌食、总也睡不醒的状态，这些都困扰着孕早期的女性。早孕反应并不舒服，所以丈夫要想办法帮助妻子缓解早孕带来的不适症状，让她顺利度过妊娠初期。

①改变习惯防困倦：妊娠前期总是困倦是很正常的反应，如果总是想睡觉的您正在为此发愁，就来看看以下的方法对您是否有帮助吧。在双眼迷离、全身疲乏的时候，千万不要放纵自己歇息，只要给自己按摩一下，就能精神起来。按摩有助于放松身上的肌肉，轻轻揉按太阳穴，也能刺激大脑神经，让自己慵懒的状态得到一点儿刺激。在短暂的按摩休息后，相信您会更加"电力十足"。

缓解困倦最有效的方式就是要让自己精神起来，您可以拉住身边的同事闲聊几句，当自己疲乏、困倦的感觉消散后，再继续开始工作。有些孕妇喜欢用咖啡、浓茶、糖果来提神。但是短暂的兴奋过后，血糖会下降，感觉会比以前更加困倦，所以还是要用其他方法防止自己犯困。

在妊娠初期，最明显的身体反应就是困倦、疲惫。这是为什么呢？

此时的困倦感和乏力感都是体内荷尔蒙发出的信号。在这段时期内，孕妇体内的黄体素（一种女性激素）的浓度会逐渐上升，这是一种可以保持胎盘安定，使妊娠继续下去的重要荷尔蒙，它可以给孕妇带来睡意和安心感，还会使孕妇的动作变得缓慢，对于保证妊娠过程顺利进行起着至关重要的作用。不过妊娠初期，当孕妇处在工作压力大、人际关系复杂、家务繁重的负担中时，激素的作用还会使她感到一种不安。

②稳定情绪反应轻：心情也可以调节身体反应，从另一方面缓解早孕不适症状。神经质的孕妈妈早孕反应比精神健康的母亲更显著，孕吐反应较严重的孕妇多数为心理及情绪不太稳定的女性。如果社会、家庭、工作因素不稳健，孕妇心情就会受到影响，进而出现较为严重的孕吐反应。所以孕妇要尽量放松心情，知晓孕吐只是很正常的怀孕反应，不给自己增添太多压力。

③远离油腻止恶心：很多准妈妈在闻到油烟味儿时会感到"胃潮汹涌"，不仅没了食欲，恶心呕吐的感觉还会更加强烈。孕妇可以减少下厨的次数，避免闻到让自己不舒服的气味。平时饮食要多吃清淡、易消化的食物，煎炸、油爆、烧

烤等食物应避免食用。还要多喝水，多吃新鲜的水果蔬菜，多吃富含维生素 B_6 的食物，它们是治疗妊娠呕吐的最佳营养元素，麦芽糖、香蕉、胡萝卜、鸡蛋都是不错的选择。早孕呕吐反应强烈的孕妇可以在嘴里含一片姜，它能有效改善早孕反应。

④调整饮食增食欲：准妈妈妊娠后食欲通常会有所下降，即使看到美食，也没有食欲。然而孕妈妈身体的营养对胎儿的发育至关重要。如果孕妇因食欲不佳而导致摄入营养不够，胎儿的发育就会受到影响。所以孕妇的饮食要经常翻新花样，以增加其食欲。

在烹调饭菜的同时，要注意食物的色、香、味，多角度使孕妇的食欲大增，让她摄入更加全面的营养。如果实在不想吃东西，可以少食多餐，但不能彻底和食物绝缘。如果实在什么都不想吃，也要保证蛋白质和维生素的摄取量。

女性妊娠后，随着人绒毛膜促性腺激素增多，胃酸分泌减少及胃排空时间延长，胃部会出现胀气反应。这种情况经常出现在饭后。缓解此种早孕反应要在饮食方面多加注意，孕妇要少吃萝卜、土豆、红薯等产气类的食物。进餐时要控制好量，不要一次吃太多，饭后也不要喝大量的水，最好能每日散散步帮助消化。

孕前准备小百科

不要使用药物改善早孕反应

怀孕初期，大部分孕妇都会有明显的早孕反应，时间长短因个人体质而不同。即使是同一孕妇，也会因为不同的怀孕次数而表现出不同的症状。目前市面上尚无有效抑制孕吐的药剂。孕妇不宜擅自利用药物抑制孕吐。

出现孕吐时是最易形成流产的时刻，也是胎儿器官形成的重要时期，在此期间，胎儿若受到某种药物刺激，容易导致畸形。

抑制孕吐的镇吐剂以抗组胺最具药效，但服用此种药剂会使胎儿畸形。孕妇如果服用镇静剂等来抑制孕吐，会严重影响胎儿发育。孕妇应保持身心平衡，注意饮食，吃些清淡和有助于缓解呕吐的食物，必要时可接受医师指导。

010　产前检查不容忽视

产前检查是从预防入手，对母体和胎儿实行医疗保护。产前检查能及早发现和预防疾病，保证母子健康和胎儿发育正常。

■ 产前检查能及早发现疾病

怀孕期间，为适应胎儿的生长发育，准妈妈身体会发生诸多变化。某些异常病理变化可引起妊娠期并发症，如妊娠期高血压疾病等，或使原有的心、肝、肾、肺等脏器疾病加重，危及母子健康。通过产前检查能及时发现疾病，确定能否继续妊娠，通过采取监护、治疗或人工流产等措施防患于未然，最大限度地保护母子的健康。

■ 产前检查能保证胎儿正常发育

随着医学的发展，围生医学应运而生，它包括以母亲和胎儿为中心的围产期保健，通过新技术、新方法，对妊娠期疾病进行及时诊治。B 超、羊膜腔造影、羊水细胞培养、胎儿镜等都可以发现胎儿畸形或某些先天性缺陷，对保证胎儿健康发育有重要意义。

■ 产前检查的时间

产前检查时间应从确诊妊娠后开始，一般孕 28 周前每月 1 次，孕 28～36 周每两周 1 次，末 1 个月每周 1 次，若有异常情况，酌情增加检查次数。

■ 前检查需要做几次

准妈妈需要在妇幼保健医院进行早孕确诊、产前检查、分娩产后随诊等一系列检查。产前检查的次数具体为：早孕确诊后，在怀孕 3 个月内做第一次复查，5～7 个月每月检查 1 次，8～9 个月每半月检查 1 次，9 个月后每周检查 1 次。

■ 双合诊检查的作用

通过双合诊检查，可以确定子宫大小，作为核对预产期的依据，这对月经周期不规律者尤其重要。子宫大小是否符合孕周对月经规律者同样具有重要意义，子宫小于孕周可能为胚胎发育不良，大于孕周则应该考虑双胎或葡萄胎。

通过双合诊检查，还可以了解子宫形状，看有无肌瘤，了解肌瘤的大小、数目、部位、种类，有无子宫角妊娠的可能。

通过双合诊检查，能够及时发现附件肿物，查明大小、性质、活动度及有无压痛，有压痛者还要考虑异位妊娠的可能。

011 产前检查项目有哪些

■ **身高、体重**

身高，最初做检查时测一次即可。医生一般是通过身高和体重的比例来估算您的体重是否过重或过轻，以及盆骨大小。体重，是每次孕期检查的必测项目。通过准妈妈的体重可以间接检测胎儿的成长。

■ **血压**

血压是每次孕期检查的必测项目。一般，标准值不应超过 140/90mmHg，或与基础血压（孕前血压）相比增加不超过 30/15mmHg。

■ **高与腹围**

准妈妈的宫高、腹围与胎儿的大小关系非常密切。做产前检查时每次都要测量宫高及腹围，以估计胎儿宫内发育情况，同时根据宫高妊娠图曲线以了解胎儿宫内发育情况，看是否发育迟缓或成巨大儿。

■ **血液检查**

血液检查，通常在第一次产检最为细致，包括很多项目，如肝功能、肾功能、血型（ABO）、巨细胞、风疹、弓形体病毒感染、梅毒筛选等。

■ **尿检**

每次检查都要进行尿检。检查尿液中是否有蛋白、糖及酮体，镜检红细胞和白细胞，尤其是蛋白的检测，可以提示有没有妊娠期高血压疾病等的出现。如有血尿，就需进一步检查是不是肾结石、膀胱结石等。通常，最好在早上采尿样，以中段尿液最好。

■ B 超检查

正常的妊娠 B 超检查不应超过 3 次。第一次在妊娠 18~20 周。第二次 B 超检查时间最好安排在 28~30 周，此时做 B 超的目的是了解胎儿的发育情况，如是否有体表畸形等，还能对胎儿的位置及羊水量有进一步了解。最后一次 B 超检查时间最好安排在 37~40 周，以确定胎位、胎儿大小、胎盘成熟度、有无脐带缠颈等，进行临产前的最后评估。

■ 内诊

内诊也叫阴道检查，快到预产期时进行。主要针对宫颈、阴道、外阴进行检查，从外而内，先查看外阴，然后检查阴道和宫颈。阴道内的检查，主要查看是否有湿疣、血管扩张、阴道畸形、阴道横格、阴道纵格、双阴道等与分娩相关的情况。

012 全面了解孕 10 月胎宝宝和准妈妈的变化

■ 孕 1 月：迎接我的幸"孕"儿（0~4 周）

从末次月经第一日起 4 周为孕 1 月，这个月是精子与卵子相爱的阶段，准爸爸准妈妈终于等来了自己的幸"孕"儿。

胎宝宝发育状况：当精子与卵子结合后的 5~6 日，受精卵从输卵管游走到子宫，并在子宫内着床，开始发育。在前 8 周，由于还没有发育成人形，所以还不能称之为"胎宝宝"，只能称之为"胚胎"。怀孕第 3 周时，小胚胎不足 1 克，长不过 0.5 厘米~1 厘米，如同一条透明的小鱼儿，长有腮弓和尾巴。此时，胚胎生活在一个毛茸茸的小球内，小球内充满了液体，胚胎就像小鱼一样在其中漂浮。

准妈妈身体变化：这一时期由于胚胎尚小，准妈妈的体内激素水平也较低，子宫的大小与未怀孕时基本相同，只是稍稍软了一些。因此，准妈妈此时一般不会有特别不适的感觉，而一些较为敏感的准妈妈可能会有畏寒、低热、困倦、慵懒、嗜睡等症状，但一定不要以为是感冒而擅自服药，应当及时到医院进行检查。

■ 孕2月：不安中的等待（5~8周）

进入孕2月，各种早孕反应开始纠缠准妈妈，使得准妈妈感到疲惫和焦虑。

胎宝宝发育状况：怀孕第5周小胚胎在准妈妈的子宫内迅速发育，满7周时身长约25毫米，体重约4克；满8周后，即本月末，胚胎已经初具人形了。这个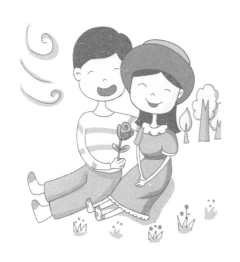月里，胚胎的心脏、胃、肠、肝等内脏以及脑部器官开始分化，手、足、口、耳等器官已形成，它的小尾巴也逐渐消失，越来越像人了。尽管如此，小家伙还是头大身小，眼睛就像两个黑点儿。在这一阶段以后，胎宝宝所需的营养越来越多，绒毛膜更加发达，胎盘也形成，脐带出现，母体与胎宝宝的联系更加密切了。

准妈妈身体变化：在这个月里，怀孕的惊喜被随之而来的不适所代替，准妈妈的身体出现各种早孕反应，如身体慵懒发热、食欲下降、恶心呕吐、情绪不稳、乳房发胀、乳头镇痛、乳晕变暗等，有些准妈妈甚至还会出现头晕、鼻出血、心跳加快等症状。这些都是怀孕早期的正常反应，不必过于紧张。

■ 孕3月：谨慎加小心（9~12周）

胎宝宝发育状况：至妊娠第3个月末，胚胎已经正式称为胎宝宝了，如果发育正常其身长可达70毫米~90毫米，体重20克左右。此时的胎宝宝尾巴已经消失，口、鼻、眼、耳等器官的形状清晰可辨，就连手、足、指头也一目了然。内脏继续发育并更加发达，肾脏和阴部已经长成，尿道开始形成，并进行排泄。

准妈妈身体变化：对于准妈妈，这个月仍然会有早孕反应，同时还会出现下列症状：

①尿频。此时子宫已有拳头大小，会压迫膀胱，当尿液稍一充盈，就会产生尿意，因此准妈妈会比平时尿频。不过孕3月后，子宫会逐渐上升到腹腔，对膀胱的压迫逐渐消失，尿频也将随之消失。

②腰酸背痛。随着子宫的日益增大，准妈妈会不自主地往后仰，从而造成局部肌肉的拉伸而导致腰酸背痛。

③下腹痛。由于涨大的子宫会拉扯两侧固定子宫位置的圆韧带，因此当准妈妈突然站立、弯腰、咳嗽或打喷嚏时会感觉两侧腹痛。

④头痛。由于准妈妈体内激素的变化，导致脑部血流发生改变而引发头痛。

⑤白带增多。同样是由于激素的作用，准妈妈的阴道酸碱度会发生改变，血管扩张会造成局部温热，所以容易发生真菌感染、白带增多、局部瘙痒、烧灼感以及尿频等。

■ 孕 4 月：踏上征程（13~16 周）

胎宝宝发育状况：在怀孕的第 4 个月，胎宝宝已经完全具备了人的外形，由阴部的差异可辨认性别，皮肤上开始长出胎毛，骨骼和肌肉越来越发达，手和脚能够做些微小的活动，内脏发育大致上已经完成，心脏跳动活泼，用多普勒听诊器可以清晰地测出心音。

准妈妈身体变化：准妈妈到了这个月也将开始一个全新的生活，孕吐已经结束，心情也会比较舒畅，食欲大增，尿频和便秘渐渐消失。此时，胎盘已经形成，流产的可能性大大减小。子宫大小如小孩的头，"大肚子"也崭露头角。

■ 孕 5 月：第一次的胎动（17~20 周）

胎宝宝发育状况：第 5 个月，胎宝宝继续迅速成长，到本月末，胎宝宝的身长约为 250 毫米，体重可达 250 克~300 克。但此时的胎宝宝仍然是头大身小，头约相当于身长的 1/3，口和鼻的外形逐渐明显，开始生长头发和指甲，皮下脂肪开始形成，皮肤呈不透明的红色。骨骼和肌肉进一步发育，四肢的运动更加活泼，准妈妈已经开始感到胎动。

准妈妈身体变化：准妈妈的大肚子已经可以很明白地告诉别人她是一个标准的孕妇，胸围和臀围变大，皮下脂肪增厚，体重增加，子宫如成人头一样大小，子宫底的高度位于耻骨上方 16 厘米~18 厘米。准妈妈可以微微感到胎动，胎动是了解胎宝宝发育状况的最佳方式，因此，准妈妈一定要将初次胎动的日期记下，以供医生参考。

■ 孕 6 月：爱的互动（21~24 周）

胎宝宝发育状况：第 6 个月时，胎宝宝身长已经有 28 厘米，体重增加到 800

克，并长出睫毛和眉毛。由于缺乏皮下脂肪，皮肤发红且有皱，但比以前变得结实了。这时，如果子宫收缩或受到压迫，胎宝宝会猛踢子宫壁，将这种信息传递给妈妈。到了本月末，胎宝宝已经能睁开眼皮，并长出头发，还学会了吸吮手指。

准妈妈身体变化：准妈妈的子宫在这个月仍旧进一步增大，子宫底已高达肚部，下腹部隆起更为突出，体重也增加了许多，所以准妈妈的行动也越发的不便。由于身体对这种变化还不习惯，所以很容易出现倾倒，腰部和背部也由于对身体的这种变化不习惯而特别容易疲劳。乳房越发变大，乳腺功能发达，挤压乳房时会流出一些黏性很强的黄色稀薄乳汁。

同时，由于血液中水分的增多，准妈妈可能发生贫血，还有些准妈妈因钙质被胎宝宝大量摄取，而出现牙齿疼痛或口腔炎，不少准妈妈甚至还出现了特有的尿糖现象。

■ 孕7月：大肚皮的快乐（25~28周）

胎宝宝发育状况：到了本月，胎宝宝的身长已经可以达到36厘米~40厘米，体重有1000克~1200克。上下眼睑已经形成，鼻孔开通，容貌可辨。但此时由于胎宝宝的皮下脂肪尚不充足，皮肤呈暗红色，皱纹也较多，看起来就像个小老头。本月，胎宝宝的睾丸还未降至阴囊内，女胎的大阴唇也尚未发育成熟。虽然此时期胎宝宝的绝大多数器官都已经发育，但仍然没有完全具备在体外生活的适应能力，如果此时出生，新生儿往往会因为发育不良而死亡。

准妈妈身体变化：准妈妈的身体会在上个月的基础上继续发展，子宫底高23厘米~26厘米，上腹部已经明显凸出并胀大。进一步向前凸出的腹部会使准妈妈经常感到腰酸背痛。从第7个月开始，准妈妈的子宫对外界的刺激开始敏感，胎动也日趋频繁，偶尔还会有收缩现象，乳房也更加发达。

■ 孕8月：快乐的沟通（29~32周）

胎宝宝发育状况：怀孕8个月时胎宝宝的指甲已长至指尖，皮肤淡红，且变得光滑起来，皮下脂肪日渐增多，但脸部仍然布满皱纹。这时，迅速长大的胎宝宝的身体紧贴着妈妈的子宫，能够自由自在地回转。神经系统变得发达，一旦遇到强烈的声音刺激或震动，便会作出反应。胎宝宝在这个月应该是头朝下，为分娩作准备。胎宝宝的身长已长到40厘米~44厘米，体重增加至1400克~2100克，已经基本具备了在子宫外生活的能力，但准妈妈仍需小心，8个月的早产宝宝能活下来的并不是太多，因为他们的呼吸器官——肺部，还需要一定的时间才能充分发育并发挥功能。

准妈妈身体变化：准妈妈的子宫向前挺得更为明显，子宫底的高度已经上升到25厘米~27厘米，无论是站立还是走路都不得不挺胸昂头；升到上腹的子宫会顶压准妈妈的膈肌和胃，胃受到压迫使得准妈妈饭量减少，否则就会感到呼吸困难，甚至需要提肩来协助呼吸；夜里偶尔还会因增大的子宫挤住了腹部的大血管突然感觉神志昏迷；乳房高高隆起，乳房、腹部以及大腿的皮肤上的一条条淡红色的花纹更为增多，同时，由于激素的作用，乳头周围、下腹、外阴部的颜色日渐加深，有的准妈妈的耳朵、额头或嘴周围还会生出斑点，下肢水肿、静脉曲张。

■ 孕9月：甜蜜的期待（33~36周）

胎宝宝发育状况：胎宝宝到了这个月已经发育得基本成熟了，也变漂亮了。

①皮下脂肪增多，使得皮肤有了光泽和颜色，且光滑多了。

②原本长满全身的胎毛逐渐消退。

③生殖器官基本形成，男婴的睾丸已下降到阴囊中，女婴的大阴唇隆起并左右两侧紧紧贴在一起。

④这时胎宝宝的身长为42厘米~45厘米，体重达到2200克~2500克。

⑤内脏近乎完全形成，肺和胃肠的功能已经很发达，具备了一定的呼吸和消化功能。

⑥胎宝宝的动作变得剧烈起来，手和脚能将妈妈的腹壁顶起来，有时会把妈妈吓一跳。如果此时出生，虽然个头不大，但只要精心呵护，宝宝在暖箱中可以健康成长。

准妈妈身体变化：从这时开始，准妈妈到了整个孕程中最为烦恼的时候。因为子宫继续向上长大，子宫底高达28厘米~30厘米，几乎升到心口窝，心脏和胃被挤得不能像以往那样自由自在地活动，而且越来越沉重的子宫压在膀胱上，这一切，使得准妈妈常常喘不过气来，且心跳加快，食欲减退，尿频明显，甚至可能长出静脉瘤。由于腹部还在向前挺进，身体变得更为沉重，准妈妈的行动更加笨拙，一不留意便可引起腰部外伤，甚至使腰椎间盘突出。

■ 孕10月：痛并快乐着（37~40周）

胎宝宝发育状况：最后1个月，胎宝宝的身长已经达到50厘米~51厘米，体重为2900克~3400克。皮下脂肪继续增厚，皮肤皱纹消失，呈淡红色。骨骼结实，头盖骨变硬，指甲越过指尖继续向外生长，头发可长出2厘米~3厘米，内脏、神经、肌肉等都十分发达，已经完全具备在母亲体外生活的能力。胎宝宝的身长大约是头的4倍，在正常情况下，胎宝宝的头应嵌于准妈妈的骨盆内，因此，胎宝宝的活动能力到了此时会受到很大的限制。

准妈妈身体变化：终于到了第10个月，准妈妈的子宫底高30厘米~35厘米，胎宝宝的位置有所降低，因此，准妈妈的腹部凸出部分有稍减的感觉，胃和心脏的压迫也大为减轻，但同时膀胱和直肠的受压感大为增加，以致尿频和便秘的情况更加严重，下肢也感觉行动困难。准妈妈的身体已经为生产做好了所有准备，子宫颈和阴道趋于软化，容易伸缩，分泌物也增加，子宫收缩频繁，并开始出现生产征兆。